慢性肝病诊疗新进展

主 编

陈国凤

副主编

邵 清 李永纲 韩 萍

编著者

（以姓氏笔画为序）

王 玫 王春艳 纪 冬 李 冰
李忠斌 李 梵 刘 泽 陈松海
杨武才 赵 莹 周 霖

金盾出版社

内容提要

本书共分为十章,介绍了病毒性肝病、药物性肝损伤、肝脏代谢性疾病、自身免疫性肝病、遗传与先天性肝脏疾病、肝血管性疾病、妊娠与肝脏疾病、肝脏感染性疾病、原发性肝癌,以及肝纤维化的诊疗策略及新进展。书中所介绍的每种疾病均详细列出了病因与流行病学特点、临床表现、诊断与鉴别诊断、治疗、预后、病案分析,书后附录中介绍了肝病诊疗常用的实验室指标,方便读者查找。本书既是临床医师的实用参考书,也是患者及其家属的就医参考书。

图书在版编目(CIP)数据

慢性肝病诊疗新进展/陈国凤主编 . —北京:金盾出版社,2015.3
ISBN 978-7-5082-9651-7

Ⅰ.①慢…　Ⅱ.①陈…　Ⅲ.①慢性病—肝疾病—诊疗　Ⅳ.①R575

中国版本图书馆 CIP 数据核字(2014)第 192354 号

金盾出版社出版、总发行

北京太平路 5 号(地铁万寿路站往南)
邮政编码:100036　电话:68214039　83219215
传真:68276683　网址:www.jdcbs.cn
封面印刷:北京精美彩色印刷有限公司
正文印刷:北京万友印刷有限公司
装订:北京万友印刷有限公司
各地新华书店经销
开本:705×1000 1/16　印张:22.5　字数:370 千字
2015 年 3 月第 1 版第 1 次印刷
印数:1~6 000 册　定价:68.00 元

肝脏是人体最重要的器官之一,担负着对肠道吸收物质的解毒、代谢、合成、分泌等多种功能,是糖原储备、白蛋白合成、脂类代谢、部分凝血因子合成等的重要器官。因此,肝脏功能受损,可导致全身多器官功能障碍;同时,肝脏也是一个易受伤害的器官,主要的致病因素包括:病毒、寄生虫、酒精、药物、先天代谢异常、免疫功能异常等,其他如肝脏先天结构异常、外伤、全身感染等都可导致肝脏功能受损。

　　肝脏受损可以表现为急性损伤,大多可以痊愈,但是也有一些急性肝损伤未能完全治愈,表现为慢性肝损伤过程,肝脏炎症反复发作,迁延不愈,甚至进展为肝硬化、肝癌。

　　在医学科学迅猛发展的今天,肝病学界也迎来了快速发展的时代,新的核苷(酸)类药物应用于慢性乙型肝炎的治疗,几种抗丙型肝炎病毒的蛋白酶抑制药、聚合酶抑制药等已经问世和即将问世的药物,使我们看到今后将根治丙型肝炎的曙光。此外,在肝病学领域的生物学技术也取得了长足的进步,以及临床医学在用药模式的改变,如个体化治疗理念、应答指导治疗理念的形成,也极大地促进了肝病治疗学的发展。医学科学的进步似乎使我们增添了战胜肝病的信心,但近些年来我们却感到需要救治的肝病病人越来越多,形形色色的重症、难治性肝病常使临床医生感叹,如果患者早些就医,病情肯定不至于发展到晚期;如果患者知道肝病的起因、危险因素,知道大量饮酒、吃药,以及不恰当治疗的严重危害,绝不会落得家破人亡、人财两空的悲惨境地……

本书作者全部来自临床一线的医生,他们每天与各种各样的肝病打交道,不但对肝病的治疗非常有经验,而且对很多肝病患者的患病和就诊历程,工作和家庭状况的变迁都了然于心,由他们来编写肝病诊疗书籍,不但可以对读者进行肝病相关知识的引导,更注重临床实践经验的介绍,而且还能使读者了解很多教科书中所没有介绍的注意事项等,这一点实属难得。

　　本书共分为十章,根据各种慢性肝病的病因及表现分别对这些慢性肝病的特点进行阐述,并结合临床实践介绍了一些典型病例的诊断、鉴别诊断、治疗用药及疾病转归,是临床医师的实用参考书,也是患者及其家属就医参考书,具有较高的实用价值。

　　本书在编写过程中得到了许多专家、同行的指导,全体参与编撰者均为临床医生,在工作极其繁忙的情况下利用业余时间认真写作,其精神非常令人感动,在此向他们表示深深的敬意。同时,由于写作时间所限、基础理论水平有限,本书内容难免有疏漏和错误,希望前辈和读者不吝赐教。

作　者

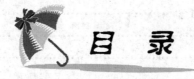

目　录

第一章　病毒性肝病

第二章　药物性肝损伤

第三章　肝脏代谢性疾病

第四章　自身免疫性肝病

第五章　遗传性与先天性肝脏疾病

第六章　肝血管疾病

第七章　妊娠与肝脏疾病

第八章　肝脏感染性疾病

第九章　原发性肝癌

第十章　肝纤维化的诊断策略

附录　肝病诊疗常用实验室指标

第一章　病毒性肝病

一、概　述

病毒性肝病是由多种肝炎病毒引起的,以肝脏损害为主的一组全身性传染病。临床表现相似,以疲乏、食欲缺乏、恶心、厌油、肝功能异常为主要表现,部分病例出现黄疸,无症状感染常见,发展至肝硬化阶段,还会出现腹胀、出血、昏迷等表现。

根据病原学不同,目前确定的有甲型病毒性肝炎、乙型病毒性肝炎、丙型病毒性肝炎、丁型病毒性肝炎、戊型病毒性肝炎;一些非嗜肝病毒如巨细胞病毒、EB病毒等感染虽然也可引起肝损伤,但不属于病毒性肝炎;曾被争议的庚型肝炎病毒(HGV)、经血传播病毒(TTV)和SEN病毒(SENV)的致病性尚有争议。按照临床表现的特征可分急性肝炎,包括急性无黄疸型、急性黄疸型;慢性肝炎,包括轻度、中度、重度;肝衰竭,包括急性肝衰竭、亚急性肝衰竭、慢加急性(亚急性)肝衰竭和慢性肝衰竭;淤胆型肝炎及肝炎肝硬化。

不同类型的病毒性肝炎致病特点和传播途径不尽相同,甲型和戊型肝炎病毒主要引起急性感染,经粪-口途径传播,有季节性,可引起暴发流行;乙、丙、丁型肝炎常表现为慢性经过,主要经血液传播,无季节性,多为散发,并可发展为肝硬化和肝细胞癌。

病毒性肝炎的诊断主要是通过流行病学资料、临床表现,以及病原学、肝功能、肝组织病理学、影像学等检查手段。

目前对病毒性肝病的治疗,主要包括支持治疗、对因治疗(抗病毒治疗)和对症治疗。治疗目的是抑制或消除体内的肝炎病毒,减轻肝脏炎症,保护肝细胞,防止病情进展至肝硬化、肝衰竭和肝细胞癌等。在甲、乙、丙、丁、戊、庚6型肝炎中,甲型和戊型肝炎属自限性肝炎,预后良好,无须抗病毒治疗,成年期急性乙肝预后大多良好,95%能自发清除病毒,顺利痊愈,一般亦无须抗病毒治疗。慢性乙肝目前常用的抗病毒药物主要包括两大类:核苷(酸)类似物和干扰素;丙型肝炎目前主要的抗病毒方案是干扰素联合利巴韦林;因丁型肝炎常伴随乙型肝炎的感染而存在,因此治疗上与乙肝相同。

预防方面,甲型肝炎和乙型肝炎可通过疫苗预防,正是通过乙型肝炎疫苗的有效接种,母婴传播率已明显下降,5岁以下儿童的 HBsAg 携带率仅为0.96%,而对于丙型肝炎、丁型肝炎、戊型肝炎尚无有效疫苗预防,有待进一步研究。

(一)病原学及流行病学特点

下面简要谈谈各型肝炎病毒的特性及流行病学特点(表1)。

表1 各型肝炎病毒的特性及流行病学特点

	甲型肝炎	乙型肝炎	丙型肝炎	丁型肝炎	戊型肝炎
发现	1989年	1973年	1970年	1989年	1977年
基因组	RNA	DNA	RNA	RNA	RNA
病毒	HAV	HBV	HCV	HDV	HEV
颗粒大小	27nm	42nm	50~60nm	36nm	27~34nm
核酸型	RNA	RNA	RNA	RNA	RNA
易感动物	狨猴,黑猩猩	黑猩猩	黑猩猩	黑猩猩	猴类,黑猩猩
传播途径					
经口	+	－	－	－	+
经血或注射	－	+	+	+	－
媒介物					
粪	+	－	－	－	+
血液	－	+	+	+	－
分泌液	－	+	+	+	－
潜伏期	2~6周	1~6个月	0.5~6个月	1~6个月	2~8周
流行状况	流行性可呈暴发流行	散发性	散发性	散发性	流行性可呈暴发流行
好发人群	儿童、青年	各年龄组	各年龄组	各年龄组	儿童、成人

(二)几种病毒性肝炎的比较

1. 甲型肝炎

(1) 病毒：HAV，电镜下可见空心和实心两种颗粒存在。实心颗粒是成熟的病毒颗粒；空心颗粒是不完整的病毒颗粒，仅含衣壳蛋白，无核酸(图1)。HAV 只有 1 个血清型和 1 个抗原抗体系统，IgM 型抗体仅存在于起病后 3～6 个月之内，是近期感染的标志，IgG 型抗体可保存多年，是既往感染的标志。

(2) 传染源：急性期患者和亚临床感染者，起病前 2 周到 ALT 高峰期后 1 周为传染性最强。

(3) 传播途径：粪-口途径是主要传播途径，输血后引起甲肝较为罕见。

(4) 易感人群：普遍易感。

(5) 流行特征：与居住条件、卫生习惯及教育程度密切相关，水源、食物被污染可呈暴发流行。例如，1988 年上海甲型肝炎大流行主要由于食用 HAV 污染的毛蚶引起。

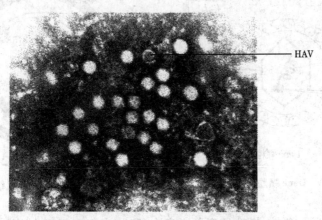

图 1 HAV 电镜照片，无包膜，球形，20 面体对称

2. 乙型肝炎

(1) 病毒：HBV，乙型肝炎病人或携带者的血清中有 3 种颗粒：小球形颗粒，直径 15～25nm；管形颗粒，直径 22nm、长 50～230nm(图2)；大球形颗粒(Dane 颗粒)，直径 42nm。大球型颗粒是完整的乙型肝炎病毒，分为包膜与核心两部分，包膜含有 HBsAg、糖蛋白与细胞脂肪，核心有含环状双股 DNA、DNAP、HBcAg 和 HBeAg，是病毒复制的主体(图3)。HBV 基因组又称 HBV DNA，环状部分双股 DNA，全长 3 182bp，长的负链(L)分 S、C、P、X 区，短的正链(S)(图

4、图 5)。

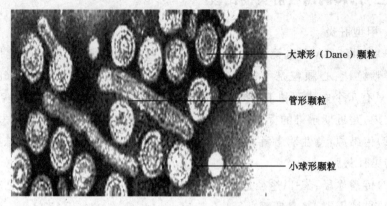

图 2　HBV 三种颗粒,电镜(负染×120 000)

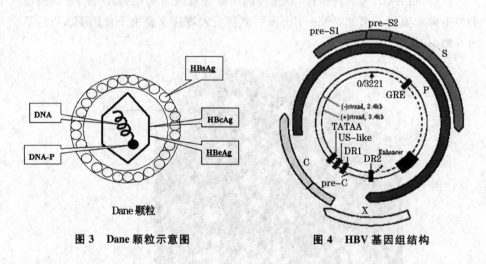

图 3　Dane 颗粒示意图　　　　图 4　HBV 基因组结构

(2)传染源:急性、慢性乙型肝炎患者,亚临床乙型肝炎患者和乙型肝炎病毒携带者,以慢性患者和病毒携带者最为重要,传染性贯穿整个病程。

(3)传播途径:血液传播,为最主要的传播途径;母婴传播,可发生在宫内传播,围产期传播和产后密切接触传播;密切接触传播,现已证实唾液、精液和阴道分泌物中都可检出 HBV。其他如虫媒传播途径等尚未得到证实。

(4)易感人群:抗 HBs 阴性者均易感。

(5)高危人群:新生儿、医务人员、职业献血员。

(6)流行特征:世界性分布,分为高、中和低度三类流行区,我国属高度流行区。与年龄、性别有关:随着年龄的增长 HBsAg 阳性率有逐渐增长的趋势,男

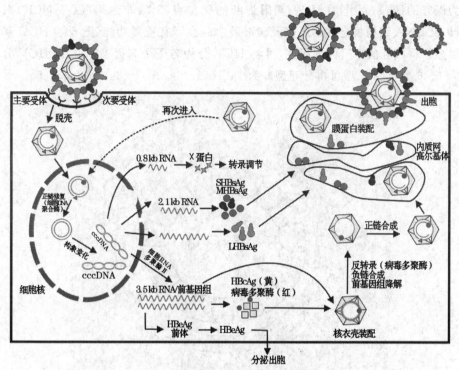

主要受体　次要受体

脱壳

再次进入

膜蛋白装配

内质网
高尔基体

出胞

0.8kb RNA　X蛋白　→　转录调节

SHBsAg
MHBsAg

正链修复
(细胞DNA
聚合酶)

2.1kb RNA

LHBsAg

正链合成

构象变化

cccDNA

细胞RNA
多聚酶Ⅱ

反转录(病毒多聚酶)
负链合成
前基因组降解

cccDNA

细胞核

3.5kb RNA/前基因组

HBcAg(黄)
病毒多聚酶(红)

核衣壳装配

HBeAg
前体　→　HBeAg

分泌出胞

图 5　HBV 在肝细胞中的复制周期

性患者和携带者多于女性。以散发为主,有家庭聚集现象,暴发仅见于输血后肝炎和血液透析中心。无明显季节性 。全世界有 3.5 亿慢性携带者,最高可达 25% 的人将死于乙肝或其相关并发症,每年约有 200 万人死于 HBV 感染,是全球范围内第九位死因。

3. 丙型肝炎

(1)病毒:HCV,曾经称为输血后或体液传播型非甲非乙型肝炎病毒。1989年,东京国际非甲非乙型肝炎会议正式命名为 HCV;1991 年,国际病毒命名委员会将 HCV 归入黄病毒(Flavivirus)类丙型肝炎病毒属。HCV 在血液中浓度极低,未能在电镜下直接观察到 HCV 病毒颗粒,但可观察到基本相似的 HCV 病毒样颗粒(VLPs),55nm 直径的球形颗粒,有包膜和表面凸起,核心部分 33nm 直径,有核壳蛋白包被,内含单股正链 RNA 基因组,编码区负责编码多聚蛋白前体,然后裂解成各种病毒蛋白,包括核蛋白(C)区编码核壳蛋白,包膜蛋白(E)区编码包膜糖蛋白,P7 蛋白区,非结构(NS)区分为 NS2、NS3、NS4、NS5等区编码功能蛋白;非编码区包括 5′端非编码区(5′NCR),是整个基因组中最为保守的区段,可作为 HCV 基因诊断的靶位点,3′端非编码区(3′NCR)对 HCV RNA 结构稳定性的维持及病毒蛋白的翻译有重要功能(图 6)。HCV 基因型根据核苷酸序列同源程度,可将 HCV 分为若干个基因型和亚型,HCV 分为 1～6 型,1、2、3 型可再分亚型即为 1a、1b、1c、2a、2b、2c、3a、3b、4a、5a、6a。

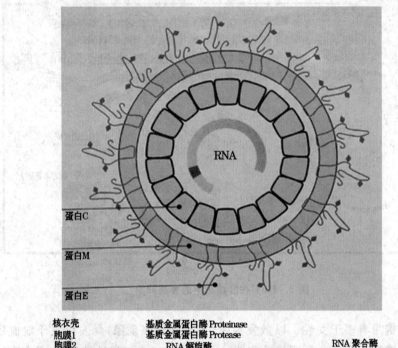

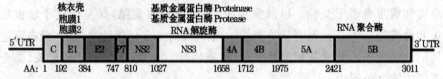

图 6　HCV 基因组结构图

(2)传染源:主要为急、慢性患者,以慢性患者尤为重要,血清抗 HCV 阳性的亚临床感染者也可能长期存在传染性。

(3)传播途径:输血和注射途径传播,密切生活接触传播,性接触传播,母婴传播。

(4)易感人群:凡未感染过 HCV 者均易感。

(5)高危人群:经常使用血液制品者,长期接受血液透析治疗患者和静脉药物成瘾者等。

(6)流行特征:呈全球分布,无明显地理界限,南欧、中东、南美和部分亚洲国家较高,西欧、北美和澳大利亚较低,我国为高发区。

4. 丁型肝炎

(1)病毒:HDV,球形,直径 35～37nm,核心:病毒基因组和抗原所组成的核糖核蛋白体;包膜:嗜肝 DNA 病毒表面抗原(人类为 HBsAg)(图 7)。HDV是一种缺陷病毒:需有 HBV 或其他嗜肝 DNA 病毒(如 WHV)的辅助才能复制、表达抗原及引起肝损害。在细胞核内 HDV RNA 无须 HBV 的辅助能自行复制,但 HDV 病毒颗粒的装配和释放需要 HBV 的辅助。HDV 可与 HBV 同时感染人体,也可以在 HBV 感染的基础上引起重叠感染。当 HBV 感染结束时,HDV 感染已随之结束。同时,HDV 基因复制和表达能影响 HBV 基因复制和表达,反之亦然。这种抑制作用的环节和机制有待深入研究。

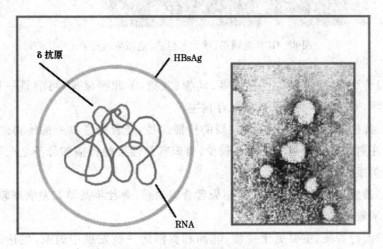

图 7　HDV 示意图及电镜图

(2)传染源:急性或慢性丁型肝炎患者,HDV 及 HBV 携带者。

(3)传播途径:类似乙型肝炎,血液传播,日常生活接触传播,性接触传播,母婴垂直传播。

(4)易感人群:①共同感染。指 HBV 和 HDV 同时感染,感染对象是正常人群或未受 HBV 感染的人群。②重叠感染。指在慢性 HBV 感染的基础上感染 HDV,感染对象是已受 HBV 感染的人群。

(5)流行特征:全球性分布,呈散发性发病和暴发流行,以散发性为主。

5. 戊型肝炎

(1)病毒:HEV,过去称为肠道传播型非甲非乙型肝炎病毒。1989 年东京国际肝炎会议正式命名为 HEV。HEV 病毒颗粒呈球状,无包膜,表面不规则,直径 27～34nm,在胞质中装配,呈晶格状排列,可形成包涵体(图 8)。

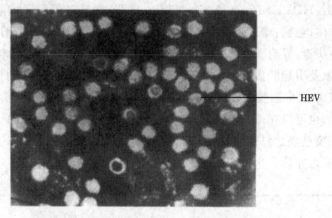

HEV

图 8　HEV 电镜图(球状无包膜,呈晶格状排列)

(2)传染源:患者及隐性感染者,动物(家猪、羊和野鼠等)可能是一种重要的传染源,并可能作为 HEV 的贮存宿主。

(3)传播途径:粪-口传播是主要的传播途径,经胃肠道以外的传播途径,以输血或注射的方式传播的可能性较少,尚未有经性接触传播和母婴之间垂直传播的病例报告。

(4)易感人群:未受过 HEV 感染者普遍易感,青壮年及孕妇发病率较高,儿童发病率较低。

(5)流行特征:主要见于亚洲、非洲和美洲的一些发展中国家,发达国家也有散发病例,有明显的季节性,多散发于雨季后,男性发病率高于女性,1988～1989 年新疆戊型肝炎大流行主要与水源污染有关。

6. 庚型肝炎　庚型肝炎病毒(HGV)是 1995 年在国际上新发现的病毒,HGV 在人群中感染率较高,但迄今对其病毒学特性了解不多,特别是它与肝脏疾病的关系仍不明确,存在较大争议。

7. 其他

(1)经血传播病毒(TTV):是 1997 年从一个输血后肝炎患者(TT)的血清中克隆出一个 500bp 的片段,并把该基因片段代表的病毒命名为输血传播病毒(TTV)。TTV 是否为嗜肝病毒、是否有致病性等,正在进一步研究之中。

(2)SEN 病毒:是 2000 年意大利学者 Primi 等从一名 HIV 感染者血清中分离出的单链 DNA 病毒,并以该名患者命名。

(三)临床表现

虽然 5 型病毒性肝炎的病原不同,但临床上有很大的相似性。病程也各有所不同,病程在 6 个月之内的为急性肝炎,病程超过 6 个月者为慢性肝炎,其中甲型、戊型病毒性肝炎只表现为急性肝炎,乙型、丙型、丁型病毒性肝炎可以呈急性肝炎或慢性肝炎的表现,并有发展为肝硬化和肝细胞癌的可能。

1. 急性肝炎　患者在近期内出现持续几天以上但无其他原因可解释的症状,如乏力、食欲缺乏、恶心等。肝大并有压痛、肝区叩击痛,部分患者可有轻度脾大。化验发现血清丙氨酸氨基转移酶(ALT)升高,血清病原学检测阳性。若不伴有胆红素的升高,为急性无黄疸型肝炎;若伴有胆红素升高则为急性黄疸型肝炎。

2. 慢性肝炎　急性肝炎病程超过半年,或原有乙型、丙型、丁型肝炎或 HBsAg 携带史,本次又因同一病原再次出现肝炎症状、体征及肝功能异常者可以诊断为慢性肝炎。发病日期不明或虽无肝炎病史,但肝组织病理学检查符合慢性肝炎,或根据症状、体征、化验及 B 超检查综合分析,亦可做出相应诊断。

按照我国 2000 年病毒性肝炎防治方案,慢性肝炎临床上可分为:轻度(临床症状、体征轻微或缺如,肝功能指标仅 1 或 2 项轻度异常)、中度(介于轻度和重度之间)及重度(有明显或持续的肝炎症状,如乏力、食欲缺乏、腹胀、尿黄、便溏等,伴有肝病面容、肝掌、蜘蛛痣、脾大并排除其他原因,且无门静脉高压症者)。实验室检查血清 ALT 和/或天门冬氨酸氨基转移酶(AST)反复或持续升高,白蛋白降低或 A/G 比值异常、丙种球蛋白明显升高。除前述条件外,白蛋白≤32g/L、胆红素>5 倍正常值上限、凝血酶原活动度 60%～40%,胆碱酯酶<2 500U/L,四项检测中有一项达上述程度者,即可诊断为慢性肝炎重度。

3. 肝衰竭　按照 2006 年中华医学会感染病学分会肝衰竭与人工肝学组、中华医学会肝病学分会重型肝病与人工肝学组制定的《肝衰竭诊疗指南》分为:

(1)慢加急性(亚急性)肝衰竭:在慢性肝病基础上,短期内发生急性肝功能失代偿的主要临床表现。慢加急性(亚急性)肝衰竭可分为早期、中期和晚期。

【早　期】①极度乏力,并有明显厌食、呕吐和腹胀等严重消化道症状。②黄疸进行性加深(血清总胆红素≥171μmol/L 或每日上升≥17.1μmol/L)。③有出血倾向,凝血酶原活动度(PTA)≤40%。④未出现肝性脑病或明显腹水。

【中　期】在肝衰竭早期基础上,病情进一步发展,出现以下两条之一者。①出现Ⅱ度以下肝性脑病和(或)明显腹水。②出血倾向明显(出血点或瘀斑),

且 PTA≤30％。

【晚　期】　在肝衰竭中期表现基础上,病情进一步加重,出现以下三条之一者:①有难治性并发症,如肝肾综合征、上消化道大出血、严重感染和难以纠正的电解质紊乱等。②出现Ⅲ度以上肝性脑病。③有严重出血倾向(注射部位瘀斑等),PTA≤20％。

(2)慢性肝衰竭:在肝硬化基础上,肝功能进行性减退和失代偿。诊断要点为:①有腹水或其他门静脉高压表现。②可有肝性脑病。③血清总胆红素升高,白蛋白明显降低。④有凝血功能障碍,PTA≤40％。

4. 淤胆型肝炎　起病类似急性黄疸型肝炎,但自觉症状常较轻,皮肤瘙痒,大便灰白,常有明显肝大,肝功能检查血清胆红素明显升高,以直接胆红素为主,凝血酶原活动度＞60％或应用维生素 K 肌注后一周可升至 60％以上,血清胆汁酸、γ-谷氨酰转肽酶、碱性磷酸酶、胆固醇水平可明显升高,黄疸持续 3 周以上,并除外其他原因引起的肝内外梗阻性黄疸者,可诊断为急性淤胆型肝炎。在慢性肝炎基础上发生上述临床表现者,可诊断为慢性淤胆型肝炎。

5. 肝炎肝硬化　是慢性肝炎发展的结果,肝组织病理学表现为弥漫性肝纤维化及结节形成,二者必须同时具备才能诊断。代偿性肝硬化是指早期肝硬化,一般属 Child-Pugh A 级。虽可有轻度乏力、食欲缺乏或腹胀症状,尚无明显肝衰竭表现。人血白蛋白降低,但仍≥35g/L,胆红素＜35μmol/L,凝血酶原活动度多＞60％。血清 ALT 及 AST 轻度升高,AST 可高于 ALT,γ-谷氨酰转肽酶可轻度升高。可有门静脉高压症,如轻度食管静脉曲张,但无腹水、肝性脑病或上消化道出血。失代偿性肝硬化是指中晚期肝硬化,一般属 Child-Pugh B、C 级。有明显肝功能异常及失代偿征象,如人血白蛋白＜35g/L,A/G 倒置,ALT 和 AST 升高,凝血酶原活动度＜60％。患者可出现腹水、肝性脑病及门静脉高压症引起的食管、胃底静脉明显曲张或破裂出血。

根据肝脏炎症活动情况,可将肝硬化区分为活动性肝硬化,即慢性肝炎的临床表现依然存在,特别是 ALT 升高,黄疸、白蛋白水平下降,肝质地变硬,脾进行性增大,并伴有门静脉高压症;静止性肝硬化通常 ALT 正常,无明显黄疸,肝质地硬,脾大,伴有门静脉高压症,人血白蛋白水平低。影像学检查常常发现肝脏缩小,肝表面明显凹凸不平,锯齿状或波浪状,肝边缘变钝,肝实质回声不均、增强,呈结节状,门静脉和脾门静脉内径增宽,肝静脉变细、扭曲、粗细不均,腹腔内可见液性暗区。

临床上不同类型的病毒性肝炎可同时发生或在已有一种病毒性肝炎的基础上再重叠另一种病毒性肝炎。

(四)诊断及鉴别诊断

病毒性肝炎的诊断是依据流行病学、症状、体征、肝生化检查、病原学和血清学检查,结合患者具体情况及动态变化进行综合分析。必要时可做肝活组织检查。病毒性肝炎的诊断要求:①病因诊断。②临床类型诊断。例如,病毒性肝炎,甲型、急性黄疸型;病毒性肝炎,乙型,并发亚急性肝衰竭;病毒性肝炎,丙型、慢性型。

甲型肝炎确诊的标记物是抗-HAVIgM 阳性,通常在发病后 1 周左右即可在血清中测出。乙型肝炎确诊的标记物是乙肝 5 项(HBsAg、抗-HBs、HBeAg、抗-HBe、抗-HBc)中至少有 2～3 项阳性(大三阳:HBsAg、HBeAg、抗-HBc 或小三阳:HBsAg、抗-HBe、抗-HBc),乙肝 HBV DNA 的载量可反应病毒复制的活跃程度,肝功能异常程度反映肝脏炎症的活动程度。丙型肝炎确诊的标记物是抗-HCV 阳性,HCV RNA 定量可反映病毒复制的活跃程度,并作为抗病毒治疗的依据。戊型肝炎确诊的标记物是抗-HEVIgM、抗-HEV 阳性。丁型肝炎确诊的标记物是抗-HDV 阳性或 HDV 抗原阳性。

病毒性肝炎需与溶血性黄疸、肝外梗阻性黄疸、非嗜肝病毒(如巨细胞病毒、EB 病毒)所致的肝炎、药物性肝损害、酒精性肝病、自身免疫性肝炎等疾病相鉴别。

(五)治疗

甲型、戊型病毒性肝炎治疗均不需抗病毒治疗,主要以支持治疗,辅以适当保肝药物,如甘草酸制剂、水飞蓟宾类、还原型谷胱甘肽、多烯磷脂酰胆碱等,避免饮酒、疲劳,避免使用损肝药物。强调早期卧床休息,至症状明显减退,可逐步增加活动,以不感到疲劳为原则。需住院隔离治疗至起病后 3 周、临床症状消失、血清总胆红素在 17.1nmol/L 以下,ALT 在正常值 2 倍以下时可以出院,但出院后仍应休息 1～3 个月,恢复工作后应定期复查半年至 1 年。

急性乙型肝炎的治疗基本同上,至于是否进行抗病毒治疗需根据患者 HBV DNA 及乙肝 5 项血清学转换的情况来定,慢性乙型病毒性肝炎,若具备抗病毒治疗的适应证,在上述保肝治疗的基础还需要进行抗病毒治疗。我国 2010 年乙肝防治指南对乙肝抗病毒治疗的适应证为:HBeAg 阳性者,HBV DNA$\geq 10^5$ 拷贝/ml(相当于 20 000IU/ml);HBeAg 阴性者,HBV-DNA$\geq 10^4$ 拷贝/ml(相当于 2 000IU/ml);ALT$\geq 2 \times$ULN;如用 IFN 治疗,ALT 应$\leq 10 \times$ULN,血清总胆红素应$< 2 \times$ULN;ALT$< 2 \times$ULN,但肝组织学显示 Knodell-

HAI≥4,或炎性坏死≥G2,或纤维化≥S2。对持续 HBV-DNA 阳性、达不到上述治疗标准,但有以下情形之一者,亦应考虑给予抗病毒治疗:①对 ALT 大于 ULN 且年龄>40 岁者,应考虑抗病毒治疗。②对 ALT 持续正常但年龄较大者(>40 岁),应密切随访,最好进行肝组织活检;如果肝组织学显示 KnodellHAI ≥4,或炎性坏死≥G2,或纤维化≥S2,应积极给予抗病毒治疗。③动态观察发现有疾病进展的证据(如脾脏增大)者,建议行肝组织学检查,必要时给予抗病毒治疗。乙肝抗病毒治疗药物有普通干扰素、聚乙二醇化干扰素及核苷(酸)类似物(包括拉米夫定、阿德福韦、替比夫定、恩替卡韦及替诺福韦)。干扰素类起效相对较慢,但若取得疗效维持稳定的机会相对较高,疗程相对较短,缺点是不良反应相对较多;核苷(酸)类似物起效快、不良反应小,但疗程较长,停药后复发的机会较多。所以,要根据患者的具体情况选择用药,并根据患者治疗过程中的应答情况适时调整方案来进行个体化治疗。若选用核苷(酸)类似物治疗中还需注意病毒耐药变异的可能。

丙型病毒性肝炎,无论急性还是慢性,只要 HCV RNA 能够检测到就需进行抗病毒治疗。标准的抗病毒治疗方案是聚乙二醇化干扰素加利巴韦林,若经济条件不允许用聚乙二醇化干扰素,也可用普通干扰素来代替,疗程根据患者在治疗的 4 周、12 周及 24 周时的应答情况来确定(即应答指导的治疗,RGT 治疗)。对于应答不佳的基因型为 1 型患者还可以考虑加用直接作用的抗病毒药物,如博赛匹韦(BOC)或特拉匹韦(TVR)治疗。

(六)预后

不同类型的病毒性肝炎预后不同。甲型肝炎以急性肝炎为主,无慢性化,预后好;肝衰竭的发生率占全部甲肝病例的 0.2%~0.4%,病死率高;患过甲肝或隐性感染者,可获得持久的免疫力。多数戊型肝炎的预后良好,多在1~4 周恢复,没有发现慢性肝炎或肝硬化的病例;小部分伴随着胆汁淤积的患者病程可能会长一些。成年感染的急性乙型肝炎多能完全康复,少数会转成慢性肝炎,而在婴幼儿时期感染的乙型肝炎常常转成慢性,并经历免疫耐受期、免疫清除期、非活动期及再活跃期等过程,有些患者还可发展为肝硬化或肝癌。急性丙型肝炎易转为慢性,需积极治疗,慢性丙型肝炎经积极抗病毒治疗可痊愈,未经治疗的患者亦有发展为肝硬化或肝癌的可能。

(七)预防

甲型、戊型肝炎应遵照消化道疾病的隔离措施,如加强水源管理、保护水源、提高环境卫生水平、加强食品卫生监督、注意食品卫生、养成良好的卫生习惯等,目前还有甲肝疫苗可用于预防。乙型肝炎及丙型肝炎按血液传播性疾病来预防,如严格筛选献血员,推行安全注射,医务人员接触患者血液及体液时应戴手套,对静脉吸毒者进行心理咨询和安全教育,劝其戒毒。不共用剃须刀及牙具等,理发用具、穿刺和文身等用具应严格消毒及性接触时使用安全套。此外,目前已有乙肝疫苗,可预防易感个体间的传染(包括阻断母婴传播),但丙型肝炎目前尚无有效的疫苗问世。乙型肝炎疫苗全程需接种 3 针,按照 0、1、6 个月程序,即接种第 1 针疫苗后,间隔 1 个月及 6 个月注射第 2 及第 3 针疫苗。对于阻断母婴传播时还需于婴儿出生后 24 小时内尽早(最好在出生后 12 小时)在不同部位注射乙型肝炎免疫球蛋白(HBIG),剂量应≥100IU。

(八)饮食注意

饮食以合乎患者口味,易消化的清淡食物为宜。应含多种维生素,有足够的热能及适量的蛋白质,蛋白质摄入争取达到每日 1~1.5g/kg,适当补充 B 族维生素和维生素 C,进食量过少时可以静脉补充葡萄糖及维生素 C,不强调高糖及低脂肪饮食。

二、慢性乙型肝炎

慢性乙型肝炎是我国最常见的慢性肝炎,在临床上常可见到家族聚集现象,如未经规律检查、有效治疗则可能进展为肝硬化、肝癌,对广大患者造成致命威胁、对其家庭造成极大的不幸。本节针对这一最常见的肝脏"杀手",带领读者从预防、诊断、治疗、结局等角度进行全新全方位解读,最终达到战胜疾病的目的。

乙型肝炎,顾名思义是由于乙型肝炎病毒(HBV)感染后导致肝脏炎症性疾病。所谓慢性乙型肝炎则指疾病病程超过半年或发病日期不明确而临床有慢性肝炎表现者。慢性乙型肝炎是我国肝炎患者最主要的病因,对其危害性已得到广泛认识和关注。慢性乙型肝炎通常会有较长时间的无症状期,进而可能出现乏力、食欲缺乏等非特异性临床表现,若未经规范检查、有效治疗,部分患者会进展至肝硬化、肝癌。随着卫生条件改善及乙型肝炎疫苗的广泛应用,尤其是新生儿普遍接种乙肝疫苗,HBV 感染率及慢性乙型肝炎发病率大幅下降,但目前仍有广大患者急须得到规范诊治以期减少肝硬化及肝癌的发生。

(一)病原学、流行病学、传播途径及预防

1. 病原学 HBV(图9),是一种具有嗜肝性的 DNA 病毒,即该病毒对肝脏最"感兴趣",感染该病毒后肝脏损害最为显著。一般来说,乙肝病毒这种

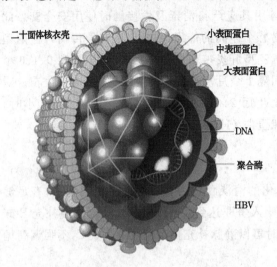

DNA 病毒较其他的 DNA 病毒抵抗力较强,但普通家用常见的消毒手段如较长时间煮沸、高压蒸气、碘酊等对 HBV 均有较好的灭菌作用。那么乙肝病毒是如何在人体中完成繁殖的呢?当 HBV 侵入肝细胞后,部分双链环状 HBV DNA 在细胞核内以负链 DNA 为模板延长正链以修补正链中的裂隙区,形成共价闭合环状 DNA(cccDNA);然后以 cccDNA 为模板,转录成几种不同长

图9 乙肝病毒(HBV)结构示意图

度的 mRNA,分别作为前基因组 RNA 和编码 HBV 的各种抗原(图10)。cccD-NA 半衰期较长,很难从体内彻底清除,正是因为 cccDNA 这种特性,所以在临床应用核苷类药物治疗时要求患者长期服药、勿随意停药。已发现 HBV 有 9 个基因型,在我国以 C 型和 B 型为主。HBV 基因型与疾病进展和干扰素

(IFN)α 治疗效果有关。与 C 基因型感染者相比,B 基因型感染者较早出现 HBeAg 血清学转换,较少进展为慢性肝炎、肝硬化和原发性肝细胞癌(HCC)。换言之,我国最常见的 C 基因型则更容易进展为肝硬化及原发性肝细胞癌。

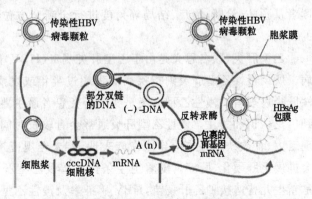

图10 乙肝病毒及体内复制过程示意图

2. 流行病学　虽然以前我国有"乙肝大国"的帽子，但是 HBV 感染却不只出现于中国，它在全世界均有流行。据世界卫生组织报道，全球约 20 亿人曾感染过 HBV，其中 3.5 亿人为慢性 HBV 感染者，每年约有 100 万人死于 HBV 感染所致的肝衰竭、肝硬化和 HCC（图 11）。2006 年，全国乙型肝炎流行病学调查结果表明，我国 60 岁以下一般人群乙肝表面抗原（HBsAg）携带率为 7.18％，5 岁以下儿童的 HBsAg 携带率只有 0.96％。据此推算，我国现有的慢性 HBV 感染者约 1 亿人，其中慢性乙型肝炎患者约 2 000 万例，也就是说慢性 HBV 感染者中大部分都不是病人，而是处于慢性 HBV 携带状态或者乙肝表面抗原（HBsAg）携带状态，也就是以前老百姓所熟知的"健康携带者"。

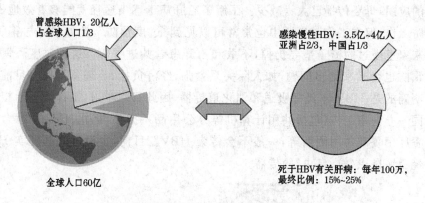

曾感染HBV：20亿人
占全球人口1/3

感染慢性HBV：3.5亿~4亿人
亚洲占2/3，中国占1/3

全球人口60亿

死于HBV有关肝病：每年100万，
最终比例：15%~25%

图 11　全球 HBV 感染流行情况

3. 传播途径及预防　是不是感染 HBV 就一定会成为慢性乙肝患者呢？其实并不一定，关键是要看在什么年龄发生了感染。一般来说，感染年龄越小则患慢性乙肝可能性越大，如果在成年后才初次感染 HBV 则绝大部分表现为急性肝炎。但如果在感染 HBV 后不幸发展至慢性肝炎，且之后未经良好的监测与诊治，则很可能发展至肝硬化、肝癌，最终致人死亡（图 12）。

HBV 是通过什么途径传播到人体内呢？这个问题一直是广大患者

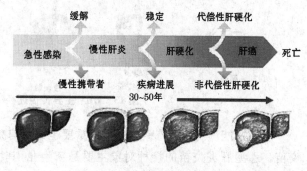

缓解　　　稳定　　代偿性肝硬化

急性感染　　慢性肝炎　　肝硬化　　肝癌　　死亡

慢性携带者　　疾病进展　　非代偿性肝硬化
30~50年

图 12　感染 HBV 后转归

及其家属非常关心的问题,目前非常明确的一点是 HBV 是血源传播性疾病,最常见的传播途径有经血液传播(如不卫生注射等)、母婴垂直传播及性接触传播(图 13)。另外,卫生条件差、没有做好有效的消毒工作时,即便看似损伤很小的修脚、文身、穿耳孔等行为也可能造成 HBV 感染。还有医务人员工作中的意外暴露,与 HBV 感染者共用剃须刀和牙刷等也可传播乙型肝炎。这些损伤发生的核心原因都是 HBV 可以通过看似微小的皮肤或黏膜破口进入体内。在临床上经常可以见到"乙肝家族",一家子有几代人都感染 HBV,真是非常令人惋惜。随着研究的深入,目前认为母婴传播主要发生在围生期,多在分娩时接触HBV 阳性母亲的血液和体液传播,随着乙型肝炎疫苗联合乙型肝炎免疫球蛋白的应用,母婴传播已大为减少。了解了乙肝病毒感染途径就能够有效地做好预防工作,但在工作与生活中也常常可以见到"过度预防",比如说邻居得了乙肝来家里坐过的椅子垫要扔掉,不敢和乙肝患者共进餐等。这种过度恐惧、过度预防也会带来诸多问题,如人际关系紧张、经济负担、心理负担等。目前,已经明确的是 HBV 不经呼吸道和消化道传播,因此日常学习、工作或生活接触,如同一办公室工作(包括共用计算机等办公用品)、握手、拥抱、同住一宿舍、同一餐厅用餐和共用厕所等,一般不会传染 HBV。目前,也没有证据证实 HBV能经吸血昆虫(蚊、臭虫等)传播。

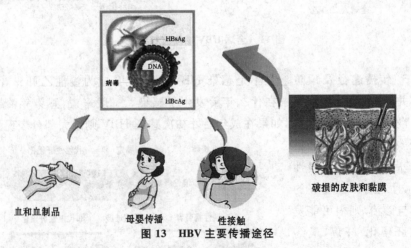

图 13 HBV 主要传播途径

怎样才能预防 HBV 感染呢?最重要也是最有效的环节就是接种乙型肝炎疫苗。乙型肝炎疫苗的接种对象主要是新生儿,其次为婴幼儿,15 岁以下未接受过疫苗接种者和高危人群(如医务人员、经常接触血液的人员、托幼机构工作人员、器官移植患者、经常接受输血或血液制品者、免疫功能低下者、易发生外伤者、HBsAg 阳性者的家庭成员、男性同性恋或有多个性伴侣和静脉内注射毒品者等）。在工作中经常有患者家属询问，在接种疫苗前是否需要筛查 HBV 感染标志物（俗称乙肝五项检查），其实安排接种者在注射疫苗前进行常规检查并不是出于安全角度，而是因为从经济原因考虑。因为，乙肝表面抗体（HBsAb）及乙肝病毒核心抗体（HBcAb）的阳性与否，直接决定是否需要进行免疫接种、免疫接种的次数。所以，如果接种前不检查而是直接按乙型肝炎疫苗全程接种 3 针，按照 0、1、6 个月程序也是可以的。在接种疫苗的人群中比较特殊的是新生儿，其要求在出生后 24 小时内接种，越早越好。对 HBsAg 阳性母亲的新生儿，应在出生后 24 小时内尽早（最好在出生后 12 小时）注射乙型肝炎免疫球蛋白，剂量应≥100IU，同时在不同部位接种 $10\mu g$ 重组酵母或 $20\mu g$ 中国仓鼠卵母细胞（CHO）乙型肝炎疫苗，在 1 个月和 6 个月时分别接种第 2 和第 3 针乙型肝炎疫苗，可显著提高阻断母婴传播的效果。新生儿在出生 12 小时内注射乙型肝炎免疫球蛋白（HBIG）和乙型肝炎疫苗后，可接受 HBsAg 阳性母亲的哺乳，但是也有专家对这个问题持相反意见。在临床上，有些人群应用常规免疫接种方法后并没有产生 HBsAb，对于这些无应答者则可再接种 3 针，并于第 2 次接种 3 针乙型肝炎疫苗后 1～2 个月检测血清中抗-HBs，如仍无应答，可接种 1 针 $60\mu g$ 重组酵母乙型肝炎疫苗。接种乙型肝炎疫苗后有抗体应答者的保护效果一般至少可持续 12 年。因此，一般人群不需要进行抗-HBs 监测或加强免疫。但值得注意的是对高危人群仍需进行抗-HBs 监测，如抗-HBs<10mIU/ml，可给予加强免疫。

切断传播途径是预防乙型肝炎非常重要的环节。大力推广安全注射；服务行业所用的理发、刮脸、修脚、穿刺和文身等器具也应严格消毒；注意个人卫生，不和任何人共用剃须刀和牙具等用品；进行正确的性教育；对 HBsAg 阳性的孕妇应避免羊膜腔穿刺，并缩短分娩时间，保证胎盘的完整性，尽量减少新生儿暴露于母血的机会。目前认为，剖宫产可以更好地减少分娩时发生 HBV 感染。如果发生意外暴露，可按照以下方法处理：①血清学检测。应立即检测乙肝病毒核酸定量（HBV DNA）、乙肝五项、肝功能（ALT、AST），并在 3 个月和 6 个月内复查。②主动和被动免疫。如已接种过乙型肝炎疫苗，且已知抗-HBs≥10IU/L者，可不进行特殊处理。如未接种过乙型肝炎疫苗，或虽接种过乙型肝炎疫苗，但抗-HBs<10IU/L 或抗-HBs 水平不详，应立即注射 HBIG 200～400IU，并同时在不同部位接种 1 针乙型肝炎疫苗（$20\mu g$），于 1 个月和 6 个月后分别接种第 2 和第 3 针乙型肝炎疫苗（各 $20\mu g$）。

另外，还应该对患者和携带者进行管理。在诊断出急性或慢性乙型肝炎时,应按规定向当地疾病预防控制中心报告,并建议对患者的家庭成员进行血清 HBsAg、抗-HBc 和抗-HBs 检测,并对其中的易感者(该 3 种标志物均阴性者)接种乙型肝炎疫苗。乙型肝炎患者和携带者的传染性高低主要取决于血液中 HBV DNA 水平,而与血清 ALT、AST 或胆红素水平无关。HBV 携带者除不能捐献血液、组织器官及从事国家明文规定的职业或工种外,可照常工作和学习,但应定期进行医学随访。

(二)临床常用检查及结果

肝脏是人体的化工厂,笼统来讲它负责合成人体生存所必需的原材料如凝血因子、血浆蛋白,负责葡萄糖、脂类、蛋白质三要素的代谢,负责对体内各类废物进行解毒,如果肝脏罢工,人就不能继续生存(图 14)。目前临床常通过一些检查来了解肝脏各项功能,从而评估肝脏受损情况。

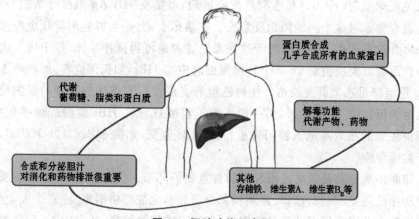

图 14 肝脏功能示意图

1. 生物化学检查 生物化学检查是临床用来评估肝脏功能最常用也是开展最为广泛的检查。慢性乙型肝炎与其他原因导致的肝炎在生物化学表现并不具有特异性,下面将临床常用检查项目作一介绍。

(1)血清 ALT 和 AST:血清 ALT 和 AST 水平一般可反映肝细胞损伤程度,且通常在发生肝损伤早期就有所表现,临床最为常用。目前各类体检也都作为必检项目。

(2)血清胆红素:通常血清胆红素水平与肝细胞坏死程度有关,但有时受到诸如胆道梗阻等其他原因影响,所以在出现胆红素升高时应注意鉴别。

(3)血清白蛋白:反映肝脏合成功能,比较严重的肝病患者或营养较差的患者会出现血清白蛋白下降。

（4）凝血酶原时间（PT）及凝血酶原活动度（PTA）：PT 是反映肝脏凝血因子合成功能的重要指标，对判断疾病进展及预后有较大价值。

（5）胆碱酯酶：可反映肝脏合成功能，对了解病情轻重和监测肝病发展有参考价值，肝衰竭及重度肝功能障碍患者常可有此表现。

（6）甲胎蛋白（AFP）：AFP 明显升高，主要见于 HCC，但也可提示大量肝细胞坏死后的肝细胞再生如肝功能明显异常患者，故应注意 AFP 升高的幅度、动态变化及其与 ALT、AST 的消长关系，并结合患者的临床表现和肝脏超声显像等影像学检查结果进行综合分析。

2. HBV 血清学检测　乙型肝炎患者必须进行的特异性检查，既有确诊意义，也有判断病情、指导用药意义。HBV 血清学标志包括常用的乙肝五项（俗称两对半）（图 15）检查（HBsAg、抗-HBs、HBeAg、抗-HBe、抗-HBc）和抗-HBc-IgM。乙肝五项各有代表意义，但由于受到用药、病毒变异等因素的影响，以下各项代表的意义并不绝对，需要具体问题具体分析。

（1）表面抗原（HBsAg）：阳性表示已感染乙肝病毒。

（2）表面抗体（抗-HBs）：阳性表示疾病已逐渐恢复，对乙肝病毒有了抵抗能力或注射乙肝疫苗有效，已产生对乙肝的抵抗力。

（3）e 抗原（HBeAg）：阳性表示病毒复制活跃，并且传染性较强。

（4）e 抗体（抗-HBe）：e 抗体阳性，且 e 抗原阴性，称为 HBeAg 血清转换，标志着活动性 CHB 向 HBsAg 携带状态的过渡，患者一般没有活动性疾病的表现。获得血清转换的患者与没有血清转换的患者相比长期预后较好，也较少发生肝脏相关并发症。

（5）核心抗体（抗-HBc）：阳性表示有过乙肝病毒的感染。

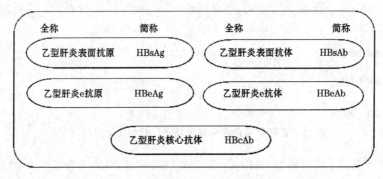

图 15　乙肝五项（两对半）包含内容

患者及其家属经常问到一个问题,"大三阳还是小三阳",以下就是这两种不专业名词的代表意义(表2)。

表 2 "大三阳"及"小三阳"含义

"大三阳"		"小三阳"	
HBsAg	+	HBsAg	+
HBeAg	+	抗-HBe	+
抗-HBc	+	抗-HBc	+

3. HBV DNA、基因型和变异检测、HBsAg 定量检测

(1)HBV DNA 定量检测:这是一个乙肝患者必须进行的检查,不仅仅是确诊时需要进行,在治疗过程中及长时间的随诊中均需要定期检查。此检查可反映病毒复制水平,目前临床常用的单位是 IU/ml 和拷贝/ml,一般来说 1IU/ml＝5～6 拷贝/ml.不同的试剂所能检测的最低限并不相同,现在用试剂检测最低限为 15IU/ml。有些医院检测下限还停留在 1000 拷贝/ml,这种水平过于粗略的检查有时可能造成病情误判,延误诊治。

(2)HBV 基因分型和耐药突变株检测:用以预测患者对治疗应答情况,并与发生肝硬化、原发性肝细胞癌可能性相关。尤其对于应用核苷(酸)类药物抗病毒患者进行 HBV DNA 序列测定是非常重要的,该检查对于指导治疗至关重要。目前提倡在治疗前就进行该项检查,尽早发现可能存在的耐药情况(图16)。

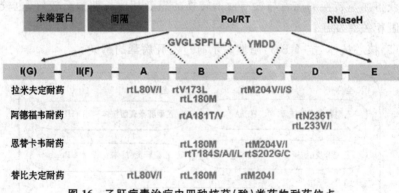

图 16 乙肝病毒治疗中四种核苷(酸)类药物耐药位点

(3)HBsAg 定量检测:HBsAg 是乙型肝炎病毒 S 基因表达的一种病毒包膜蛋白质,本身没有传染性,但由于它是 HBV 感染后最先出现在血清中的病毒

抗原,而且其水平与组织中 HBV 复制模板——cccDNA 水平有一定的相关性,故具有非常重要的临床意义。近年来,HBsAg 定量检测越来越受到关注,目前认为它是监测和预测抗乙肝病毒治疗后应答的新工具,结合 HBV DNA 及乙肝病毒 e 抗原(HBeAg)的阴转和血清转换,能更准确地预测患者的近期和远期抗病毒治疗的疗效。目前,有条件医院已常规对患者进行该项目检测。

4. 影像学诊断 可对肝脏、胆囊、脾脏进行超声显像、CT 和 MRI 等检查。影像学检查的主要目的是监测慢性乙型肝炎的临床进展、了解有无肝硬化、发现占位性病变和鉴别其性质,尤其是筛查和诊断 HCC。特别值得一提的是,目前已明确肝脏纤维化是发展至肝硬化的必经阶段,如能对肝纤维化早期诊断并给予有效治疗则可以逆转纤维化,减少、甚至不发生肝硬化。

2009 年,瞬时肝脏弹性检测仪(Fibroscan 检测仪)在国内首次应用于临床进行肝纤维化诊断,解放军第 302 医院是国内首家应用此项技术的单位,同时也是检测病例数最多的单位,目前已检测各类患者 10 万例,其中 43% 为乙型肝炎患者,20% 为乙型肝炎后肝硬化患者(图 17)。这项技术优势在于无创伤性、操作简便、可重复性好、价格不高,能够比较准确地识别出轻度肝纤维化和重度肝纤维化或早期肝硬化;但应注意其测定成功率受肥胖、肋间隙大小等因素影响,其测定值受肝脏脂肪变、炎症坏死及胆汁淤积影响。

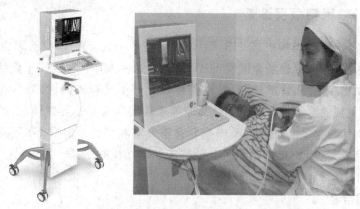

图 17 我国首台应用于临床的瞬时肝脏弹性检测仪

5. 病理学诊断 肝组织活检是常用检查项目。目的是评估慢性乙型肝炎患者肝脏病变程度、排除其他肝脏疾病、判断预后和监测治疗应答。慢性乙型肝炎的病理学特点是明显的汇管区及其周围炎症,浸润的炎症细胞主要为淋巴细胞,少数为浆细胞和巨噬细胞;炎症细胞聚集常引起汇管区扩大,并可破坏界板引起界面肝炎(interfacehepatitis)，又称碎屑样坏死(piecemeal necrosis)。亦可见小叶内肝细胞变性、坏死，包括融合性坏死和桥形坏死等，随病变加重而日趋显著。肝脏炎症坏死可导致肝内胶原过度沉积，形成纤维间隔。如病变进一步加重，可引起肝小叶结构紊乱、假小叶形成，最终进展为肝硬化。慢性乙型肝炎的组织学诊断内容包括有病原学、炎症坏死活动度及肝纤维化的程度(图 18)。

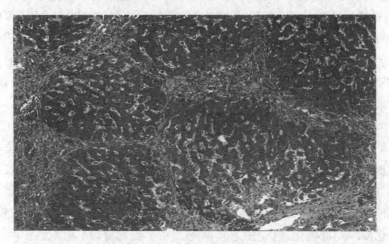

图 18　慢性乙型肝炎肝组织病理

（三）临床特点及诊断

既往有乙型肝炎病史或 HBsAg 阳性超过 6 个月，现 HBsAg 和(或)HBV DNA 仍为阳性者，可诊断为慢性 HBV 感染。这些人是否存在临床症状差异性很大，即便出现乏力、食欲缺乏、黄疸等症状也都不具有特异性表现，在临床工作中常可见到的肝掌、蜘蛛痣、面色晦暗等表现同样为非特异性体征，通常提示病史较长，但与感染病毒种类及疾病轻重不具有相关性。根据 HBV 感染者的血清学、病毒学、生物化学试验及其他临床和辅助检查结果，可将慢性 HBV 感染分为以下几种。

1. 携带者

（1）慢性 HBV 携带者：多为处于免疫耐受期的 HBsAg、HBeAg 和 HBV DNA 阳性者，1 年内连续随访 3 次以上均显示血清 ALT 和 AST 在正常范围，肝组织学检查无明显异常。

（2）非活动性 HBsAg 携带者：血清 HBsAg 阳性、HBeAg 阴性、抗-HBe 阳性或阴性，HBV DNA 低于最低检测限值，1 年内连续随访 3 次以上，ALT 均在正常范围。肝组织学检查显示，Knodell 肝炎活动指数(HAI)<4，或根据其他

的半定量计分系统判定病变轻微。

归纳一下，慢性携带者 ALT、AST 正常，肝组织炎症活动不明显，通常情况下无须治疗，但应该定期进行医学随访。

2. 隐匿性慢性乙型肝炎　即 HBsAg 阴性、HBV DNA 阳性的慢性乙型肝炎，乙肝五项其余四项表现差异性较大。诊断需排除其他病毒及非病毒因素引起的肝损伤。这种人群作为传染源意义更为重大。

3. 慢性乙型肝炎

（1）HBeAg 阳性慢性乙型肝炎：血清 HBsAg、HBeAg 阳性、抗-HBe 阴性，HBV DNA 阳性，ALT 持续或反复升高，或肝组织学检查有肝炎病变。

（2）HBeAg 阴性慢性乙型肝炎：血清 HBsAg 阳性，HBeAg 持续阴性，抗-HBe 阳性或阴性，HBV DNA 阳性，ALT 持续或反复异常，或肝组织学检查有肝炎病变。

根据生物化学试验及其他临床和辅助检查结果，上述两型慢性乙型肝炎也可进一步分为轻度、中度和重度。若慢性肝炎进一步进展，则可发展至乙型肝炎肝硬化（详见相应章节）。

临床上也可以见到 HBeAg 和 HBeAb 同时阳性或阴性结果，往往是由于试剂过于敏感或药物的影响，故具体结果需要医生进行判断。

（四）慢性乙型肝炎治疗

从患者的角度出发最理想的治疗结局就是消灭乙肝病毒，但是目前来讲这是很难实现的。所以，退而求其次，最大限度地减少病毒对身体的损害就是我们的目标。慢性乙肝防治指南中已明确指出——慢性乙型肝炎治疗的总体目标是：最大限度地长期抑制 HBV，减轻肝细胞炎症坏死及肝纤维化，延缓和减少肝脏失代偿、肝硬化、HCC 及其并发症的发生，从而改善生活质量和延长存活时间。既然目标明确，那么应该怎样做才能实现这个目标呢？总的来说，慢性乙型肝炎治疗主要包括抗病毒、免疫调节、抗炎和抗氧化、抗纤维化和对症治疗，其中抗病毒治疗是关键，只要有适应证，且条件允许，就应进行规范的抗病毒治疗。具体采用什么样的治疗药物呢？这需要结合患者身体状况、经济情况、临床检查结果等来安排具体用药，即个体化治疗（图19）。

1. 抗病毒治疗　抗病毒治疗是慢性乙型肝炎的核心治疗，也是临床诊疗活动中患者最为关心的问题。

（1）抗病毒治疗的先决条件：是 HBV DNA 定量阳性，但这其中并不都需要抗病毒。对于那些需要接受抗病毒治疗的患者有其明确的适应证，特别应注意 HBeAg 阳性与否在适应证指标上存在差异：① HBeAg 阳性者，HBV DNA≥10^5 拷贝/ml（相当于 20 000IU/ml）；HBeAg 阴性者，HBV DNA≥10^4 拷贝/ml（相当于 2 000IU/ml）。② ALT≥2×ULN；如用干扰素（IFN）治疗，ALT 应≤10×ULN，血清总胆红素应＜2×ULN。③ ALT＜2×ULN，但肝组织学显示 Knodell HAI≥4，或炎症坏死≥G2，或纤维化≥S2。

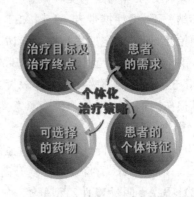

图 19　慢性乙肝患者抗病毒个体化治疗策略

（2）抗病毒治疗：对持续 HBV DNA 阳性、达不到上述治疗标准，但有以下情形之一者，亦应考虑给予抗病毒治疗：①对 ALT＞ULN，且年龄＞40 岁者，也应考虑抗病毒治疗。②对 ALT 持续正常但年龄较大者（＞40 岁），应密切随访，最好进行肝活组织检查；如果肝组织学显示 Knodell HAI≥4，或炎症坏死≥G2，或纤维化≥S2，应积极给予抗病毒治疗。③动态观察发现有疾病进展的证据（如脾脏增大）者，建议行肝组织学检查，必要时给予抗病毒治疗。在开始治疗前应排除由药物、酒精或其他因素所致的 ALT 升高，也应排除应用降酶药物后 ALT 暂时性正常。在一些特殊病例，如肝硬化或服用联苯结构衍生物类药物者，其 AST 水平可高于 ALT，此时可将 AST 水平作为主要指标。

（3）治疗目标：乙肝病毒在进入人体后可通过多种途径对肝脏进行攻击，肝脏受损后可以引起合成及代谢等多种功能减退，同时在反复的炎症活动中纤维化进程不断加重，最终可以导致肝硬化、肝癌的发生。目前，已获得 HBV DNA 定量与生存时间负相关的结论。但是，比较遗憾的是由于 cccDNA 的存在，目前尚无任何一种药物或治疗手段可以清除 cccDNA，那么患者认为的根治就不能实现。但不能根治并不代表不能有效治疗，所以目前针对慢性乙肝抗病毒治疗提出了理想治疗目标、总体目标和关键目标：①理想治疗目标＝乙肝表面抗原转阴。②总体治疗目标＝最大限度地长期抑制或消除乙肝病毒、减轻肝细胞炎症坏死及肝纤维化、延缓和阻止疾病进展、减少和防止肝脏失代偿、肝硬化、原发性肝细胞癌及其并发症的发生、改善生活质量和延长存活时间。③关键治疗目标＝最大限度地抑制乙肝病毒，实现 e 抗原血清学转换（即"大三阳"变成"小三阳"）。其中，理想治疗目标目前每年只有小于 5% 患者可以达到，所以在治疗过程中，医师常以是否达到关键治疗指标和总体治疗指标作为治疗有效与否的评价标准。40 岁前实现 e 抗原血清学转换的患者肝硬化的发生率显著降低(图 20)。

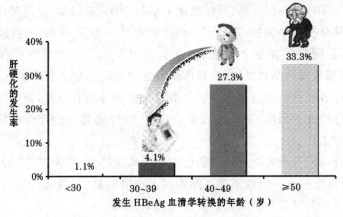

图 20　发生 HBeAg 年龄与肝硬化

(4)选择抗病毒治疗药物:目前,应用的抗病毒药物可以大体被分为 α-干扰素及核苷(酸)类药物,针对不同的患者应该采取适当的治疗,不仅仅考虑病情,还应该结合患者的基础疾病、耐受能力、治疗后反应、经济情况,甚至包括医疗保险报销范围等。下面就目前临床常用药物进行简单介绍,但患者最终应用哪种药物还须遵医嘱,切记不能自行治疗(表 3)。

表 3　干扰素-α 与核苷(酸)类药物优缺点比较

药物种类	干扰素-α(INF-α)	核苷(酸)类药物
优　点	疗程相对固定 疗效相对持久 无耐药及变异	服药方便 抗病毒能力强 不良反应率低且程度较轻
缺　点	抗病毒能力较弱 需要注射 不良反应常见且明显 不适于失代偿肝病	疗程较长,部分患者需终身服药 长期用药可能产生耐药 不恰当停药可能导致病情恶化

①干扰素-α(INF-α)。我国已批准普通 α-干扰素(2a、2b 和 1b)和聚乙二醇干扰素 α(2a 和 2b)[Peg IFN-α(2a 和 2b)]用于治疗慢性乙型肝炎。IFN 抗病毒最大的优势在于疗程较为确定、无耐药问题、对 HBsAg 及 HBeAg 转换可能

优于核苷(酸)类药物,缺点在于给药途径不方便、药物需要冷藏、不良反应发生率相对较高、HBV DNA 阴转率相对较低、单月治疗费用较高等。目前认为,治疗前 ALT、HBV DNA 水平、肝纤维化水平和 HBV 基因型,是预测疗效的重要因素。荟萃分析结果表明,Peg IFN 治疗较普通 IFN 有效率、不良反应发生率表现更优,但同时需要更多的花费,成本-效益较差。但随着医疗保险政策普及,以及医保目录药品种类增多,目前多省已将聚乙二醇干扰素纳入报销范围,从而减轻患者经济负担。虽然干扰素治疗可使部分患者受益,但还应该充分考虑到其可能存在的风险,所以在开始治疗前、治疗期间及治疗后必须严格按医嘱做好评估工作。

②核苷(酸)类药物治疗。目前已应用于临床的抗 HBV 核苷(酸)类药物有5种,我国均已上市。但替诺福韦酯因其上市时间晚、未进入医保目录,故应用较少。以下针对这几种药物优缺点进行简单介绍。

拉米夫定(lamivudine):拉米夫定是在我国最早应用的核苷(酸)类抗乙肝病毒药物,其安全性较好,但因其随治疗时间延长,病毒耐药突变的发生率增高(第1、2、3、4 年分别为 14%、38%、49% 和 66%),目前初次抗病毒患者通常不作为首选。

阿德福韦酯(adefovir dipivoxil):目前认为,单独应用阿德福韦酯抗病毒治疗效果并不理想,故临床主要用于拉米夫定或其他药物耐药后的挽救治疗,也用于肝硬化患者的优化治疗。在用药期间应充分注意其对血肌酐水平及磷代谢的影响。

恩替卡韦(entecavir):一项随机双盲对照临床试验结果表明,对于 HBeAg 阳性慢性乙型肝炎患者,恩替卡韦治疗 48 周时 HBV DNA 下降至 300 拷贝/ml 以下者为 67%、ALT 复常者为 68%、有肝组织学改善者为 72%,均优于接受拉米夫定治疗者;但两组 HBeAg 血清学转换率相似(21% 和 18%)。对于 HBeAg 阴性患者,恩替卡韦治疗 48 周时 HBV DNA 下降至 PCR 检测水平以下者为 90%、ALT 复常率为 78%、肝组织学改善率为 70%。长期随访研究结果表明,对达到病毒学应答者,继续治疗可保持较高的 HBV DNA 抑制效果。正是由于恩替卡韦抗病毒效果强,发生耐药概率较低,所以对临床初治患者作为首选用药。

替比夫定(telbivudine):主要优势在于 HBeAg 血清转换率及生殖风险较小。值得注意的是虽然替比夫定的总体不良反应发生率和拉米夫定相似,但治疗 52 周和 104 周时发生 3～4 级肌酸激酶升高者分别为 7.5% 和 12.9%,高于拉米夫定组的 3.1% 和 4.1%。所以,应用替比夫定时应充分告知患者注意休息,避免过劳发生肌肉损伤,注意监测肌酸激酶水平。

替诺福韦酯(tenofovir disoproxil fumarate)：替诺福韦酯与阿德福韦酯结构相似，但肾毒性较小，治疗剂量为每日300mg。本药在我国只有少数医疗机构有售，目前我国主要应用于耐药后挽救治疗(表4)。

表4 六种常用抗病毒药物比较

药品名称	疗 程	费 用	发生耐药概率
拉米夫定	至少2年,可能更长或终身	1片/日 约5000元/年	第1年14%~32% 第2、3、4、5年分别为38%、49%、66%、75%
阿德福韦酯	至少2年,可能更长或终身	1片/日 约3600元/年	3年为10%,5年29.5%
恩替卡韦	至少2年,可能更长或终身	1片/日 10000~14000元/年	初治者4年小于2%
替比夫定	至少2年,可能更长或终身	1片/日 约7000元/年	1年4.5%,3年20%左右
普通干扰素	半年至1年	1支/隔日 约10000/年	无
聚乙二醇干扰素	半年至1年	1支/周 约60000/年	无

(5)干扰素治疗：干扰素用药禁忌和需要定期检测的指标(表5)。

表5 干扰素治疗禁忌证

绝对禁忌证	相对禁忌证
妊娠	甲状腺疾病、视网膜病、银屑病
精神病史(如严重抑郁症)	既往有抑郁史
未能控制的癫痫	未控制的糖尿病、高血压
未戒断的酗酒或吸毒者	治疗前中性粒细胞计数$<1.0 \times 10^9$/L
未经控制的自身免疫性疾病	和(或)血小板计数$<50 \times 10^9$/L,总胆红
失代偿期肝硬化	素$>51 \mu mol$/L(特别是以间接胆红素为
有症状的心脏病	主者)

【干扰素治疗必须谨记】 在治疗开始前需明确是否有干扰素抗病毒治疗指征即必要性,是否有干扰素治疗禁忌证即安全性。治疗过程中进行安全性、有效性评估,评价是否可以继续安全接受干扰素治疗,以及是否可能获益。治

疗结束后定期监测,观察是否取得长久的抗病毒疗效(表6、表7)。

表6 干扰素治疗前及治疗中需检查项目

治疗前检查项目	治疗中检查项目
生物化学指标(包括 ALT、胆红素、白蛋白及肾功能等)	生物化学指标:治疗开始后每个月检测1次,连续3次,以后随病情改善可每3个月检测1次
血常规、尿常规、血糖及甲状腺功能	血常规:开始治疗后的第1个月,应每1~2周检测1次,以后每个月检测1次,直至治疗结束
病毒学标志,乙肝五项和HBV DNA的基线状态	病毒学标志:治疗开始后每3个月检测1次
对于中年以上患者,应做心电图检查和测血压	甲状腺功能、血糖和尿常规等指标每3个月检测1次
自身抗体系列检查、尿妊娠试验	治疗前就已存在甲状腺功能异常或已患糖尿病者,应先用药物控制甲状腺功能异常或糖尿病,然后再开始 IFN 治疗,同时应每个月检查甲状腺功能和血糖水平
影像学检查(腹部彩超或CT、磁共振等)	应定期评估精神状态;对出现明显抑郁症和有自杀倾向的患者,应立即停药并密切监护

表7 干扰素治疗中可能出现的不良反应及处理措施

可能出现的不良反应	处理措施
一般症状:流感样症候群(最为常见)	对症治疗,必要时应用解热镇痛药
一过性外周血细胞减少:主要为外周血白细胞(中性粒细胞)和血小板(PLT)减少	NE 计数和(或)PLT 减低可应用药物对症治疗。如 NE 计数$\leq 0.5 \times 10^9$/L 和(或)PLT$< 30 \times 10^9$/L,则应停药
精神异常:可表现为抑郁、妄想、重度焦虑等精神疾病症状	对症状严重者,应及时停用 IFN,必要时会同神经精神科医师进一步诊治
自身免疫性疾病:如出现自身抗体,出现甲状腺疾病、糖尿病、银屑病、白斑、类风湿关节炎和系统性红斑狼疮样综合征等	应请相关科室医师会诊共同诊治,严重者应停药
其他少见的不良反应:包括肾脏损害、并发心血管病、视网膜病变、听力下降和间质性肺炎等	应停止 IFN 治疗

【核苷(酸)治疗必须谨记】 在治疗开始前,需明确是否有核苷(酸)抗病毒治疗指征,即必要性,是否有核苷(酸)治疗禁忌证,即安全性。初次治疗患者应选用抗病毒效果强、耐药率低药物进行治疗。对合并 HIV 感染、肝硬化及高病毒载量者,宜选用强效低耐药的药物,或尽早采用无交叉耐药位点的核苷(酸)类药物联合治疗。治疗过程中进行安全性、有效性评估,进行安全性、有效性及是否出现耐药评估,必要时依据 DNA 序列测定调整方案,尽量避免单药序贯治疗。治疗结束后定期监测,观察是否取得长久的抗病毒疗效。与患者做好沟通,坚持长期规律治疗,做好定期监测工作,切勿自行停药(表 8)。

表 8　核苷(酸)类药物治疗前及治疗中需检查项目

治疗前检查项目	治疗中检查项目
生物化学指标,包括 ALT、胆红素、白蛋白及肾功能等	生物化学指标:治疗开始后每个月 1 次、连续 3 次,以后随病情改善可每 3 个月 1 次
病毒学标志,有乙肝五项和 HBV DNA 的基线状态,必要时加 DNA 序列测定	病毒学标志:主要包括 HBV DNA 和 HBeAg、抗-HBe,一般治疗开始后 1～3 个月检测 1 次,以后每 3～6 个月检测 1 次
根据病情需要,检测血常规、血清肌酐和肌酸激酶等。如条件允许,治疗前后最好行肝穿刺检查	根据病情需要定期监测

【核苷(酸)类药物安全性及耐受性】 总体良好,但在临床应用中确有少见、罕见严重不良反应的发生,如肾功能不全、肌炎、横纹肌溶解、乳酸酸中毒等,应引起关注。建议治疗前做好病史采集,以减少风险。一旦治疗中出现血肌酐、肌酸激酶或乳酸脱氢酶明显升高,并伴相应临床表现如全身情况变差、明显肌痛、肌无力等症状的患者,应密切观察,必要时需要停药或改用其他药物,并给予积极的相应治疗干预。应避免替比夫定和 Peg IFN 联合应用,因为可导致外周神经肌肉疾病。

(6)抗病毒治疗路径:以下是临床抗病毒治疗路径(图 21)。

(7)几种特殊情况的处理方法:以下是临床治疗中特殊情况下采取的抗病毒治疗方法(表 9)。

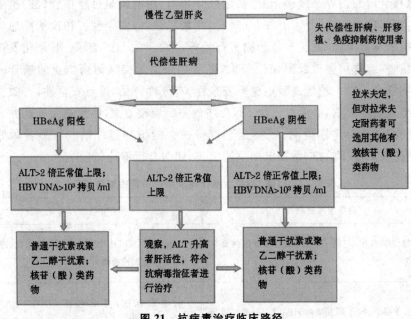

图 21　抗病毒治疗临床路径

表 9　特殊情况下抗病毒治疗方案

特殊情况	处理方法
经过规范的普通 IFN α 或 Peg IFN α 治疗无应答患者	若有治疗指征可以选用核苷（酸）类药物再治疗
对于核苷（酸）类药物规范治疗后原发性无应答的患者（即治疗至少 6 个月时血清 HBV DNA 下降幅度＜2 log10 拷贝/ml）	应改变治疗方案后继续治疗
应用化疗和免疫抑制药治疗的患者	HBsAg 阳性则必须应用核苷（酸）抗病毒 HBsAg 阴性而抗 HBc 阳性则密切观察，必要时应用核苷（酸）抗病毒 疗程及停药时间需个体化制定，须遵医嘱
HBV、HCV 合并感染患者 HBV、HIV 合并感染患者	对此类患者应先确定是哪种病毒占优势，然后决定如何治疗，必要时针对两种病毒一起治疗
HBV 导致的肝衰竭患者	对部分病情重度或迁延、有加重倾向者，应该给予抗病毒治疗。只要 HBV DNA 可检出，均应使用核苷（酸）类药物抗病毒治疗

特殊情况	处理方法
育龄期女性慢性乙型肝炎患者,有治疗适应证,未妊娠者	可应用 IFN 或核苷(酸)类药物治疗,并且在治疗期间应采取可靠措施避孕
口服抗病毒药物治疗过程中发生妊娠的患者	如应用的是拉米夫定或其他妊娠 B 级药物(替比夫定),应在充分告知风险、权衡利弊、患者签署知情同意书的情况下,治疗可继续
妊娠中出现乙型肝炎发作的患者	视病情程度决定是否给予抗病毒治疗,在充分告知风险、权衡利弊、患者签署知情同意书的情况下,可以使用拉米夫定、替比夫定或替诺福韦治疗
对于 12 岁以上且体重≥35kg 的慢性乙型肝炎患儿	其普通 IFN α 治疗的适应证、疗效及安全性与成人相似。在知情同意的基础上,也可按成人的剂量和疗程用拉米夫定或阿德福韦酯治疗
乙型肝炎导致的 HCC、肝移植患者	详见相应章节

2. 免疫调节治疗 免疫调节治疗有望成为治疗慢性乙型肝炎的重要手段,但目前尚缺乏疗效确切的乙型肝炎特异性免疫疗法。胸腺素 $α_1$ 可增强机体非特异性免疫功能,对于有抗病毒适应证,但不能耐受或不愿接受 IFN 或核苷(酸)类药物治疗的患者,如有条件,可用胸腺素 $α_1$ 1.6mg,每周 2 次,皮下注射,疗程 6 个月。"胸腺素 $α_1$ 联合其他抗 HBV 药物的疗效较好"在临床研究中有所报告,但尚需大样本随机对照临床研究验证。

3. 中药及中药制剂治疗 中医药制剂治疗慢性乙型肝炎在我国应用广泛,解放军第 302 医院自主研制的肝得宁丸、肝得宁水蜜丸、肝能滴丸、苷泰胶囊等药物对于改善临床症状和肝功能指标有一定效果,且不良反应发生率低,但尚需设计严谨、执行严格的大样本随机对照研究来验证其抗病毒效果。

4. 抗炎、抗氧化和保肝治疗 HBV 所致的肝脏炎症坏死及肝纤维化是疾病进展的主要病理学基础。甘草酸制剂、水飞蓟宾制剂、多不饱和卵磷脂制剂及双环醇等,有不同程度的抗炎、抗氧化、保护肝细胞膜及细胞器等作用,临床应用可改善肝脏生物化学指标。抗炎保肝治疗只是综合治疗的一部分,并不能取代抗病毒治疗。对于 ALT 明显升高者或肝组织学明显炎症坏死者,在抗病毒治疗的基础上可适当选用抗炎保肝药物,有助于病情恢复。

5. 抗纤维化治疗 有研究表明,经 IFN-α 或核苷(酸)类药物抗病毒治疗后,从肝组织病理学可见纤维化甚至肝硬化有所减轻。因此,抗病毒治疗是抗纤维化治疗的基础。多个抗肝纤维化中药方剂在实验和临床研究中显示出一定疗效,如解放军第 302 医院研制的复方鳖甲软肝片、与解放军总医院合作研制的木苏丸、目前尚未上市的十二味穿甲片等药物,都具有一定的抗纤维化作用,但需要进一步进行大样本、随机、双盲临床试验,并重视肝组织学检查结果,以进一步验证其疗效。

6. 生物治疗 目前,尚无生物治疗应用于乙型肝炎的规范,尚无有效数据证实其安全性及有效性指标。

7. 患者随访 治疗结束后无论有无应答均需随访,严格按照规定时间进行全面随访,对于了解患者疾病变化、判断预后、指导今后治疗非常必要(表 10)。

表 10　治疗结束后随访项目

自治疗结束开始	随访项目
半年内	至少每 2 个月检测 1 次生化、乙肝五项和 HBV DNA
半年之后	每 3～6 个月检测 1 次,至少随访 12 个月
对于持续 ALT 正常且 HBV DNA 阴性者	建议至少每 6 个月进行 HBV DNA、ALT、AFP 和超声显像检查
对于 ALT 正常但 HBV DNA 阳性者	建议每 3 个月检测 1 次 HBV DNA 和 ALT,每 6 个月进行 AFP 和超声显像检查;必要时应做肝组织学检查
对于慢性乙型肝炎、肝硬化患者,特别是 HCC 高危者(>40 岁、男性、嗜酒、肝功能不全或已有 AFP 增高者)	应每 3～6 个月检测 AFP 和腹部超声显像(必要时做 CT 或 MRI),以早期发现 HCC
对肝硬化患者	每 1～2 年进行胃镜检查或上消化道 X 线造影,以观察有无食管胃底静脉曲张及其进展情况

(五)生活起居及饮食注意事项

一般来说,绝大部分慢性乙型肝炎患者可以胜任一般强度的工作,但在工作中要注意劳逸结合,尽量避免熬夜、作息时间不规律等情况。要保持心情愉快,做好自我调节,这样有助于疾病的恢复。

1. 乙肝患者的基本饮食要求 均衡营养、总量控制、品种多样、易于消化是基本原则。也就是要制定合理的脂肪、油、糖类(碳水化合物)、蛋白质及各种维生素的摄取总量及比例,选取新鲜食材、采用合理的烹调方法,这样才能做到促进肝脏代谢、改善肝脏营养。饮食治疗中忌过食(过犹不及),忌过"荤"(肉类中过多的蛋白质,糖类食物转化为脂肪)。这些过剩的营养物质储藏在人体各部,其中肝脏也是储藏重点,天长日久,身体肥胖,势必形成脂肪肝,使有病的肝脏负担过重,促使乙肝恶化。

2. 乙肝患者严禁饮酒 酒的主要成分是乙醇,乙醇在肝脏内可以转化为乙醛,对于肝脏都有直接的损害作用,使肝细胞发生变性和坏死。乙肝患者肝脏本身已有病变,加上饮酒可谓是雪上加霜,可以使病情加速向肝硬化,甚至肝癌方向演变(图22)。乙肝患者禁酒,不论什么品种、量多还是少,应该严格地无条件的戒掉。

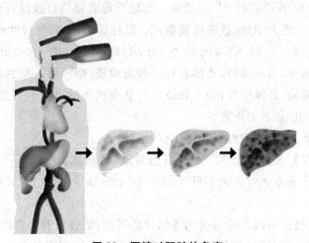

图22 酒精对肝脏的危害

3. 乙肝患者忌乱用药物 肝脏是人体最大化工厂,几乎所有药物都通过肝脏的工作才能完成分解并代谢出体外,乱用药必定会加重肝脏的代谢负担。另外,有很多人认为中药没有"副作用",其实这是非常错误的。中药成分往往更为复杂,临床上滥用中药导致药物性肝损害逐年升高,且病情重,治疗疗程长、费用高,有一定的病死率。

所以,乙肝患者用药一定要在专科医生指导下规范用药,用药的原则是安全、有效、经济、适当。治病务必前往正规医院,用药务必在专科医生指导下进行,面对各种广告、诊所、义诊用药都应冷静对待,最好不要轻易听信。更不要乱用"补品",这样不仅不能起到"保健"目的,反而可能雪上加霜。

4. 乙肝患者夫妻生活如何进行 对于慢性乙肝病毒携带者和轻度的慢性乙肝患者,基本不会受到影响,但应该注意做好保护措施,预防交叉感染(如免疫接种及使用避孕套等)。

(六)典型病例

【病史摘要】 患者刘某,女,19 岁,主诉"发现 HBsAg 阳性伴间断乏力 4 个月"。患者于 2010 年 10 月献血前体检,发现 HBsAg 阳性,未治疗,此后偶有轻度乏力,未定期复查肝功能。2011 年 1 月,患者无明显诱因出现乏力加重,休息后不能缓解,食欲缺乏,遂于我院住院治疗,查 HBsAg(＋),HBeAg(＋),HBcAb(＋);HBV DNA:1.28×10^9,ALT:220U/L,AST:136U/L,胆红素正常。诊断为"病毒性肝炎,乙型,慢性",给予保肝、降酶等治疗后乏力消失。复查肝功能示 ALT:71U/L,AST:72U/L 后出院。出院后患者坚持口服保肝药物治疗,但入院前 1 周自觉乏力明显,故来医院就诊。既往体健,无其他慢性病史。

【入院查体】 T:36.9℃,P:70 次/分,R:18 次/分,BP:138/86mmHg。营养中等,步入病房,自动体位,查体合作。神志清楚,精神可。面色如常,全身皮肤、巩膜未见黄染,肝掌阴性,未见蜘蛛痣。全身浅表淋巴结未扪及。心肺未见异常。腹部平坦,余基本正常。

【入院诊断】 乙型慢性肝炎,HBeAg 阳性。

【入院诊疗】 2011 年 02 月 19 日血常规、肾功能、尿常规、甲状腺功能检查、凝血功能均基本正常。无创肝纤维化 FibroScan 7.4kPa;腹部超声提示:慢性肝损害。

入院后经检查明确其应用抗病毒治疗必要性,结合患者为育龄期女性,近 5 年内存在生育需要,因经济原因故予以普通干扰素抗病毒治疗。2011 年 2 月 21 日开始应用普通干扰素 a-2b 500 万单位(IU)肌注抗病毒治疗,之后患者出现流感样症状,体温最高 38℃,经休息、饮水后体温第二天降至正常。2 月 24 日入院时送检自身抗体结果回报:ANA 阳性,核均质型 1:320;因抗核抗体异常,为除外自身免疫性肝炎行肝组织活检,2 月 27 日病理结果慢性病毒性肝炎,乙型,G2S1,不完全除外伴自身免疫现象。考虑到存在干扰素治疗相对禁忌情况,故改为对生育影响较小的替比夫定 600mg 口服,1 次/日抗病毒治疗。

【修正诊断】 病毒性肝炎乙型慢性,G2S1。

【治疗随访】 定期复查,无明显不良反应,抗病毒效果好。2012 年 2 月 1

日抗核抗体:核均质型1:60。腹部B超:慢性肝损害。FibroScan 5.9kPa。继续替比夫定600mg/日治疗(表11,表12)。

表11 抗病毒治疗前后数据

时 间	检查项目	用 药
2011.2.19—1W	HBeAg(+),HBV DNA 5.50×10⁷ 拷贝/ml,ALT 188U/L,AST 82U/L	普通干扰素6天,之后改为替比夫定600mg/日
2011.5.20—12W	HBeAg(+),HBV DNA<500 拷贝/ml,ALT 32U/L,AST 21U/L	替比夫定 600mg/日
2012.2.1—48W	HBeAg(—),HBV DNA< 100IU/ml ,ALT 18U/L,AST 21U/L	替比夫定 600mg/日
2013.1.30—96W	HBeAg（—）,HBeAb（+）,HBV DNA <100IU/ml,ALT 25U/L,AST 22U/L	替比夫定 600mg/日

表12 检查项目与结果

项目名称	11/2/19	11/5/20	11/8/17	11/11/23	12/2/1	12/8/4	13/1/30
	—1W	12W	24W	36W	48W	72W	96W
HBV DNA (拷贝/ml)	5.5E+07	<5.0E+2	<5.0E+2	<5.0E+2	<5.0E+2	<100IU/ml	<100IU/ml
ALT(U/L)	188	32	36	23	18	17	25
AST(U/L)	82	21	27	29	21	15	22

(七)病例经验总结

目前,国内对于慢性乙型肝炎抗病毒治疗的方案,大体分为干扰素治疗及核苷(酸)类药物治疗。本节中介绍了1例采用替比夫定治疗慢性乙型肝炎患者的成功病例。该例患者在治疗前完善了病毒载量、肝功能及可能并发症的相关检查。因其为未婚女性,近年内有生育要求,本拟干扰素治疗,但因其抗核抗体滴度高,故行肝穿刺检查,病理结果亦不除外自身免疫现象,考虑到替比夫定对于 HBeAg 阳性患者血清转换率较高,且孕妇用药中的等级为B,故改为替比夫定单味药抗病毒治疗,在治疗 4 周后病毒载量下降明显,12 周后即低于检查下限,同时肝功能亦恢复正常,而治疗 48 周后随访结果也证实患者持续良好的病毒学、生化学应答,且 HBeAg 转阴。

本病例的特殊价值体现在患者为较有代表性的青年育龄女性,同时合并抗核抗体阳性,这种病例应尽量选择肝穿刺,如除外自身免疫问题可考虑首选干扰素,但如果像本患者一样,不除外自身免疫现象则还是首选替比夫定,在低风险中完成抗病毒治疗。

三、乙型肝炎肝硬化

(一)病原学及流行病学特征

1.病因及流行病学特点　肝硬化(Livercirrhosis)是临床常见的慢性进行性肝病,由一种或多种病因长期或反复作用形成的弥漫性肝损害。病理组织学可见广泛的肝细胞变性坏死,残存肝细胞结节性再生结缔组织,增生与纤维隔形成,导致肝小叶结构破坏和假小叶形成,肝脏逐渐变形、变硬而发展成为肝硬化。临床上以肝功能损害和门静脉高压症为主要表现,并有多器官受累,晚期常出现上消化道出血、肝性脑病、继发感染等并发症。它分为肝功能代偿期和肝功能失代偿期两个阶段。

肝硬化分布全世界,不论国籍,不限民族,严重危害人民身体健康。西方发达国家主要以酒精性肝硬化为主,占所有肝硬化的 2/3 以上。在我国,慢性乙型肝炎是肝硬化的主要病因。有 10%～15% 慢性乙型肝炎患者可能在 5～10 年内发展为肝炎肝硬化。一些流行病学资料表明,肝硬化患者中乙肝病毒表面抗原 HBsAg 阳性率明显高于非肝硬化者或一般人群。我国台湾省有报道指出,肝硬化的 HBsAg 阳性率高达 85.4%,而对照组仅为 14.7%。我国大陆一些研究资料表明,在肝硬化病死者尸检的肝组织中,经免疫组化染色查明有乙型肝炎病毒指标者(HBsAg,HBcAg)北京报告为 85.7%,上海为 85.5%,广州为 74.5%,广西为 71.8%,根据肝硬化患者中乙肝病毒的高存在率,可说明肝硬化的发展与乙型肝炎密切有关。临床观察也证实慢性乙型肝炎向肝硬化的转变,上海医科大学追踪观察 424 例急慢性乙型肝炎患者,发现 41.2% 的乙型肝炎患者后期转化为肝硬化。

我国慢性乙肝、肝硬化、肝癌患者的组成和分布,就好像一个金字塔,塔的底层为慢性乙肝病毒携带者,人数最多,大约有 9 300 万;塔的第二层为慢性乙肝患者,大约有 3 000 万;塔的第三层为肝硬化患者,人数大约为 500 万;塔顶部为肝癌患者,大约 50 万。在我国人群流行病学调查研究中发现,约 70%肝硬化病人乙型肝炎病毒表面抗原阳性,82%的病人以前有过乙型肝炎病毒感染,仅有 10%~19%的病人与酒精性肝炎有关。据世界卫生组织报道,全球约 20 亿人曾感染过 HBV,其中 3.5 亿人为慢性 HBV 感染者,每年约有 100 万人死于 HBV 感染所致的肝衰竭、肝硬化和原发性肝细胞癌（HCC）。

下面是一幅乙肝病毒感染的疾病转归图,可以清楚地看到感染乙肝病毒后可以逐渐地发生肝炎、肝硬化,甚至肝癌(图 23)。

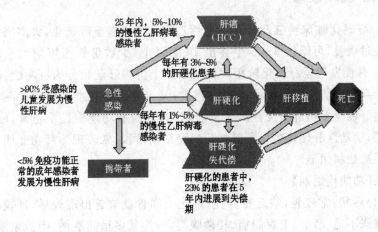

图 23　HBV 感染的转归

2. 预防　乙肝通过血液和体液传播,传播途径有注射、输血、日常生活接触等。乙肝病人和乙肝病毒携带者是乙肝的重要传染源,由于初患乙肝者没有明显的症状,因此常常不易引起人们的重视。但是,随着体内乙肝病毒的繁殖,对肝脏的损害就会逐渐加重,并相继产生一系列症状和反应,如食欲缺乏、肝区不适或疼痛、睡眠质量不高、急躁易怒、乏力、记忆力衰退。反复的肝脏炎症活动使得疾病逐渐进展,形成肝纤维化,甚至肝硬化。虽然,肝硬化是乙肝发展的标志,但治疗肝硬化还是要加强治疗乙肝病毒。各种指南均指出,抗病毒治疗是慢性乙肝治疗的关键。正确的抗病毒治疗可有效地控制慢性肝炎的病程进展,从而防止和减少肝硬化的发生,抗病毒治疗对乙肝肝硬化病人延缓病情进展同样是有效的。因此,最大限度地抑制乙肝病毒的复制,可以有效地降低肝硬化的发生率。

对于健康人群,接种乙型肝炎疫苗是预防 HBV 感染的最有效方法,积极预防乙肝病毒的传播,主要包括注意个人卫生,不共用剃须刀和牙具等用品。医务人员应按照医院感染管理中标准预防的原则,在接触患者的血液、体液及分泌物时均应戴手套,严格防止医源性传播。服务行业中的理发、刮脸、修脚、穿刺和文身等用具也应严格消毒。进行正确的性教育,若性伴侣为 HBsAg 阳性者,应接种乙型肝炎疫苗;对有多个性伴侣者应定期检查,加强管理,性交时应使用安全套。对 HBsAg 阳性的孕妇,应避免羊膜腔穿刺,并缩短分娩时间,保证胎盘的完整性,尽量减少新生儿暴露于母血的机会。

(二)临床表现

1. 肝硬化临床特征及分类 慢性乙型肝炎进展至肝硬化,大多病情迁延,病程经过缓慢,可隐伏 3～5 年甚至 10 年以上,少数患者因短期大片肝坏死,3～6 个月便发展至肝硬化阶段。目前临床上仍将肝硬化分为肝功能代偿期和失代偿期两个阶段。根据肝脏炎症程度,又可分为静止性和活动性两种状态。静止性肝硬化多指肝脏炎症处于静止状态,化验肝功能多提示正常,临床症状不典型;活动性肝硬化多指肝脏处于炎症活动阶段,常表现为肝功能明显异常,患者不适症状明显。

【肝功能代偿期】

(1)症状:常较轻,缺乏特异性;以乏力和食欲缺乏出现较早,且较突出,可伴有腹胀不适、恶心、上腹隐痛、轻微腹泻等;症状多呈间歇性,因劳累或伴发病而出现,经休息或治疗后可缓解

(2)体征:肝轻度增大,质地结实或偏硬,无或有轻度压痛,脾轻度或中度大。

(3)肝功能检查:正常或轻度异常。

【肝功能失代偿期】 全身症状显著,主要表现为两大类:肝功能异常,门静脉高压症。

(1)肝功能异常的临床表现

①全身症状。精神不振,疲倦乏力,其程度自轻度疲倦感觉至严重乏力,与肝病的活动程度一致,消瘦,面色晦暗无光泽(肝病面容),夜盲,水肿等。

②消化道症状。食欲缺乏为最常见的症状,有时伴有恶心、呕吐,多由于胃肠充血,胃肠道分泌与吸收功能紊乱所致,晚期腹水形成,消化道出血和肝衰竭将更加严重。腹泻较多见,对脂肪和蛋白质耐受性差,一旦进食油腻食物,易引起腹泻,多因胃肠道瘀血水肿、消化吸收障碍和肠道菌群失调有关。

③出血倾向和贫血。常表现为牙龈及鼻出血,皮肤黏膜可出现瘀点、瘀斑、

血肿及新鲜出血灶,系由于肝功能减退时某些凝血因子合成减少和(或)脾功能亢进时血小板减少所致。

④内分泌紊乱。主要有雌激素增多,雄激素减少,有时糖皮质激素亦减少。肝功能减退是对雌激素的灭活作用减弱,男性患者性欲减退,睾丸萎缩及乳房发育,女性有月经失调,闭经、不孕。雌激素过多,可使周围毛细血管扩张而产生蜘蛛痣与肝掌。蜘蛛痣随肝功能的改善而消失,而新的蜘蛛痣出现,则提示肝损害有发展。肝掌是指手掌发红,特别在大鱼际、小鱼际和手指末端的肌肉肥厚部,呈斑状发红。

(2)门静脉高压表现

①发生机制。门静脉系统阻力增加、门静脉血流量增多。

②三大临床表现。脾大、侧支循环的建立和开放,腹水。脾大多为轻、中度大,部分可达脐下。晚期脾大常伴有脾功能亢进。侧支循环的建立和开放,食管和胃底静脉曲张,腹壁静脉曲张,外观呈水母头状;痔静脉扩张,有时扩张形成痔核。腹水,是肝硬化最突出的临床表现,腹水形成的机制为钠、水的过量潴留,与下列腹腔局部因素和全身因素有关:门静脉压增高;低白蛋白血症,白蛋白低于 30g/L 时,血浆胶体渗透压降低,血浆外渗;淋巴液生成过多;继发性醛固酮增多致肾钠重吸收增加;抗利尿激素分泌增多致水的重吸收增加;有效循环血量不足,肾交感神经活动增强,前列腺素、心房肽等活性降低,导致肾血流量、排钠和排尿量减少。腹水出现前常有腹胀,大量腹水使腹部膨隆、腹壁绷紧发亮,状如蛙腹,患者行走困难,有时横膈显著抬高,出现端坐呼吸和脐疝。部分患者伴有胸水,多见于右侧。

③体征。肝触诊:大小与肝内脂肪浸润、再生结节和纤维化的程度有关;质地坚硬,边缘较薄,早期表面可平滑,晚期可触及结节或颗粒状;通常无压痛,但在肝细胞进行性坏死或炎症时则可有轻压痛。

2. 肝硬化并发症 失代偿期肝硬化患者常常出现各种并发症,往往使病情加重,严重者可危及生命。常见并发症为上消化道出血、肝性脑病、感染、肝肾综合征、肝肺综合征、电解质酸碱平衡紊乱和原发性肝癌等。

(1)上消化道出血:为肝硬化常见的并发症。表现为突然发生大量呕血或黑便,可致失血性休克并可诱发肝性脑病,死亡率高。其中,以门脉高压引起的胃底或食管静脉曲张破裂出血为最多见,其他如出血性、糜烂性胃炎,胃、十二指肠溃疡,贲门黏膜撕裂综合征等也是出血原因之一。诊断主要依赖于胃镜检查。

(2)肝性脑病(肝昏迷):为肝硬化最严重的并发症,亦是最常见的死亡原因。

①定义。肝性脑病是由急、慢性肝衰竭或各种门-体分流引起的，以代谢紊乱为基础的，并排除了其他已知脑病的中枢神经系统功能失调综合征。临床分为3个类型，A型，急性肝衰竭相关；B型，门-体旁路相关，患者存在明显的门-体分流，但无肝脏本身的疾病，肝组织学正常；C型：慢性肝病、肝硬化基础上发生的肝性脑病，常常伴门脉高压和（或）门-体分流，是肝性脑病中最为常见的类型。肝硬化患者大多为C型。

②肝性脑病的临床表现。大多数肝性脑病患者最早出现的是性格与行为改变，有些则以睡眠昼夜颠倒为主要表现，随着病情进展智力发生改变，表现为时间、空间辨别感消失，计数困难，随后出现较明显的意识障碍。早期主要通过家人及医护人员仔细观察来发现，扑翼样震颤及数码连接试验也可作为简单判断的方法。

肝性脑病典型的临床表现包括两类：

● 性格异常和精神错乱：早期可有轻度的性格异常，病情继续进展可有精神恍惚、情绪低落、讲话缓慢和口齿不清，继而定向力和理解力减退、书写错误、不能完成简单计算及智力测试、睡眠倒错，最后出现木僵、昏迷；也有欣快甚至狂躁再转为抑制状态者。昏迷前常有衣冠不整、哭笑无常、随处便溺或出现妄想、幻觉等。

● 运动异常：特征性表现是扑翼样震颤和踝阵挛阳性。此外，还可出现肌张力增高，腱反射亢进，甚至出现四肢屈曲和面部肌肉抽搐。

③诊断。主要根据性格、行为和精神改变。早期表现为性格改变和行为异常，逐渐出现精神改变，继续加重出现神志的异常，直至昏迷。体格检查主要有扑翼样震颤和踝阵挛阳性，化验检查可出现血氨水平的升高。临床根据性格改变、行为异常和精神神志异常程度分为0～4期。0期为无症状期，仅有心理测试和智力测试异常；1期为前驱期；2期为昏迷前期；3期昏睡期；4期为昏迷期。

（3）感染：肝硬化患者抵抗力低下，易并发细菌感染，如气管炎、肺炎、胆道感染、自发性腹膜炎及革兰阴性杆菌败血症等。其中，自发性细菌性腹膜炎在肝硬化腹水患者中最常见，致病菌多为革兰阴性杆菌，主要表现为腹痛、腹水迅速增加，严重者出现中毒性休克，低热、腹胀或腹水持续不减，查体可发现轻重不等的全腹压痛和腹膜刺激征。

（4）肝肾综合征：是最严重并发症，亦是最常见的死亡原因之一。肝硬化合并顽固性腹水持续时间长，或合并感染，以及原有肝病加重等因素，出现少尿、无尿、氮质血症、低血钠、低尿钠、肾功能不全，而尿常规正常，此时要警惕肝肾综合征。发病之初肾脏往往无器质性病变,故而称为功能性肾衰竭,此并发症预后极差。

(5)肝肺综合征:是指严重肝病、肺血管扩张和低氧血症组成的三联征。临床上表现为呼吸困难及低氧血症;特殊检查显示肺血管扩张;内科治疗多无效,吸氧只能暂时改善症状但不能逆转病程。

(6)电解质和酸碱平衡紊乱:长期饮食差、能量不足;长期利尿、大量放腹水、呕吐、腹泻、继发性醛固酮及抗利尿激素增多,均可导致低钠血症、低钾血症、低氯血症与代谢性碱中毒,并易诱发肝性脑病。

(7)原发性肝癌:并发原发性肝癌者,多在大结节性或大小结节混合性肝硬化基础上发生。如患者短期内出现下列情况,应怀疑并发原发性肝癌,并做进一步检查:①肝脏迅速增大。②持续性肝区疼痛。③肝表面发现肿块。④腹水呈血性等。

3. 实验室及影像学、病理检查

(1)生物化学检查

①血常规。血红蛋白、血小板、白细胞常降低,一般与脾功能亢进有关。

②血清 ALT 和 AST。血清 ALT 和 AST 水平一般可反映肝细胞损伤程度,最为常用。

③血清胆红素。通常血清胆红素水平与肝细胞坏死程度有关,但须与肝内和肝外胆汁淤积所引起的胆红素升高相鉴别。肝衰竭患者血清胆红素可呈进行性升高,每天上升 $\geqslant 1$ 倍正常值上限(ULN),可 $\geqslant 10 \times$ ULN;也可出现胆红素与 ALT 和 AST 分离现象。

④血清白蛋白。反映肝脏合成功能。慢性乙型肝炎、肝硬化和肝衰竭患者可有血清白蛋白下降。

⑤凝血酶原时间(PT)及 PTA。PT 是反映肝脏凝血因子合成功能的重要指标,PTA 是 PT 测定值的常用表示方法,对判断疾病进展及预后有较大价值,近期内 PTA 进行性降至 40% 以下为肝衰竭的重要诊断标准之一,<20%者提示预后不良。亦有采用国际标准化比值(INR)来表示此项指标者,INR 值升高与 PTA 值下降意义相同。

⑥胆碱酯酶。可反映肝脏合成功能,对了解病情轻重和监测肝病发展有参考价值。

⑦甲胎蛋白(AFP)。AFP 明显升高主要见于 HCC,但也可提示大量肝细胞坏死后的肝细胞再生,故应注意 AFP 升高的幅度、动态变化及其与 ALT、AST 的消长关系,并结合患者的临床表现和肝脏超声显像等影像学检查结果进

行综合分析。

(2)免疫学检查：肝硬化时可出现以下免疫功能改变。

①细胞免疫。T 细胞数低于正常,CD3、CD4 和 CD8 细胞均有降低。

②体液免疫。免疫球蛋白 IgG、IgA 均可增高,一般以 IgG 增高最为显著,与 γ-球蛋白的升高相平行。

③乙肝血清学标志。包括 HBsAg、抗-HBs、HBeAg、抗-HBe、抗-HBc 和抗-HBc-IgM。HBsAg 阳性表示 HBV 感染;抗-HBs 为保护性抗体,其阳性表示对 HBV 有免疫力,见于乙型肝炎康复及接种乙型肝炎疫苗者;HBsAg 转阴且抗-HBs 转阳,称为 HBsAg 血清学转换;HBeAg 转阴且抗-HBe 转阳,称为 HBeAg 血清学转换;抗-HBc-IgM 阳性提示 HBV 复制,多见于乙型肝炎急性期,但亦可见于慢性乙型肝炎急性发作;抗-HBc 总抗体主要是抗-HBc-IgG,只要感染过 HBV,无论病毒是否被清除,此抗体多为阳性。

④HBV DNA、基因型和变异检测。HBV DNA 定量检测可反映病毒复制水平,主要用于慢性 HBV 感染的诊断、治疗适应证的选择及抗病毒疗效的判断。HBV DNA 的检测值可以国际单位(IU)/ml 或拷贝/ml 表示,根据检测方法的不同,1IU 相当于 5.6 拷贝[46]。HBV 基因分型和耐药突变株检测常用的方法有基因型特异性引物 PCR 法,限制性片段长度多态性分析法(RFLP),线性探针反向杂交法(INNO-LiPA),基因序列测定法等。

(3)影像学检查:可对肝脏、胆囊、脾脏进行超声显像、电子计算机断层扫描(CT)和磁共振成像(MRI)等检查。

①食管吞钡 X 线检查。食管静脉曲张时,显示虫蚀样或蚯蚓状充盈缺损,纵行黏膜皱襞增宽,胃底静脉曲张时可见菊花样充盈缺损。影像学检查的主要目的是监测慢性乙型肝炎的临床进展、了解有无肝硬化、发现和鉴别占位性病变性质,尤其是筛查和诊断 HCC。

②肝硬化的无创诊断。肝脏弹力测定方法主要包括 FibroScan 和最近出现的磁共振弹性测定技术。此类技术的优点是能够测定更大范围甚至整个肝脏的弹性情况。在一定程度上弥补了肝活组织检查存在取样误差的不足;其缺点为肝脏脂肪沉积、腹水、腹腔炎症等情况可影响测定效果。尽管此类技术尚不能准确区分相邻的肝纤维化分期,但对于诊断代偿期肝硬化很有价值

③腹腔镜检查。直接观察肝外形、表面、色泽、边缘及脾等改变;直视下做穿刺活组织检查,对鉴别肝硬化、慢性肝炎和原发性肝癌,以及明确肝硬化的病因很有帮助。

(4)内镜检查:可直接看见静脉曲张及其部位和程度,阳性率较 X 线检查为

高;并发上消化道出血时,急诊胃镜检查可判明出血部位和病因,并可进行止血治疗。

(5)肝穿刺活组织检查:若见有假小叶形成,可确诊为肝硬化。

(6)腹水检查:有腹水者,应行腹腔穿刺,腹水一般为漏出液,如并发自发性腹膜炎时,则腹水透明度降低,比重介于漏出液和渗出液之间,白细胞数增多,常在 $500 \times 10^6/L$ 以上,PMN 大于 $250 \times 10^5/L$;并发结核性腹膜炎时,则以淋巴细胞为主;腹水呈血性,应高度怀疑癌变,宜做细胞学检查。

(三)诊断及鉴别诊断

1.诊断 有乙型肝炎或 HBsAg 阳性病史超过 6 个月,现 HBsAg 和(或)HBV DNA 仍为阳性者,可诊断为慢性 HBV 感染。乙型肝炎肝硬化是慢性乙型肝炎发展的结果,肝组织学表现为弥漫性纤维化及假小叶形成,两者必须同时具备才能做出肝硬化病理诊断。主要根据:①有慢性乙型肝炎的病史。②有肝功能减退和门静脉高压症的临床表现。③肝质地坚硬有结节感。④肝功能检查常有阳性发现,HBV DNA 阳性,乙肝表面抗原阳性,e 抗原或者 e 抗体阳性或者阴性;核心抗体阳性。⑤肝活组织检查见假小叶形成。

2. 鉴别诊断

(1)酒精性肝硬化:既往有长期较大量嗜酒史,有酒精性肝炎史,病原学指标均阴性。病理变化:广泛脂肪变性及肝细胞内可含有酒精性 Mallory 玻璃样变。

(2)血吸虫性肝硬化:既往有去过疫区及血吸虫感染史,肝炎病毒学指标阴性。病理变化:肝组织呈特异性血吸虫病性干线型纤维化,汇管区出现以嗜酸细胞为主的细胞浸润,亦可见到虫卵结节及钙化虫卵。

(3)充血性肝硬化:有较长时间心衰史,尤其是三尖瓣关闭不全及缩窄性心包炎引起的心力衰竭更易出现充血性肝硬化。

(4)其他肝硬化:阻塞性胆汁性肝硬化、原发性胆汁性肝硬化、营养不良性肝硬化、遗传病及化学药物性肝硬化。

(5)与引起腹水或腹部胀大的疾病鉴别:如结核性腹膜炎、缩窄性心包炎等。结核性腹膜炎有结核病史,腹痛、腹胀、腹水或(和)腹部肿块;腹水检查为渗出液,以淋巴细胞为主;钡餐检查发现肠粘连,结核菌素试验呈强阳性有助于诊断。缩窄性心包炎、肾衰竭有呼吸困难,为劳力性呼吸困难伴乏力、腹胀;查体有颈静脉怒张、肝大、腹水,心浊音界不大,心音减低,可闻及心包叩击音。X线、超声心动图及右心导管检查有助于诊断。

（6）与肝硬化并发症的鉴别：①上消化道出血。应与消化性溃疡、胃癌等鉴别。可行胃镜检查以确诊。②肝性脑病。应与低血糖昏迷、尿毒症、糖尿病酮症酸中毒等相鉴别。详细询问肝病病史，检查肝脾大小，肝功能、血氨、脑电图等检查有助于诊断。③肝肾综合征。应与慢性肾小球肾炎、急性肾小管坏死等相鉴别。有肝硬化病史、自发性少尿或无尿、氮质血症、稀释性低钠血症和低尿钠，但肾脏无重要病理改变有助于诊断肝肾综合征。

（四）治疗

早期明确诊断并针对病因治疗，HBV DNA 感染者需根据"乙肝防治指南"的抗病毒适应证给予抗病毒治疗，总体目标是：最大限度地长期抑制 HBV，减轻肝细胞炎症坏死及肝纤维化，延缓和减少肝脏失代偿、肝硬化、HCC 及其并发症的发生，从而改善生活质量和延长存活时间。加强支持治疗和一般治疗，阻断肝纤维化的进展，促进病情缓解，延长代偿期；失代偿患者的治疗主要是对症治疗，抢救并发症；有门静脉高压症和晚期患者慎重选择适应证和时机进行手术治疗。

1. 肝硬化的治疗

（1）一般治疗

①休息。代偿期患者可适当活动，肝功能正常者可参加轻体力或脑力工作；失代偿活动期患者应注意休息，病情较重者以卧床休息为主。

②饮食。肝功能损害重或有肝性脑病先兆（如反应略显迟钝）时，应限制或禁食蛋白质；有腹水时应低盐或无盐饮食，同时禁酒及避免进食粗糙、坚硬食物，禁用损伤肝脏的药物。

③支持治疗。静脉输入高渗葡萄糖液以补充热能，输液中可加入维生素C、胰岛素、氯化钾等。注意维持水、电解质、酸碱平衡。病情较重者可输入白蛋白、新鲜血浆。

（2）药物治疗

①给予保肝、降酶、退黄等治疗。如葡醛内酯片、维生素 C。必要时静脉输液治疗，如促肝细胞生长素每日 80～120mg，还原型谷胱甘肽每日 1.2g，甘草酸类制剂等。

②补充 B 族维生素和消化酶。如维康福每次 2 片，每日 1 次。达吉每次 2 粒，每日 3 次等。

③中医中药治疗。一般常用活血化瘀的药物为主，按病情辨证施治。

④脾功能亢进的治疗。可服用升白细胞和血小板的药物，如利可君片每次

20mg,口服,每日 3 次,银耳孢糖肠溶胶囊每次 1g,口服,每日 3 次,鲨肝醇每次 50mg,每日 3 次,必要时可行脾切除术或脾动脉栓塞术治疗。

(3)肝纤维化的治疗:目前尚无特效的抗纤维化药物,早期抗病毒治疗,获得疗效后可有效地延缓或阻断肝纤维化的进展。另外,还可选用 1～2 种抗肝纤维化药物,疗程一般为 6 个月,包括丹参制剂、复方鳖甲软肝片、和络舒肝片、扶正化瘀等中成药。其他还有复方牛胎肝提取物、秋水仙碱等。

2. 乙肝肝硬化的抗病毒治疗

(1)推荐乙肝肝硬化的抗病毒适应证

①代偿期乙型肝炎肝硬化。HBeAg 阳性者的治疗指征为 HBV DNA $\geqslant 10^4$ 拷贝/ml,HBeAg 阴性者为 HBV DNA $\geqslant 10^3$ 拷贝/ml,ALT 正常或升高。治疗目标是延缓和降低肝功能失代偿和 HCC 的发生。因需要较长期治疗,最好选用耐药发生率低的核苷(酸)类药物治疗。干扰素因其有导致肝功能失代偿等并发症的可能,应十分慎重。如认为有必要,宜从小剂量开始,根据患者的耐受情况逐渐增加到预定的治疗剂量。

②失代偿期乙型肝炎肝硬化。对于失代偿期肝硬化患者,只要能检出 HBV DNA,不论 ALT 或 AST 是否升高,建议在其知情同意的基础上,及时开始核苷(酸)类药物抗病毒治疗,以改善肝功能并延缓或减少肝移植的需求。因需要长期治疗,最好选用耐药发生率低的核苷(酸)类药物治疗,不能随意停药,一旦发生耐药变异,应及时加用其他已批准的能治疗耐药变异的核苷(酸)类药物。干扰素治疗可导致肝衰竭,因此,对失代偿期肝硬化患者属禁忌证。

(2)抗病毒药物的选择:目前,已应用于临床的抗 HBV 核苷(酸)类药物有 5 种,包括:拉米夫定 100mg,每日 1 次,口服;阿德福韦酯 10mg,每日 1 次,口服;恩替卡韦 0.5mg(对拉米夫定耐药患者为 1mg),每日 1 次,口服;替比夫定 600mg,每日 1 次,口服;替诺福韦酯 300mg 每日 1 次,口服。

以上药物各有利弊,详见慢乙肝抗病毒治疗部分。应用核苷(酸)类药物需严格掌握治疗适应证,谨慎选择核苷(酸)类药物,治疗中密切监测、及时联合治疗,一旦发现耐药,尽早给予救援治疗,尽量避免单药序贯治疗。

3. 肝硬化并发症的治疗

(1)上消化道出血:上消化道出血是失代偿肝硬化最为紧急的并发症,发病前,绝大多数患者无明显先兆或不适,有些病人在呕血前有上腹饱胀感。食管、胃底静脉破裂后出血量较大,有些患者以黑便为主,但多数患者首先表现为呕血,多呈鲜红色,有些病例呈喷射性呕血,可危及患者生命,需要积极抢救治疗。

①上消化道出血的预防。预防消化道出血是中晚期肝硬化患者必须重视

的问题,不仅要预防初次出血,还要预防再次出血。

● 一般措施:一是饮食,避免进食过快,避免进食过于粗糙、坚硬、过热、刺激性过强的食物,避免饮酒。二是避免腹内压升高,有些动作可使腹内压升高,如用力咳嗽、剧烈呕吐、打喷嚏及用力排便等动作可使门静脉压骤然升高。

● 药物预防:作用是降低门静脉压力。主要为β受体阻滞药,代表药物为普萘洛尔(心得安),所用剂量应使患者心率较原有心率减慢25%为宜,但要注意心率不要低于60次/分,常用起始剂量10~20mg/日,分2次服用,根据心率和血压变化逐渐加量,应用前要注意普萘洛尔的禁忌证。

②上消化道出血后注意事项。一旦发生呕血要注意以下几点:患者应安静卧床,避免搬动,头部偏向一侧,以免血液误吸入气管引起窒息,有条件可吸氧。家属迅速呼叫救护车立即送专科医院或综合医院专科急诊抢救治疗。若出血量大,患者迅速出现意识淡漠、反应迟钝、四肢厥冷等失血性休克表现,应迅速呼叫救护车立即送至最近医疗机构抢救,并要有路途中抢救措施。

③上消化道出血后治疗措施。迅速补充血容量,纠正失血性休克,立即输液、输血,抢救过程以输血最为重要,并用含丰富凝血因子的新鲜血,以防止和纠正休克;及时止血,使用相应止血药物,方法包括药物止血、机械压迫(三腔二囊管压迫)止血、内镜下血管栓塞止血和手术止血;同时防治肝性脑病和肝肾综合征、腹水等并发症的出现。

● 支持治疗:一般措施,绝对卧床休息、禁食水、吸氧、保持安静状态,减少机体氧耗,对精神过于紧张的患者可以少量给予地西泮(安定)等药物,但禁用对肝脏有损害的药物,如氯丙嗪(冬眠灵)、吗啡、巴比妥类,以防诱发肝性脑病。补充血容量,迅速建立静脉通路,快速补液,及时补充血容量,纠正休克,改善缺血、缺氧状态,保证脑、肝、肾等重要脏器血供,以免脏器功能的进一步损害。输液种类常为5%葡萄糖氯化钠、羧甲淀粉(706代血浆)、新鲜全血、白蛋白、血浆等。休克纠正的标志为:血压恢复,尿量充足,坐立时血压、心率无明显变化。但需注意的是,尽量避免过量输液以免造成高血容量状态,使曲张的静脉再次出血。纠正水电解质及酸碱平衡失调,出血后低血压状态时极易产生代谢性酸中毒,应及时做动脉血血气分析,随时纠正。加强护理,严密观察病情:主要为观察呕血及黑便的颜色及数量、生命体征(神志、呼吸、脉搏、血压)、四肢皮肤温度、甲床及口唇黏膜色泽、每小时尿量、定期复查血红蛋白、红细胞比容、血尿素氮,必要时测定中心静脉压,有条件时行心电监护。

● 止血药物的应用:一般止血药物,常用维生素K、巴曲酶、酚磺乙胺,同时还可以使用口服凝血酶、云南白药局部止血或局部灌注。胃黏膜保护药,包括抑制胃酸分泌的药物,如雷尼替丁、法莫替丁、奥美拉唑等。降低门脉压力药物,垂体后叶素,通过对内脏血管的收缩作用以降低门脉压力,从而控制食管胃底静脉破裂出血。但该药可引起心肌缺血加重,故禁用于心肌缺血的病人及冠心病患者,同时因可引起子宫收缩,故孕妇禁用。垂体后叶素常用浓度为0.2~0.4U/min,连用至少24小时,近年来主张该药与血管扩张药(如硝酸甘油)联用,可减少上述不良反应。由于垂体后叶素不良反应较多,目前已较少应用,目前应用较多的为生长抑素类及其类似药物,其作用机制为减少内脏循环血量,从而控制食管胃底静脉破裂出血。常用代表药物善宁,常用剂量为0.1mg静脉注射后以25~50μg/h持续微量泵泵入,维持至少48小时,该药的疗效、不良反应、患者耐受性均优于垂体后叶素。

● 非药物治疗

三腔两囊管压迫止血:为机械性压迫可能出血的食管胃底曲张静脉破裂处,适用于无条件行急诊胃镜治疗时的急性大量出血,可以抢救患者生命,为后续治疗赢得时间,其止血成功率在44%~90%。压迫止血的同时可由胃管内抽吸出积存血液以防止肝性脑病的发生,洗清胃内积血后,还可使用去甲肾上腺素冰盐水及云南白药或口服凝血酶从胃管注入局部止血。但应注意压迫时间不宜超过48小时,以免引起黏膜缺血坏死。出血停止后,不要马上拔出三腔两囊管,建议先打开胃囊及食管囊的活塞,静置24小时,如无再次出血,再拔管。

内镜下治疗:包括有食管静脉曲张硬化剂注射疗法,内镜下食管静脉曲张套扎术外科或介入治疗:经颈静脉肝内门体静脉支架分流术(TIPSS)通过建立肝内门体静脉分流,达到降低门脉压力的目的。地坛医院近年来统计资料表明,TIPSS治疗术对于出血后6个月内发生再出血的危险性也有明显的降低,术后再出血的发生率可由出血后未进行治疗的70%降至10%,但有近30%~35%可合并肝性脑病的发生。外科可采用脾切除、断流或分流术减轻门脉压力。

(2)腹水的治疗:肝硬化腹水必须在治疗原发病,改善肝功能,并保护肝脏免受损害的基础上加用其他治疗。腹水初起的患者,不一定需要立即使用药物治疗。在采取了以下基本治疗措施后,一部分患者会通过自发性利尿而使腹水消退。腹水的治疗主要包括以下方法。

①限制摄钠和平卧休息。钠潴留是腹水形成的重要病理机制,因此限制钠的摄入相当重要,一般认为每天摄入钠不应超过4.6~6.9克。平卧休息,腹水患者卧位较坐位时有效血容量、尿钠量及肌酐清除率均明显增加,而肾素-血管紧张素-醛固酮系统各检测指标均下降。故患者宜脚垫高仰卧位休息,腹水明

显减退后再逐渐增加活动量,卧床休息对大量腹水患者的利尿有一定帮助,但对于少量腹水意义尚不能确定。

②利尿药的使用。利尿药是治疗肝硬化腹水的重要手段,目前常用药物是螺内酯(安体舒通)和呋塞米(速尿)。螺内酯代谢产物烯睾丙内酯可竞争性抑制醛固酮与肾脏皮质及髓质集合管细胞质中的受体蛋白结合;呋塞米抑制髓袢升支吸收钠和氯,利尿作用明显;氢氯噻嗪类利尿作用较弱,还会减少血容量进而减少心排出量和肾小球滤过率,诱发肝肾综合征和肝昏迷,因此现已很少被用于肝硬化腹水的治疗。鉴于腹水形成有继发性醛固酮增高的因素,通常首选螺内酯。先给予每日 20~40mg(如每日服药量<80mg ,可每日 1 次顿服),3天后如尿量增加不明显,可加大剂量或加用呋塞米。如仍无明显利尿效果可继续加量,直至产生利尿效应。利尿药的最大剂量,螺内酯为 400mg/d ,呋塞米为 160mg/d。如仍无效,应分析腹水难治的原因,如严重低蛋白血症、高醛固酮血症、感染、电解质紊乱、肝肾综合征等并做相应处理。服用利尿药期间患者须每日准确计量 24 小时尿量及体重,有水肿的腹水患者,体重每天减少 1 千克,无水肿有腹水的患者体重每日减少 0.5 千克。当腹部叩诊移动性浊音消失后,逐渐减少利尿药,直至最小维持剂量(最小维持剂量应反复摸索才能确定)后,可每日一次顿服,继续观察尿量、体重。服利尿药期间,应定期进行电解质、肾功能检测,发现异常立即纠正。

③白蛋白的使用。肝硬化失代偿患者血清白蛋白含量多低下,适量补充白蛋白可以提高血浆胶体渗透压,有利于腹水的消退。一般白蛋白<30g/L 者,应间断地输入人血白蛋白。

④腹水的腹腔穿刺。自 20 世纪 80 年代中期重新评估了治疗性排放腹水的作用以后,该法已成为一种快速、安全、有效的治疗难治性腹水的方法。腹水的排放应根据病人的具体情况,如腹水量、蛋白水平、肝功能情况、肾功能情况、年龄等,不能一概而论,多次少量放腹水,对有效血容量的影响较小,可保护肾功能,抽放腹水后一般要给予胶体液输入,如人血白蛋白、血浆、羧甲淀粉(706代血浆),以防发生有效血容量下降,诱发肝肾综合征、肝性脑病等并发症。

⑤腹水超滤浓缩回输。该法是让腹水通过一种特殊的装置,将腹水中的水分及小分子毒性物质去除,对腹水中蛋白等成分进行回收后,再通过外周静脉或腹腔回输到患者体内。该法有助于提高患者胶体渗透压,增加有效循环血容量,并减轻大量腹水对肾血管的压迫,从而提高肾小球滤过率,同时增强患者对利尿药的敏感性,促进尿钠排泄。但该方法有诱发肝肾综合征,增加感染机会的风险。

⑥腹水的手术治疗。难治性肝硬化腹水患者在内科治疗无效的情况下,可以接受外科手术治疗,如腹腔-静脉分流术有 LeVeen 和 Denver 两种分流术;经颈静脉肝内门-体静脉脉系统分流术(TIPSS)和肝移植等。

(3)肝性脑病的治疗

①治疗原则。肝性脑病的治疗原则应包括以下几方面:查明并去除诱因;治疗原发病;减少肠道内氨和其他毒性物质的产生和吸收;维持内环境稳定,供给充足热能,维持正氮平衡;促进肝细胞的再生和修复;纠正血浆中失衡的支/芳氨基酸比值;防治并发症,尤其是消化道出血、脑水肿与感染;对症治疗;人工肝支持治疗。

②治疗措施

● 消除诱因:积极控制上消化道出血,防治感染,慎重使用利尿药,谨慎放腹水,纠正水电解质和酸碱失衡;禁用麻醉安眠药,于昏迷前期躁动不安时可给予东莨菪碱;禁用含氮物质,如蛋白质。

● 维持内环境稳定:限制蛋白食物摄取量,每日进食蛋白<40g,以植物蛋白为主。维持水电解质平衡:水的摄入量应以满足生理需要为度,每日不宜超过1500ml 或以前日尿量加500ml 计算。警惕低钾、低氯性碱中毒的发生,同时应纠正低镁血症。防治感染:对昏迷病人应有良好护理,包括清洁口腔、无菌导管技术、改变体位以促进排痰及避免压疮发生。如有发热,应积极寻找感染部位,根据情况选用抗生素治疗。

● 减少肠内毒素的生成和吸收:乳果糖可酸化肠道、保持大便通畅,减少内毒素血症及其他毒性物质吸收,常用乳果糖加生理盐水高位灌肠。但也应注意有时乳果糖可引起腹胀。

● 降血氨治疗:常用药物口服乳果糖、精氨酸、L-鸟氨酸、L-天门冬氨酸等。

● 调整氨基酸谱及神经递质:常可静脉输入支链氨基酸。

● 脑水肿的治疗:一般处理以头高位,头抬高30°;低温疗法,予以轻度低温,有利于减轻脑水肿。改善通气及氧合功能,防止颅内压升高,避免咳嗽、呕吐、躁动等诱因;控制发热、高血压;避免输液过多;慎用血管扩张药等。有脱水指征时,应及早应用甘露醇,对轻、中度颅内压升高患者效果最好;也可选甘油果糖,但效果较缓。

● 人工肝支持系统:不同血液净化手段对水溶性毒素和亲脂性的蛋白结合毒素的清除各有侧重,可根据临床实际情况具体选用。

(4)肝肾综合征(HRS)的治疗

①治疗原则。HRS 治疗迄今仍十分困难。因此在治疗肝病,改善肝功能

的同时,应在肝肾综合征前期即采取以下措施:改善肾血流量,避免任何原因的有效循环血量不足,杜绝有损肾功能的因素。病程中一旦出现少尿或无尿,应立即按照肝肾综合征采取积极治疗措施。

②一般治疗。包括卧床休息,限制水钠的摄入。每日进水量＝尿量＋500ml/24h。卧床休息有利于增加肾血流量及钠、水排泄,防止水钠潴留加重。

③HRS诱因的消除。防治肝病的并发症,消除HRS发生的诱因,禁用肝、肾毒性药物和非甾体类抗炎药物,如红霉素、卡那霉素、布洛芬和吲哚美辛等。积极防治消化道出血、感染、电解质代谢紊乱,以及容易导致血容量降低、危及肾微循环的并发症,避免过量利尿和多次大量放腹水。

④利尿治疗。是保持肝硬化病人稳定尿量的有效手段。一般以醛固酮拮抗药为主,辅以袢利尿药。利尿过程中注意电解质紊乱。

⑤血管活性药物。可应用血管紧张素转换酶抑制药(ACEI)、多巴胺、前列腺素(PGE1)等血管扩张药,但效果欠佳。近年来,有应用特利加压素联合白蛋白的报道,也有应用去甲肾上腺素联合白蛋白的报道,均有一定疗效。

⑥扩容治疗。有效循环血量不足可能是HRS的始动因素。在本病早期,尤其是与肾前性尿毒症难以区别时,应行扩充血容量治疗。一般依据临床状况(尿量、血压、血肌酐等)及中心静脉压(CVP)作为监测指标以掌握扩容量,需注意不要补液过量,对于真正进入到HRS期,一般扩容效果也不明显。

⑦非药物治疗

● 透析治疗:血液透析或连续性肾脏替代治疗是治疗急、慢性肾衰竭的有效方法,但对HRS的治疗价值尚难肯定,此方法只是一种暂时的支持治疗,不能从根本上改善患者的预后,故该治疗目前在临床上一般选择性地应用于部分急性肝衰竭或慢性肝病并发HRS准备肝移植的患者中。

● 外科治疗:经颈肝内门体分流术(TIPSS):有作者认为TIPSS可作为HRS患者接受肝移植前的过渡治疗。目前看来尽管TIPSS对门脉高压、难治性腹水及食管胃底静脉出血有效,但对HRS的疗效仍需进一步研究。肝移植:HRS治疗成功的关键是基础肝病的恢复和逆转。随着肝功能的好转,肾功能也逐渐恢复,因此肝移植是唯一可以挽救终末期患者的措施。

(5)感染:肝硬化腹水患者常合并有自发性腹膜炎,一经诊断就立即进行治疗,不能等待腹水(或血液)细菌培养报告后才开始治疗;主要选用针对革兰阴性杆菌并兼顾革兰阳性球菌的抗生素,如三代头孢类药、环丙沙星等。根据药敏结果和病人对治疗的反应调整抗生素。用药时间1～2周。

(6)原发性肝癌:目前,可应用手术、介入(血管栓塞＋CT导引局部消融)、局部放疗(γ刀、直线加速器、三维适形放疗)等治疗手段个体化治疗肝癌。利卡汀、索拉菲尼,基因治疗,生物治疗,可防止复发(具体详见本书原发性肝癌治疗部分)。

4.肝硬化的外科治疗

(1)门静脉高压症的外科治疗:适应证为食管、胃底静脉曲张破裂出血,经非手术治疗无效;巨脾伴脾功能亢进;食管静脉曲张出血的高危患者。包括:门-腔静脉分流术,门-奇静脉分流术和脾切除术等。术后并发症为肝性脑病及术后再出血等。

(2)肝脏移植手术:适用于常规内外科治疗无效的终末期肝病。包括难以逆转的腹水;门脉高压症并出现上消化道出血;严重的肝功能损害(Child 分级 C 级);出现肝肾综合征;出现进行性加重的肝性脑病;肝硬化基础上并发肝癌。

(五)预后

预后与肝功能代偿程度及并发症有关。Child-Pugh 分级与预后密切相关,A 级最好、C 级最差。死亡原因常为肝性脑病、肝肾综合征、食管胃底静脉曲张破裂出血等并发症。肝移植的开展已明显改善了肝硬化患者的预后。

(六)乙型肝炎肝硬化治疗新进展

肝硬化是由肝纤维化发展而成,是所有慢性肝脏损伤的最终病理阶段。在我国,以乙型肝炎病毒(HBV)感染所致的肝硬化较为常见。各种病因所致慢性炎症或肝损伤后的组织修复过程中以胶原为主要成分的细胞外基质(ECM)合成增多、降解相对不足,从而导致其过量沉积。ECM 的过量沉积、窦内皮细胞筛孔消失毛细血管化,使肝细胞功能逐渐出现障碍,直至小叶改建、假小叶出现及再生结节形成。传统观念认为肝硬化是不能逆转的,但是近年来一些动物实验研究和临床观察的证据表明,早期的肝硬化仍然是可以逆转的。

1.去除病因治疗 肝损伤严重的部位通常会产生纤维化,而炎症和损伤的程度多与纤维化的程度呈正相关。去除肝损伤诱发因素,如清除病毒性肝炎的病毒感染,是阻止肝纤维化发生和发展的根本途径和有效措施。

2. 抑制肝星状细胞激活和增生 肝星状细胞(HSC)在纤维化发生发展及转变中处于中心细胞环节的地位。在肝损伤中,HSC 是 ECM 的主要来源。活化的 HSC 又称肌成纤维细胞(HM),通过自分泌和旁分泌信号途径产生大量刺激 ECM 沉积的生长因子。转化生长因子-β1 和血小板源生长因子是目前最强、也是研究最多的纤维化进展相关生长因子,在 HSC 的活化和增殖中起重要作用。阻断转化生长因子-β1(TGF-β1)和血小板源生长因子(PDGF)可能达到预防和逆转肝纤维化的作用。

3. 增加肝细胞外基质(ECM)降解　主要包括基质金属蛋白酶及其抑制剂TIMP,尿激酶型纤溶酶原激活药及其抑制药。有动物模型表明,以上两种抑制剂可以降低肝纤维化程度,可能成为远期治疗肝硬化的有效途径。

4. 增强肝细胞再生

(1)端粒酶：在慢性肝脏疾病及肝细胞老化过程中,端粒长度缩短,影响肝细胞的再生,并与肝硬化的形成密切相关。研究显示在慢性肝损伤中,肝再生减少时存在端粒变短的现象,而肝硬化时端粒变短则加速发生。端粒酶重新活化能够促进肝细胞再生并抑制早期肝硬化形成。

(2)肝细胞生长因子：肝细胞生长因子(HGF)不仅能刺激肝脏再生,还能阻止肝纤维化的发生并加速其恢复。

5. 肝硬化的诱导分化治疗　上皮细胞间质转型(EMT)主要是指上皮细胞在细胞形态、细胞结构、细胞功能,以及细胞黏附和迁移能力等方面获得间质细胞特性的过程。一系列研究表明,肝细胞、星状细胞、胆管上皮细胞通过 EMT转化为 MF,参与肝纤维化进程。肝细胞核因子 4(HNF4)是属于细胞核激素受体家族的转录因子,其中 HNF4a 是 HNF4 的重要亚型。HNF4a 是调控上皮细胞表型表达的重要基因。有研究表明,HNF4a 可能通过阻断 EMT 进而抑制肝纤维化。

6. 干细胞治疗　已有研究证实,间充质干细胞(MSC)能够通过诱导 HSC凋亡起到减轻肝纤维化作用。

7. 中医中药治疗　多个抗肝纤维化中成药方剂在实验和临床研究中显示一定疗效,但需要进一步进行大样本、随机、双盲临床试验,并重视肝组织学检查结果,以进一步验证其疗效。

肝硬化是各种慢性肝病的终末结果,病死率高。肝硬化的形成是由于ECM 产生和降解的失衡。理论上讲,任何可以抑制 ECM 的生成和促进 ECM降解的方法都有可能用于肝纤维化和肝硬化的治疗。无论是药物治疗还是基因治疗,从动物模型到临床应用仍需经过相当长的时间研究其临床效果及可能出现的不良反应,从而达到全面提高治疗的系统效能、稳定性和安全性。相信随着人类对肝硬化发病机制认识的深入和技术水平的提高,肝硬化治疗这一难题终将被人类所攻克。而针对失代偿期肝硬化出现各种并发症时,需给予对症治疗,一些并发症尚无特效的治疗方法。多种研究均表明,针对失代偿期肝硬化患者唯有进行肝移植方能改善预后。

(七)典型病例分析

1. 典型病例一

(1)病例介绍：患者胡某，男性，48岁，于1994年健康体检发现HBsAg阳性，当时肝功能正常，未予以重视及进一步诊治。2005年7月初开始出现乏力，当地医院查肝功能异常，腹部CT提示"肝硬化"，给予对症治疗效果欠佳，于2005年7月26日第一次住院。既往史无特殊，无肝炎患者接触史。入院后查体可见面色晦暗，肝掌阳性，余无明显异常。入院后化验乙肝五项：HBsAg、HBeAg、HBcAb阳性，HBV DNA5.68×10^{6}拷贝/ml，肝功能：白蛋白33g/L，总胆红素正常，ALT 66U/L、AST 75U/L，CHE 2 436U/L。腹部B超提示：肝硬化、腹水。诊断"乙型肝炎肝硬化失代偿期合并腹水"，给予拉米夫定抗病毒治疗，同时给予保肝、降酶、利尿治疗，治疗后患者好转出院。院外坚持口服拉米夫定抗病毒，同时口服保肝药物治疗。

自2006年3月开始至2008年12月，患者先后4次出现呕血及黑便，均给予对症止血治疗。2008年4月DNA检测发现拉米夫定耐药，换用恩替卡韦治疗。2009年1月电子胃镜检查：食管静脉曲张(轻)，胃底静脉曲张(重)，红色征(＋＋＋)，门脉高压性胃病(轻)，浅表性胃炎(红斑型)，十二指肠球部溃疡瘢痕。腹部CT结果：肝硬化，脾大，食管胃底静脉曲张，胃肾分流，Child分级为A级。于2009年2月16日行脾切除加贲门周围血管离断术。

(2)随诊情况：截止至2013年7月29日，该患者已住院20次，坚持口服恩替卡韦抗病毒治疗至今(未口服其他药物)。化验结果显示：乙肝表面抗原(发光法)130.8COI，乙肝e抗原(发光法)0.074COI，乙肝核心抗体(发光法)0.005COI，乙肝e抗体(发光法)0.007COI，乙肝表面抗体(发光法)＜2.00IU/L，乙肝病毒核酸定量＜12IU/ml。生化全项：基本正常。腹部增强CT结果：①肝硬化，脾切除术后，门静脉海绵样变性，食管及其周围、胃底、腹腔及腹膜后静脉曲张，与2012-08-09CT片对比，少量腹水较前吸收。②门脉期肝左内叶类圆形低密度影，较前变化不大。胃镜结果：食管静脉曲张(中)伴胃静脉曲张(Lmi，F2，CB，RC＋，E－，GOV1)，非萎缩性胃炎，幽门螺杆菌尿素酶快速检查(－)。建议软食，每半年复查胃镜以评估静脉曲张进展。

(3)病例分析：该患者属于典型的由慢性乙型肝炎逐渐发展至失代偿期肝硬化的疾病过程，并且合并有反复多次的消化道出血及腹水，病情重。针对该患者的每次就诊情况，制定合理的诊疗方案，积极口服核苷(酸)类药物抗病毒治疗，2008年根据DNA序列结果调整抗病毒药物为恩替卡韦。当该患者反复出现消化道出血时,在充分评估患者的病情后实施脾切除,以及贲门周围血管离断术,并收到了很好的治疗效果,患者至今未再发生消化道出血。针对肝硬化的另一大并发症腹水情况,给予口服利尿药,同时监测出入量、体重等,使得患者的腹水基本消失。从表13可以看出患者肝功能各项指标的前后变化(化验单位按照国内通用标准执行)。

表 13 胡某常用肝病相关的化验、检查指标的前后比较

项 目	日 期	
	2005－7	2013－7
ALT	66	19
AST	75	23
TBIL	22.2	15.1
DBIL	10.4	6.9
PT	16.7	13.5
PA	56.1	75.3
ALB	33	35
CHE	2286	5156
e 抗原	阳性	阴性
HBV DNA	$5.68×10^6$ 拷贝/ml	＜12IU/ml
腹部影像	肝硬化、脾大、腹水	肝硬化、腹水消失

(4)经验教训:从本例患者患病过程中我们不难发现,即使是失代偿期肝硬化患者,经过积极的抗病毒治疗并制定合理的诊疗方案,也可以获得较好的诊疗结果。而抗病毒方案的选取,需针对患者的具体病情及 HBV DNA、DNA 序列的结果进行调整,鉴于当时对于抗病毒认识的局限,给予换用恩替卡韦抗病毒治疗,令人感到欣慰的是该患者 HBV DNA 持续低于检测下限,抗病毒效果好,未发生病毒学突破,长期口服恩替卡韦抗病毒治疗使得患者的各项指标均有明显的改善。但同时也应当认识到,如果在疾病处于肝炎或者代偿期肝硬化阶段,该患者能早期就诊,积极治疗,一方面可以减少腹水及消化道出血的发生率,从而影响远期预后,另一方面可以节约资源,降低治疗的费用,最大限度地减轻诊疗过程中的痛苦。

2. 典型病例二

(1)病历介绍:患者麻某,女性,66岁,于2001年查体时发现HBsAg阳性,当时肝功能正常,无不适症状,未重视。之后未坚持复查。2011年1月开始无明显诱因出现腹胀,伴食欲不佳,当地医院查腹部超声提示"肝硬化、腹水",给予对症治疗效果欠佳,4月底院外给予口服阿德福韦酯抗病毒治疗。2011年5月27日第一次住院。既往高血压病史10年,余无特殊。查体可见肝掌阳性、腹部移动性浊音阳性,余无明显异常。入院后化验:生化全项:ALB:28g/L、DBIL:26.0μmol/L,TBIL:50.1μmol/L,ALT:49U/L、AST:96U/L,HBVM:HBsAg(+)、抗-HBs(-)、HBeAg(-)、抗-HBe(+)、抗-HBc(+),HBV DNA4.33×10³IU/ml。AFP:>1 210ng/ml。腹部磁共振检查:肝尾叶外凸性占位性病变,考虑小肝癌,动脉期肝S5强化结节,考虑:肝硬化结节癌变可能;肝硬化、脾大、少许腹水,食管及胃底静脉曲张,多发硬化结节(DN)。诊断:①乙型肝炎肝硬化活动性失代偿期合并腹水。②原发性肝癌。给予保肝、抗肿瘤、阿德福韦酯抗病毒治疗,并行肝动脉造影及栓塞术。

(2)随诊情况:2011年7月5日患者第二次住院,腹部磁共振提示:肝S1肝癌介入术后改变,未见残留,建议定期复查(3个月),肝硬化,肝实质弥漫性损害,多发硬化结节(DN),脾大。化验结果显示,肝功能:ALB 31g/L,DBIL 20.1μmol/L,TBIL 32.7μmol/L,ALT 66U/L,AST 94U/L。HBsAg 7 981COI,HBsAb 2IU/L,HBeAg 0.078COI,HBeAb 0.003COI,HBcAb 0.005COI。HBV DNA 8.211×10²IU/ml。给予更换为恩替卡韦抗病毒治疗,同时继续口服抗肿瘤药物。2013年5月查肝功能均正常,HBV DNA小于12IU/ml,肿瘤病灶未复发。从表14可以看出患者肝功能各项指标的前后变化(单位按照国内通用标准执行,HBV DNA采用IU/ml)。

表14 麻某常用肝病相关的化验、检查指标的前后比较

项 目	日 期		
	2011—5	2011—7	2013—5
ALT	49	66	32
AST	96	94	29
TBIL	50	32.7	17.3
DBIL	26	20.1	10.3
PT	13	12	11.8

续表

项　目	日　期		
	2011—5	2011—7	2013—5
PA	76	81	83
ALB	28	31	35
CHE	1831	1429	2267
AFP	＞1210	55.2	8
HBV DNA	4330	821	＜12
腹部磁共振	小肝癌、肝硬化、腹水	未见残留；肝硬化（DN结节），腹水消失	未见活性残留，肝硬化（DN结节）

【病例分析】　该患者历经肝炎、肝硬化及肝癌的"三部曲"，诊断明确，第一次住院时疾病已经发展至失代偿期肝硬化合并腹水的阶段，及时行腹部磁共振检查，早期发现合并有"肝癌"，行肝动脉栓塞化疗术，并获得了较好的结局；根据患者所处的疾病阶段，同时给予对症利尿、保肝治疗。依据乙肝防治指南及DNA下降情况调整抗病毒药物为恩替卡韦。随访至今已2年，病灶均未见残留及复发，腹水已消退，肝功能恢复正常。

【经验教训】　本例患者因为健康查体发现HBsAg阳性，当时肝功能正常，但之后却未重视及定期复查。当出现不适症状时疾病已经进展至失代偿期肝硬化合并腹水、甚至肝癌的阶段，虽经过积极治疗，目前腹水得到控制，肿瘤病灶坏死良好，但该患者腹部磁共振仍提示多发的DN结节，密切关注癌变的可能。

【总结】　从以上两例患者的治疗过程中大家应充分地认识到早期就诊及定期复查的重要性。当疾病处于早期阶段时，如果给予制定合理的治疗方案，可以最大限度地改善预后，提高生活质量，延长生存期，降低治疗费用，一旦疾病进展至失代偿期肝硬化甚至肝癌的阶段，虽然部分患者通过治疗可以获得较理想的治疗效果，但仍然存在一部分患者治疗效果欠佳的情况，并且此时治疗的花费，以及患者承受的痛苦较之前明显增加。通常，慢性肝病患者应每3个月复查肝肾功能、血常规、凝血功能及腹部超声等，每3～6个月复查腹部CT或者磁共振，每年复查电子胃镜检查，出现病情变化时应随时就诊。定期复查可以早期发现潜在病灶，及时发现、及时处理，远期治疗效果好。

四、慢性丙型肝炎

慢性丙型肝炎的基础研究和临床实践近年来发生了革命性的变化,主要体现在基础研究创造出直接抗丙肝病毒药物,并将这一重大研究成果应用于临床实践,且已经改变了全球的慢性丙型肝炎治疗秩序。但直接抗丙肝病毒药物尚未在中国大陆地区上市,导致了大陆地区慢性丙肝患者的受益延迟。本节围绕病原学、流行病学、传播途径、诊断和治疗等进行阐述,其中将重点介绍慢性丙肝在应答预测和治疗方面的新进展。

(一)丙型肝炎病毒病毒学

1. 基因组结构及分类 HCV 属于黄病毒科肝炎病毒属,有包膜,为嗜肝病毒,其基因组总长约 9.6kb,为单股正链 RNA 病毒。HCV 基因组由两端的非编码区(UTRs)和一个大的开放阅读框架组成。开放阅读框架编码一个 327kD 的多聚蛋白,后者被细胞和病毒蛋白酶加工成为 10 种成熟的 HCV 蛋白(图24)。病毒 RNA 缺乏胞内 mRNAs 的典型结构即 5′端甲基化帽子结构,但在 5′ UTR 内包含一个高度保守的内部核糖体结合位点(IRES),指导非帽状结构依赖的多聚蛋白翻译的启动。HCV 可分为 6 个主要的基因型,它们的核苷酸序列差异度在 30% 左右。

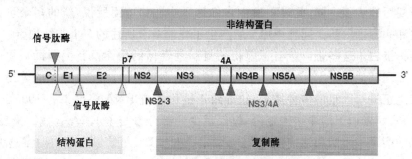

图 24 丙型肝炎病毒基因组结构

2. 复制周期 由于在细胞培养时不能有效地培养 HCV 野生株,所以阻碍了病毒生命周期的阐明。然而,从 RNA 复制子的发展中可以得到一些了解。在 RNA 复制子中,HCV 基因组编码核心和 NS2 蛋白的基因片段被编码可选择性标志的基因片段(如新霉素磷酸转移酶)替代,其下游的非结构蛋白(NS3-5B)的翻译由一个异源的,微小 RNA 病毒 IRES 启动。这些 RNA 可以在

Huh7 人类肝癌细胞中有效复制，并且看似与 HCV 感染的细胞内 RNA 的复制过程相似，尽管并不完全相同。一些复制子可以设计表达全部病毒多聚蛋白，用显示酶如荧光素酶计量其复制量。然而，从 2005 年左右开始，运用特殊的基因型 2a 的 cDNA 克隆产生感染性的病毒，并且研究其在细胞培养中的生命周期成为可能。这个克隆是从日本一个罕见的暴发型丙型肝炎病人体内分离出来的，命名为日本暴发型肝炎 1(JFH-1)。JFH-1 克隆通常作为许多嵌合病毒 RNA 的主要序列，这些嵌合病毒 RNA 转入 Huh7 细胞中后，也可以产生感染性病毒。另一个高度适合细胞培养的基因型 1a 基因组包括 5 个适应性突变(H77S)，当这种基因组被转入 Huh7 细胞后，也可以产生病毒，但与 JFH-1 RNA 相比效率较低。在体外通过转染 JFH-1 或 H77S RNA 产生的病毒可以感染黑猩猩。

　　HCV 病毒侵入肝细胞是一个复杂的过程，由细胞表面葡糖氨基聚糖类与包膜糖蛋白相互作用诱发此过程。其次是通过特定受体相互作用，引起网格蛋白介导的内吞及通过一个有序渐进的过程把病毒 RNA 运送到细胞质中。这个过程的早期步骤包括 CD81 与 SR-B1 共受体的参与，两者都与 E2 糖蛋白结合并介导感染性病毒的侵入。侵入的后续步骤涉及细胞蛋白与紧密连接蛋白，即 claudin-1 和 occludin。但是，这些蛋白是否与病毒包膜直接相互作用还不是很清楚。

　　病毒基因组侵入和脱衣壳后，IRES 直接启动多聚蛋白的翻译。与所有生命周期后续步骤一样，此过程发生在细胞质中。如上面所说，新的多聚蛋白被细胞和病毒蛋白酶共同翻译加工后产生了先前章节所述的 7 个非结构蛋白和 4 个结构蛋白。这些蛋白参与了膜相关复制复合体的构建及新生病毒颗粒的组装。如同其他正链 RNA 病毒，其复制过程是不对称的，负链 RNA 的单拷贝可以产生正链基因组的多种拷贝，这导致正链比负链 RNA 多出 10～100 倍。重要的是，病毒加工的非结构蛋白，仅仅很少一部分参与了 RNA 合成。最后，新合成的病毒基因组和结构蛋白(核心蛋白，E1 和 E2)组装成病毒体，上面所提到的多种非结构蛋白推动组装过程，而且与脂质小滴有关。成熟的病毒颗粒摄取极低密度脂蛋白的一些成分后，以一种非常规的方式从感染的细胞中释放出来。这也许可以解释成熟病毒体密度非常低的现象及它们与宿主载脂蛋白 E 脂蛋白的关系。

(二)流行病学

　　据估计，全球 2%～3% 人口感染丙型肝炎病毒，1.3 亿～1.7 亿。然而，众所周知,世界许多地区患病率的数据是不完整的,所以真正的患病率可能被低估了。据世界卫生组织(WHO)报道,全球不同地区 HCV 患病率不同。估计 HCV 患病率最高的区域是非洲(5.3%),其次是地中海地区东部(4.6%),西部太平洋地区(3.9%),东南亚地区(2.2%),欧洲(1%)。在这些区域中,丙型肝炎的患病率也是不同的,这可能反映了促进 HCV 传播独特的环境和当地因素(详见下文)。因此,在欧洲南部国家如西班牙、意大利和希腊的 HCV 患病率为 2.5%~3.5%,而欧洲北部国家如英国和斯堪的纳维亚的患病率<1%。同样的,埃及是 HCV 感染率最高国家之一,患病率估计为 11%~14%。

在美国,慢性丙型肝炎是导致肝脏疾病最常见的原因,每年约 12 000 人死于此病,然而在未来几十年中,HCV 感染导致的发病率和死亡率将会继续增加。美国医学研究所报道,目前在美国对病毒性肝炎的监视系统并不是最好的,为了精确和及时提供在美国病毒性肝炎带来的负担,他们提供了具体的建议,来改善州和联邦的监视方案。尽管被认为有局限性,美国疾病控制中心和第三次全国健康和营养监测调查(NHANES III)开展了肝炎病毒哨点研究,提供了关于丙型肝炎在美国发病率和流行率的重要流行病学数据,同时为预测该疾病未来疾病负担提供了基础。美国 HCV 感染的趋势模型显示,在 20 世纪 60 年代初期 HCV 感染很罕见(每 10 万人中有 45 人感染),而在 20 世纪 80 年代感染达到高峰(每 10 万人中有 80~200 人感染),在此期间每年新发感染人口有 20 万~50 万。到 20 世纪 90 年代早期,报道新感染 HCV 的人数降低了 85%,可能是由于静脉注射毒品使用量大幅度减少,估计目前每年感染人数少于 18 万~20 万。

利用最近 NHANES 研究中参与者的血清样本,在美国抗 HCV 抗体(抗-HCV)的发生率为 1.6%(95%可信区间,1.3%~1.9%),约为 410 万人(95%可信区间,340 万~490 万)。1.3%的参加者能检测到 HCV RNA,为慢性感染(320 万人;95%可信区间,270 万~390 万)。这些患病率数据很可能低估了 HCV 感染在美国真正的患病率,因为这些参与者不包括收容院、犯人及无家可归这样的 HCV 感染高发人群。

丙型肝炎传播的人群中,多数情况下存在一些危险因素,包括静脉注射毒品,输入未筛查供者的血制品,医源性暴露于不安全的注射操作。地区和国家的发达程度不同,这些危险因素的相对重要性也会不同。其他危险因素,如性传播,围生期暴露及医疗保健职业暴露发生的概率很少。

1. 静脉注射吸毒 在发达国家如美国、欧洲、澳大利亚等,静脉吸毒是感染丙型肝炎最常见的危险因素。从 NHANES 研究中可以看出,在 20~59 岁之间曾经注射毒品的人群中，HCV 抗体阳性率为 48%。据估计，在目前感染人口中，多达 80% 由过去注射吸毒史引起。已有报道，在长期静脉吸毒人群中，丙型肝炎的流行率高达 94%。在静脉注射毒品少于 1 年的人群中，抗-HCV 的阳性率为 65%，提示这种行为是一个高效传播 HCV 的模式。尽管共用注射器是传播 HCV 最常见的方式，但是估计最近 HCV 感染的 37% 归因于共用其他药物制剂设备。

除了大麻，使用其他非法药物也可导致较高概率 HCV 感染。特别是鼻吸型可卡因，其危害程度已经被争论过了。在系统回顾中发现，非注射吸毒者中，HCV 感染的患病率为 2.3%～35.3%，提示还存在除单纯经皮肤暴露以外的其他传播途径。然而，在这些研究中方法学及病例确定的不一致，阻碍了对这一有争议问题得出确切的结论，因此非注射毒品使用的风险仍然悬而未决。

2. 不安全的治疗性注射行为　在发展中国家，不安全的治疗性注射行为如再次使用没有经过灭菌消毒的注射器及针头，仍然是血源性感染一个主要的传播风险，导致持续出现丙型肝炎新发病例。据 WHO 估计，30% 丙型肝炎感染即每年 200 万～400 万患者是归因于低收入国家不安全治疗性注射行为。可能最引人注目的不安全注射行为导致的悲剧性后果是来源于埃及全国范围内开展消除血吸虫病的运动。数以百万的埃及人静脉注射酒石酸锑钾长达 30 多年，这种做法始于 20 世纪 50 年代，终止于 20 世纪 80 年代，那时开始出现了有效的口服治疗药。在埃及，静脉注射的数量与 HCV 感染的患病率直接相关，并且很快超过了血吸虫病，成为肝脏疾病的主要病因。此外，丙型肝炎引起的进展性肝病导致肝癌的发病率越来越高。同样，在赤道附近的非洲，静脉治疗锥虫病也与 HCV 传播有关。在亚洲，在某些地区的民间疗法包括皮肤穿刺也引起 HCV 感染的高发率。WHO 意识到这种问题的严重性，已经制定了提高安全注射行为的方案。

在发展中国家，医疗过程中无菌操作技术失败很罕见。然而，最近在拉斯维加斯一个内镜中心暴发感染，这是由于多剂量麻醉药小瓶重复使用后，导致 10 个患者被感染，也有许多其他类似感染的报道，对持续保持警惕及严格遵守感染控制措施的重要性提出警示。

3. 输血　人们输血后约 10% 会出现肝炎。随后的血清学检测表明，至少 85% 患者是丙型肝炎。1992 年之前接受过输血的病人与没有接受输血的人相比，感染丙型肝炎病毒风险的比值比为 2.6，年老的患者更有可能是因为输血获得 HCV 感染。总之，据估计大约 10% 慢性丙型肝炎病例由既往输血引起。

随着改善血液供应安全性的措施逐渐实施，输血后非甲非乙肝炎的概率大幅度降低。这些措施包括应用自愿献血,所有献血者都筛查 NANB 肝炎的替代标记物(如血清 ALT 活性及乙型肝炎感染标志物),检测人类免疫缺陷病毒(HIV),询问有血源性感染危险因素的既往史。然而,输血相关肝炎的基础发病率一直持续到 1990 年,即美国在丙型肝炎病毒发现后不久即施行抗 HCV 抗体检测试验。新一代的抗体测定对于丙型肝炎检测敏感性更强,特异性更高,最终的筛查也包括核酸检测,这无形中确保了美国血液供应的安全性。

在有足够的供者筛选程序之前,需要多次输血的病人处于丙型肝炎感染的高发风险。地中海贫血的病人中抗 HCV 的阳性率估计为 4.4%～85%。北美注册地中海贫血症的病人中,35% 感染丙型肝炎。同样,镰状细胞贫血患者 HCV 感染的发病率估计为 10%～20%,这与接受的输血次数有关。

丙型肝炎感染最大的负担是在 20 世纪 80 年代中期之前接受浓缩因子的血友病患者。凝血因子浓缩物来源于数以千计献血者的混合血浆,导致大量血友病患者感染 HIV 和 HCV。据估计,那个时期美国 80% 的血友病患者感染丙型肝炎。病毒灭活的程序,如应用专用清洁剂、纳米过滤及热处理显著降低了这种风险,随后重组凝血因子的使用无形中消除了年轻血友病患者血源性感染的威胁。虽然如此,感染丙型肝炎并进展为晚期肝病仍为血友病患者发病率和死亡率高的主要原因。意大利的一项研究分析了 1990 年至 2007 年之间一群血友病患者的死亡率,发现其整体死亡人数的 13% 归因于丙型肝炎相关并发症。此外,也由于出现了有效治疗 HIV 的方法而转移了死亡率的主要原因。2000 年到 2007 年之间,与获得性免疫缺陷综合征(AIDS)相比更多的血友病病人死于丙型肝炎相关并发症,这强调了对此类人群进行抗病毒治疗的重要性。当给予干扰素为基础的治疗时,血友病的丙型肝炎患者与非血友病患者产生相似的治疗应答。

4. 性传播　丙型肝炎性传播很少见,常常与特定的辅助因子有关。早期流行病学研究表明,人们一生中性伴侣数量越多(＞10),HCV 抗体的阳性率越高。从精液、阴道分泌物等生物标本中分离出 HCV RNA 序列并不一致,但是在人类中还没有证实可以由这些物质直接感染。已有案例报道异性性伴侣之间可以传播 HCV,HCV 系统发育分析提示性传播具有潜在的可能性。然而,全面回顾发表的 80 篇与丙型肝炎性传播有关的研究后,得出的结论是性传播是极其少见的,并仅在特殊环境下才会发生。对一方 HIV 阴性并感染丙型肝炎的异性夫妻进行长期随访研究发现,即使 10 年后,这一方传播给另一半的危险性也没有增加。在极少数的可能是性传播的病例中,其他常见的风险来源并不能完全排除。在异性恋伴侣中,先前存在的性传播疾病如Ⅱ型单纯疱疹和滴虫病似乎可以增加获得 HCV 感染的危险。

另一方面,在异性恋及男人与男人发生性关系(MSM)中,存在 HIV 感染将增加 HCV 性传播的可能性。最近的病例报告提示,在欧洲 MSM 中急性 HCV 感染的发病率正在增加。MSM 中获得和传播 HCV 的比率在增加,可能由于与 HIV 感染相关的高 HCV 病毒载量或其他因素造成的,如伴随的高风险的性活动。

5. 围生期传播 对 HCV 感染的母亲将肝炎传播给新生儿已经进行了广泛的回顾性研究和前瞻性研究,并已综述。HCV RNA 阳性母亲围生期传播率为 4%～10%。当母亲感染 HIV 时,传播 HCV 比率将大幅度上升为 6%～23%。围生期传播风险的增加与母亲 HCV RNA 水平较高有关,这也许是在 HIV 阳性母亲中垂直传播增加的机制,然而相互矛盾的数据也有报道。HCV 基因型与 HCV 垂直传播的差异性无关联。

一些产科的程序,如羊膜穿刺术及胎儿头皮电极的侵入性监测与新生儿传播风险增加有关,但是由于数据有限,对于这些存在的程序没有具体的建议。没有随机试验评估阴道分娩和剖宫产这两种分娩模式对新生儿感染的影响。然而大部分的观察性研究显示,对于只有 HCV 感染的女性,围生期传播率未发现不同。欧洲儿科丙型肝炎网络共招募了 1 474 个 HCV 感染的女性,其中 35%伴随 HIV 感染。在 HIV 阴性的母亲中,证实了分娩或哺乳方式对 HCV 传播没有影响。然而,在 HIV 感染的母亲中,剖宫产术降低了 60%的围产期传播率,而进行母乳喂养时,将 HCV 可能传给她们孩子的概率增加了 4 倍。

疾病预防控制中心最近提出建议,对于未感染 HIV 的慢性丙型肝炎的妇女,不用改变常规分娩,可以进行母乳喂养。然而,为了减少新生儿传播的风险,对于 HCV 与 HIV 同时感染的女性,建议安排剖宫产并禁止母乳喂养(当有安全的婴幼儿配方奶粉时)。

6. 医疗保健提供者的职业暴露 医疗保健提供者中丙型肝炎感染的患病率与美国总人口中的患病率相似,这意味着职业暴露并不是传播疾病主要的危险因素。被感染 HCV 病人使用过的针头扎伤后,感染丙型肝炎的可能性约为 2%。罕见的血液飞溅暴露事件已有报道。接种物的量越大,传播的危险性越高,与实心针头相比被空心针头扎伤更易感染 HCV。同样的,$>10^6$ 拷贝/ml 的较高水平的病毒血症与$<10^4$ 拷贝/ml 的水平相比,传播的危险性将增加 11 倍。医疗保健工作者被丙型肝炎患者使用过的针头刺伤后,应确保感染率较低。暴露后的预防措施没有任何作用。应立即检测肝脏酶的基线水平和抗 HCV 抗体,并在 1 月、3 月和 6 月进行后续检测。在暴露 4 周和 8 周后,用敏感

的以聚合酶链反应(PCR)为基础的方法检测被针头扎伤人体中 HCV RNA 定量如果为阴性,可以进一步降低意外暴露后引起的焦虑。确诊为急性感染的病人,应随访监测是否自发清除病毒,或者为了最大限度增加治愈机会,在感染后 12～16 周内进行治疗。

(三)诊断和检测

1989 年,Alter 和他的同事报道了第一个抗-HCV 检测的临床验证。所有输血后慢性 NANB 肝炎患者抗 HCV 血清转换在输血后平均延迟 22 周。在病人中传播 NANB 肝炎的供者血清中 88% 可以检测到抗 HCV,而同时用于筛选供者血源性病原体的替代标志物,即升高的血清 ALT 和抗乙肝核心抗体(anti-HBc),仅在 50% 的供者中能检测到。大量血清流行病学研究证实,抗 HCV 抗体是丙型肝炎感染和感染的血制品传播能力的一个非常重要的诊断标志物。

抗-HCV 阳性是丙型肝炎过去感染或目前感染的一个指标。来源于 HCV NS4 非结构蛋白区域单独的融合多肽,即 C-100,为第一代抗 HCV 酶联免疫吸附测定(ELISA)奠定了基础,并于 1990 年获准用于临床。仅依赖一个靶抗原会产生假阴性或假阳性结果。后续的检测试验将 HCV 基因组其他区域的抗原纳入其中,包括 NS3 和 NS5,提高了抗 HCV 抗体测定的敏感性和特异性。此外,这些改进把从暴露到检测到抗 HCV 抗体血清转化的持续时间缩短到 3 周内。因此,通过酶免疫测定(EIA)抗 HCV 抗体仍然是最好的丙型肝炎的诊断筛选试验,目前测定的特异性＞99%。

在严重免疫抑制患者、无丙种球蛋白血症及血液透析患者中,抗 HCV 抗体试验假阴性结果可能会很少出现。当患者不明原因转氨酶异常并抗 HCV 抗体阴性时,应该检测 HCV RNA 核酸。尽管 EIA 特异性很好,假阳性结果也可能发生,尤其是在 HCV 感染低流行的人群中,如自愿献血的人们。信号临界值＞4.0与真正接触到丙型肝炎病毒感染高度相关,虽然核酸试验对于检测病毒血症非常重要,但额外的血清学检测并不是常规推荐的。当信号的临界值低的时候,用重组免疫印迹测定(RIBA)补充检测也许可以协助诊断,RIBA 可以评估病人血清对多种 HCV 抗原的反应性。抗 HCV 阳性及确认试验 RIBA 阳性(对两个或多个 HCV 抗原呈阳性反应),可以确定过去感染过 HCV 或目前感染 HCV。RIBA 阴性表示抗 HCV 抗体是假阳性,病人可以被确保没有 HCV 感染而不需要进一步评估。RIBA 结果不确定可能发生在感染早期阶段,也可能与筛选抗体假阳性有关。RIBA 结果不确定的病人应在至少一个月以后进行其他血清学试验,同时考虑用核酸试验检测 HCV RNA(表15)。

表 15　丙型肝炎感染诊断试验解读

Anti-HCV	RIBA	HCV RNA	释　义	指导作用
+	+	能检测到	目前感染 HCV	评估慢性肝病,检测丙型肝炎病毒基因型
+	+	不能检测到	既往 HCV 感染自发性或治疗后病毒清除	在3～6个月内重复 HCV RNA 检测,确认没有病毒血症
+	−	不能检测到	抗-HCV 假阳性	不需要对 HCV 进一步追踪检测
+	不确定	不能检测到	可能是抗-HCV 假阳性,尤其是没有危险因素的患者	在3～6个月内重复 HCV RNA 检测,确认没有病毒血症

注：HCV,丙型肝炎病毒；RIBA,重组免疫印迹试验

　　为了证实慢性感染时病毒血症持续存在并评估抗病毒治疗的应答情况,应用高度敏感的试验方法来进行丙肝病毒核酸检查至关重要。定性试验只能检测血浆或血清中是否存在 HCV RNA,而定量试验可以对每个单位容量所包含的病毒量进行检测。之前,HCV RNA 检测结果并不一致,敏感性和特异性差异很大,导致假阴性和假阳性结果。临床标本也要求小心处理,以免出现 HCV RNA 降解。国际卫生组织后来制定了检测 HCV RNA 指导意见和标准,其中包括了应用国际单位每毫升作为唯一认可的测量单位,把内部标准或者外部验证方法合并入商业化检测,还规定了结果的敏感性和重复性的可接受水平。这些要求使得商业化检测的结果在诊断与治疗中更具有可信性,也很好地提升了慢性丙型肝炎患者的管理。

　　HCV 核酸分析依赖于探测信号的扩增或者目标核酸的扩增。信号扩增的分枝状 DNA 方法可以定量检测到 615IU/ml 这个较低的下限。考虑到抗病毒治疗是以根除病毒为目的,这个水平的敏感度通常是不够的。因此目前使用最多的商业化定性及定量检测试验都是依赖于目标扩增,通过转录介导扩增(TMA)或者反转录-聚合酶链反应(RT-PCR)。目标扩增这种方式具有更高的敏感性,也提供了一个宽的动态变化范围。一项 TMA 定性检测(Versant , Siemens)给出的 HCV RNA 检测最低限是 10IU/ml。其他的定性检测是通过 RT-PCR 方法进行的,获得的检测最低限是 50IU/ml(Amplicor v2.0 和 Cobas v2.0,Roche)。这些方法中的任何一个都足以确定在未进行治疗的丙型肝炎

感染者中是否存在 HCV RNA。

早期,定量试验检测病毒核酸的敏感性一直低于定性试验,有时为了证实持续存在病毒学应答则需要联合使用这两种类型的检测。然而,技术的进步解除了对多重检查的依赖,尽管在高病毒水平或某些特定的基因型的精确定量检测上仍存在限制。定量检测中有几个重要特征是需要考虑的,尤其是存在应答指导的治疗时(讨论见下)。定量值动态变化范围限定了定量试验检测上限及下限。一个较宽的动态变化范围允许在开始治疗前的最高水平的病毒血症时更好的定量检测 HCV RNA 水平。目前,最宽的动态检测范围是应用实时 RT-PCR 方法(COBAS TaqMan,Roche;和 Abbott)定量检测上限是 10^7 IU/ml。更重要的是明确 HCV RNA 能够被检测的最低水平。定量检测的下限(LLQ)是指 HCV RNA 能够被可信的、可重复检测到的最低水平。检测的下限(LLD)是指试验能够检测到任何病毒核酸存在的最低水平,即使低于分配的数值的临界值也是有可能的。试验应该具有相似的 LLQ 临界值和 LLD 临界值。实时 RT-PCR 试验提供最好的 LLQs(12~43IU/ml)和 LLDs(12~15IU/ml)。关于 LLQs 对 LLDs 的相关性的争论在直接作用抗病毒药物时期还将继续,对于治疗应答的临床意义也需要进一步研究。

丙型肝炎病毒本身具有异质性,包含至少 6 种主要的基因型及很多的亚型,这些基因型和亚型地域分布存在变化。在全世界基因 1 型是最常见的基因型,在美国基因 1 型大约占到感染者的 75%。其余感染的通常是基因 2 型(14%)或基因 3 型(8%)。近来已被证实,在欧洲静脉吸毒者中有高水平的基因 3a 型病毒流行,虽然在巴基斯坦基因 3 型病毒也是一种重要的感染。在中东,尤其是埃及,基因 4 型最为普遍。在南非和东南亚分别是基因 5 型和基因 6 型最为流行。

关于聚乙二醇干扰素联合利巴韦林治疗的持续时间,推荐意见的基础是依据 HCV 基因型,同样,正确的分型对于治疗有重要的预测意义。HCV 基因型检测的金标准是 HCV 基因组区域直接进行序列测定,比如说 NS5B 或者核心/E1。虽然直接测序被认为是最准确的方式和最精确对亚型进行检测,但是直接测序是一项劳动密集型工作而且要求高水平的技术操作,而这点对于临床应用来说并不实际。几种商业化的基因型检测试验是可以使用的,这些检测是关注 HCV 基因组的高度保守的 5′非编码区。线性探针逆杂交试验(Versant HCV LiPA)是现在进行 HCV 基因型检测应用最广的方法。来自于 5′非编码区扩增的 PCR 产物与一张含有基因型特异的探针的膜进行杂交,杂交条带的模式决定了 HCV 基因型。这项试验的早期版本不能可靠地区分基因 1 型和基因 6 型,也不能准确地鉴别出最常见的基因亚型。第二代 LiPA 试验增加了来自

HCV 核心区域的序列,提高了区分基因型和基因亚型的能力。TRUGENE 5′ NC 基因型检测是一项直接针对 5′UTR 的以测序为基础的试验,它的结果与 LiPA,以及其他的利用 5′UTR 的试验相关性较好。伴随着直接作用的抗病毒药物的出现,准确地进行基因亚型检测(1a 对 1b)变得更为重要,因为相对于基因型 1b,针对蛋白酶抑制剂的病毒变异更经常出现在基因型 1a。

因为大多数的慢性丙型肝炎患者没有临床症状,所以丙型肝炎的诊断与管理就依赖于上述针对有 HCV 危险因素或者慢性肝病证据的个体进行的血清学试验和核酸检测试验。因此,医疗服务提供者应该常规的对患丙型肝炎的患者询问潜在的危险因素并进行相应的检查。在美国进行的流行病学研究已经证实,大多数感染了丙型肝炎的人群(85%)最少具有以下三项特征中的一项:异常的血清 ALT 活性,静脉吸毒史,或者输血史。针对这些危险因素中的任意一项就可以识别出大多数的丙型肝炎病毒感染(表 16)。

表 16　丙型肝炎病毒感染检测推荐方案

需要进行检测	不需要常规检测
不论次数多少,不论时间,只要进行过非法药物注射的人 在 1992 年 7 月之前曾经输血或者接受器官移植的人 在 1987 年之前接受过浓缩凝血因子治疗的人 任何时候开始的接受长期透析的人	保健、紧急医疗、公共安全人员 怀孕妇女 家庭接触
丙氨酸氨基转移酶水平持续不正常的人 由于针刺、割伤或飞溅等原因暴露于 HCV 阳性血液的人 HCV 阳性母亲所生的孩子 性伴侣是感染 HCV 的患者	总人口

当患者被确认感染丙型肝炎病毒时,医疗服务提供者应当提供降低 HCV 传播风险的建议。丙型肝炎病毒感染者应该避免与他人共用牙刷或者刮胡刀,并且覆盖流血的伤口以阻止其余的人与他们的血液相接触。感染丙型肝炎病毒的患者不能捐献血液、身体器官或其他组织及精液。患者应该放心的是丙型肝炎病毒通过性传播的风险很低,并不需要调整一夫一妻关系内的性行为。

(四)治疗

自从 1989 年发现 HCV,建立针对慢性丙型肝炎病毒的有效治疗已经取得了快速进展。与应用干扰素标准治疗相比,联合应用干扰素与利巴韦林使得持续病毒应答率(SVRs)从 5％～10％上升至超过 40％。改良的干扰素(聚乙二醇化),改善了其药代动力学,进一步提高了 SVR。最后,联合使用这些药物和直接抗病毒药物可以把基因 1 型患者 SVR 率提升至 70％。下面将概述包括新治疗方法在内的最大限度提高 SVR 的临床路径。

1. 评估抗病毒治疗应答 慢性丙型肝炎抗病毒治疗的目标是持续病毒学应答,其定义是治疗结束后 6 个月血清中检测不到 HCV RNA。在这个时间点 HCV RNA 仍然不可测出的患者有相当持久的应答,在治疗结束后长达 7 年的评估中发现其复发率小于 1％。实际上,使用敏感的分子技术在血清中或在肝组织中持续不能检测到 HCV RNA 就表明已经发生了永久的病毒清除,因此出现 SVR 就类似于可以治愈这种慢性病毒感染。但是,仍然存在着一些矛盾而且有争议的证据,患者甚至是取得 SVR 患者的外周血单个核细胞仍可检测到 HCV 序列,尽管还没有观察到这些患者的临床结局。然而,获得 SVR 的患者不仅在肝脏疾病参数方面获得持续改善,也证明获得了长期临床收益。血清 ALT 活性通常减少至正常范围内较低的部分,肝组织学显示坏死性炎症活动显著减轻,也会发生肝纤维化改善。重要的是,与那些治疗失败的患者相比,抗病毒治疗获得 SVR 的患者在今后发生肝脏失代偿和肝细胞癌的几率更低。一项针对 21 000 位美国退伍军人研究中表明,与那些没有获得 SVR 的经治患者比较,抗病毒治疗后的 SVRs 与包括各种原因导致死亡的病死率明显下降相关(表 17)。图 25,显示的是抗病毒治疗应答模式。

表 17　重大治疗事件的定义和它们对于应答指导治疗的含义

应　答	评估时间	定　义	含　义
RVR:快速病毒学应答	4 周	检测不到 HCV RNA	SVR 最好的阳性预测;可能也作为仅需要 24 周治疗的应答指标
pEVR:部分早期病毒学应答	12 周	与基线相比基线 HCV RNA 下降≥2 个对数值	早期病毒学应答失败,几乎没有可能获得持续病毒学应答,通常可以停止治疗
cEVR:完全早期病毒学应答	12 周	检测不到 HCV RNA	持续病毒学应答机会较大
ETR:治疗终末应答	治疗结束时	检测不到 HCV RNA	治疗时应答情况,观察应答或者复发
SVR:持续病毒学应答	治疗后 24 周	应用 PCR 或者 TMA 方法检测不到 HCV RNA	病毒清除

注:ETR,治疗结束时应答;HCV,丙型肝炎病毒;PCR,聚合酶链反应;TMA,转录介导扩增

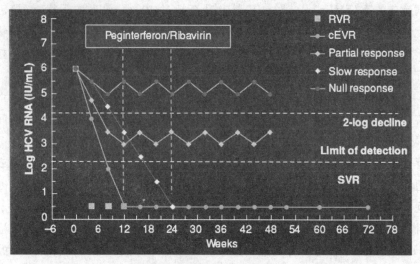

图 25　抗病毒治疗应答模式

注：cEVR，完全早期应答；HCV，丙型肝炎病毒；RVR，快速病毒学应答；SVR，持续病毒学应答；
　　HCV RNA，对数值（IU/ml）；Peginterferon/Ribavirin，聚乙二醇干扰素/利巴韦林；RVR，快
　　速病毒学应答；cEVR，完全早期病毒学应答；Partial response，部分应答；Slow response，缓
　　慢应答；Null response，无应答；2-log decline，下降 2 个对数值；limit of detection，检测限；
　　SVR，持续应答；weeks，周

2. 无应答和复发的定义　患者经过一疗程的抗病毒治疗而其 HCV RNA 仍然可以检测到，这种患者被认为是无应答者。在无应答者分类中，无效应答者 HCV RNA 下降最少，经过 12 周治疗 HCV 水平下降通常少于 1 个对数值，这些患者也被认为是在使用聚乙二醇干扰素联合利巴韦林治疗方案时最难治的患者。部分应答者血清 HCV RNA 可以出现多个对数值下降，但是在治疗期间始终能检测到病毒（图 26）。

复发者则是那些在治疗期间使用敏感的标准化试验检测不到 HCV RNA 而在标准治疗结束后血清中又出现可以检测到的 HCV RNA 的患者。复发者可以依据其首次清除病毒时间点的不同来进行进一步分类。快速病毒学应答者经过 4 周的治疗即检测不到病毒。在 12 周时首次达到病毒不可测出的患者获得完全早期病毒学应答（cEVR），而那些在这个时间点 HCV RNA 下降至少 2 个对数值但还能测出的患者被认为只获得部分早期病毒学应答（pEVR）。获得 pEVR 且在 24 周时病毒检测不到的患者，被认为获得缓慢病毒学应答。准确描述患者在治疗期间的病毒学应答情况可以影响是否使用新三联治疗的决定，这将在下面进行讨论。

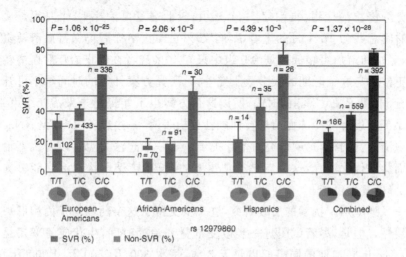

图 26　L28B 基因型与持续病毒学应答(SVR)的关系,CC 基因型应答最佳

注:SVR,持续病毒学应答;European-Ameiricans,欧裔美国人;African-Ameicicans,非
洲裔美国人;Hispanics,西班牙裔;Combined,联合;Non-SVR,无持续病毒学应答

3. 干扰素是针对慢性丙型肝炎的有效治疗　在 1986 年,早于丙型肝炎发现之前几年,就发表了 Hoofnagle 和他的同事成功治疗非甲非乙型肝炎的首次报告。10 位患者接受了重组人 α 干扰素(IFN-α)治疗,应用剂量为 50 万~500万 IU,持续时间为 4~12 个月。治疗期间大多数患者血清转氨酶快速下降,在那些延长治疗的患者中血清转氨酶仍然正常。一些患者的肝组织学结果也证实有所改善。这种非对照的系列研究表明干扰素能够取得非甲非乙肝炎患者的临床改善,这也为干扰素治疗慢性丙型肝炎更多的综合研究提供了基础。

Davis 和他的同事们发表了一项大型的安慰剂对照试验,将患者进行随机分组,应用 100 万 IU 或 300 万 IU 干扰素-α-2b,每周 3 次,治疗 6 个月,或者给予安慰剂治疗。300 万 IU 治疗组中,转氨酶正常率达到 46%;而低剂量治疗组只有 28%。在肝活检标本中也可以观察到门脉周围及小叶间炎症程度明显减轻。而一旦停止治疗,原来获得生化学应答的患者中就有 51% 出现复发。这项具有里程碑意义的研究,证实了慢性丙型肝炎患者会受益于干扰素治疗,尽管高复发率预示治疗充满挑战,这种挑战我们还在继续面对。一项由 Di Bisceglie 和他的同事们进行的小型安慰剂对照研究几乎同时发表,并且得出几乎相同的结果。

另外一项早期针对非甲非乙患者应用干扰素-α-2b 治疗的试验,包括了携带抗 HCV 抗体的 252 例患者。患者应用干扰素-α-2b 300 万 IU 治疗 6 个月后随机分为停止治疗组、再治疗 12 个月组、较低剂量再治疗 12 个月组。大剂量治疗时间总共为 18 个月的患者中,有 22% 在停止治疗后仍保持血清转氨酶正常,而短时间治疗组和低剂量治疗组中只有 10% 患者在停止治疗后血清转氨酶保持正常。与这个时期的大多数研究一样,研究方案开始的时间早于可开始常规进行 HCV RNA 检测的时间,所以这个方案也不能提出未来治疗结束终点。对一小部分患者的冷冻血清进行回顾性分析表明,一些患者的 HCV RNA 可以被彻底清除。同样,这项研究对治疗提出了进一步想法,比如,以干扰素治疗为基础而尝试优化治疗,这一点是非常重要的;长期接受干扰素治疗能够提高应答率、降低复发可能。

一系列应用干扰素的后续研究,进一步支持了这个药物对于丙型肝炎治疗的重要性。但是,尽管试图进一步改变剂量和治疗时间,生化应答率还是十分稳定。Lindsay 和他的同事们以每天 3 次,每次 300 万、500 万、1 000 万 IU 剂量,在前 12 周时间内对患者进行治疗,目的是判断高的起始剂量是否可以提高生化应答率。干扰素剂量增大并没有增加原有的生化应答率,而在这种情况下整个应答率非常低,波动于 8%~17%。此外,剂量升高而在 12 周没有获得生化学应答的患者一旦停止治疗,其保持正常血清 ALT 活性的概率也不会增高。这项研究也证实了基因 1 型的治疗应答率低于基因 2 型、3 型患者。

直到 1999 年,在一项 meta 分析中报告慢性丙型肝炎干扰素治疗的随机对照研究已经大约进行了 76 项。重要的是,这个分析中包括的较新研究已经开始检测血清中 HCV RNA,它的持续清除成为抗病毒治疗确定的和希望的结果。总的来说,这些研究表明干扰素治疗停止后,17% 患者至少保持 6 个月 HCV RNA 阴性,这也标志着持续病毒学应答。这项 meta 分析也提示长时间治疗和大剂量的干扰素应用与更好的持续病毒学应答率相关。

4. 联合使用利巴韦林和干扰素可大幅度改善抗病毒应答 基于利巴韦林单药治疗基本无效的结果,让人出乎意料的是,利巴韦林和干扰素的联合使用与干扰素单独使用相比带来了难以置信的改善。事实上,干扰素和利巴韦林的联合治疗已经成为慢性丙型肝炎治疗的基石。最初报道利巴韦林可以改善结局的试验是 Brillanti 和他的同事们在 1994 年一项小型的初步试验。20 名之前对干扰素无应答的患者被随机分为干扰素加利巴韦林组或者干扰素单药组。引人关注的是,联合使用干扰素和利巴韦林的患者在治疗结束后 9 个月时进行检测,其中 40% 仍没有测到 HCV RNA。而与之对照的单用干扰素组则没有一例出现这样的情况。

McHutchison 和同事们在 1998 年发表了两项具有开创意义的试验,这两项试验证实了这个早期的报告并且确立了把联合治疗作为所有慢性丙型肝炎患者治疗的标准治疗。他们将超过 900 例患者进行随机分组,分为单用干扰素-α-2b 或者干扰素-α-2b 加利巴韦林组(1 000~1 200mg/d),治疗时间为 24~48 周。联合治疗组 SVR 率分别为 31％和 38％(24 周,48 周),而对照的单独干扰素治疗组仅为 6％和 13％。即便应用联合治疗,基因 1 型患者 SVR 率也是显著偏低:24 周为 16％,48 周为 28％。如果不考虑治疗时间,基因 2 型或基因 3 型患者中将近 70％获得 SVR。在另一项研究中,联合使用利巴韦林和干扰素治疗 48 周的患者 SVR 率为 43％。几个独立因素(基因 2、3 型,HCV RNA $<2\times 10^6$ 拷贝/ml,年龄小于 40 岁,纤维化程度较轻,女性)与更高的 SVR 发生率相关。

5. 应用聚乙二醇对干扰素进行修饰可以改善药代动力学 治疗慢性丙型肝炎中过去使用的标准重组 α-干扰素半衰期短,大约为 6 小时,这就要求每周需要使用数次。这些没有经过修改的干扰素结构经皮下注射后具有快速吸收的特点,其干扰素浓度在数小时内可达峰值,接下来从血清中快速消失,不能达到浓度稳态。把一个无作用的聚乙二醇(PEG)成分和一个天然蛋白相结合以提高药代动力学参数的方法已经用于多种治疗药物,其中包括红细胞生成素和化疗药物。2001 年经美国食品和药物管理局(FDA)批准的聚乙二醇化干扰素-α-2b(佩乐能,默克公司),由一个 12KD 线性聚乙二醇分子共价连接干扰素-α-2b 分子组成;而聚乙二醇化干扰素-α-2a(派罗欣,罗氏公司),2002 年获批,把一个 40KD 分枝聚乙二醇分子与干扰素-α-2a 分子相连。这些改进措施使得干扰素清除减少、半衰期分别延长至大约 24 小时和 65 小时,这样就可以每周用药一次。pegIFN-α-2b 主要通过肾脏排泄,而 pegIFN-α-2a 主要通过肝脏代谢。PEG 基团的尺寸和结构也影响其他参数,比如分布容积、吸收速率和生物活性。但是正如下面所讨论的,任意一种 pegIFN 联合利巴韦林的临床治疗结果都是相似的。

6. 聚乙二醇干扰素联合利巴韦林改善持续病毒学应答率 pegIFN-α-2b 和 pegIFN-α-2a 关键性临床试验分别在 2001 年和 2002 年发布报告。Manns 等将超过 1 500 例患者随机分组,每组均治疗 48 周,药物方案如下:①pegIFN-α-2b 1.5μg/kg/周。②pegIFN-α-2b 1.5μg/kg/周,4 周后降为 0.5μg/kg/周。③或者 IFN-α-2b 300 万 IU 皮下注射 3 次/周。所有患者都同时接受利巴韦林 1 000~1 200mg/d 治疗。总的来说,SVR 率(分别为 54％、47％、47％,)证明了聚乙二醇干扰素剂量越大疗效越好。在基因 1 型患者中,大剂量聚乙二醇干扰素组 SVR 率为 42％,高于小剂量组的 34％,而普通干扰素 SVR 率为 33％。与预期的一样,基因 2 型或基因 3 型患者 SVR 率远高于基因 1 型患者,在大剂量聚乙二醇干扰素组中可高达 82%。几种治疗前特征与 SVR 相关,包括非基因 1 型、基线病毒载量较低、较轻的体重、年龄较小、没有肝硬化。Logistic 回归分析表明,以 mg/kg 为基础决定利巴韦林用量是决定治疗结局的一项重要因素。因此,在所有剂量组和各种基因型患者中,利巴韦林用量大于 10.6mg/kg/d 的患者获得更高的 SVR 率。

Fried 和同事们比较了以下 3 组治疗的疗效:单独使用 pegIFN-α-2a 180μg/周,或者联合利巴韦林 1 000～1 200mg/d,或者是标准干扰素联合利巴韦林。所有组别中,SVR 最高的组是 pegIFN-α-2a 联合利巴韦林组,56%;普通干扰素联合利巴韦林组为 44%;而单独应用 pegIFN 组只有 29%。基因 1 型患者 SVR 率分别为 46%、36%、21%,而在 pegIFN-α-2a 联合利巴韦林组中的基因 2 型或 3 型患者 SVR 率为 76%。非基因 1 型、年龄小于 40 岁、体重在 75 千克或以下,这 3 个因素是与病毒应答相关的独立因素。

7. 改进治疗方案以优化应答 以上的注册试验确定了聚乙二醇干扰素联合利巴韦林治疗慢性丙型肝炎可以取得很好的疗效。接下来对这些数据进行的分析,以及另外的研究试图进一步规范治疗规则,其目的是最大化地获得应答机会,但也要尽量减少暴露于药物可能潜在的不良反应之下。Hadziyannis 等人将超过 1 300 例患者随机分为 4 组,分组条件为 pegIFN-α-2a 180μg/周加利巴韦林 1 000～1 200mg/d 或 800mg/d,持续时间 24 周或 48 周。包括基因 1、2、3 型患者在内的基因设计研究实现了在不同基因型之间的利巴韦林剂量,以及治疗时间的几种比较。结果证实基因 1 型患者需要更大剂量的利巴韦林 (1 000～1 200mg/d) 治疗 48 周。基因 1 型患者中,那些治疗 24 周或者利巴韦林用量为 800mg/d 的患者复发机会更高。相反的是,不论治疗时间长短或是利巴韦林用量大小,基因 2 型或 3 型患者的表现都很好,这也表明利巴韦林用量仅为 800mg/d 且治疗 24 周也就足够了。

总的来说,这些研究为 FDA 批准两种聚乙二醇干扰素药物生产提供了依据,以及依据 HCV 基因型对慢性丙型肝炎治疗做出推荐,如表 17 所示。pegIFN-α-2b 以体重为基础计算药量(1.5g/kg/周)每周一次进行皮下注射,而 pegIFN-α-2a 则是每周固定给药,量为 180μg/周。虽然利巴韦林推荐量略有差异,但为了获得最大疗效两种药物都必须与利巴韦林联合使用。总体来讲,对基因 1 型或 4 型患者推荐疗程为 48 周且合并大剂量利巴韦林。对于基因 1 型患者来说,如果在计划疗程为 48 周但在 24 周时仍能检测到病毒,那么推荐这些患者终止治疗。基因 2 型或 3 型患者的利巴韦林可以只用到 800mg/d 且可以只进行 24 周的治疗。对于其他基因型患者所做的推荐来源于较少的数据,但可以参考针对基因 1 型的相似建议(表 18)。

表 18　针对不同病毒基因型,聚乙二醇干扰素(pegIFN)联合利巴韦林
治疗的剂量及疗程的标准推荐方案

基因型	pegIFN 剂量 (每周)	利巴韦林剂量 (mg/d)	疗　程 (周)	持续病毒学应答率 (%)
1	180μg pegIFN-α-2a 或者 1.5μg/kg pegIFN-α-2b	800～1400 (以体重为基础)	48	41～42
2	180μg pegIFN-α-2a 或者 1.5μg/kg pegIFN-α-2b	800	24	60～84
3	180μg pegIFN-α-2a 或者 1.5μg/kg pegIFN-α-2b	800	24	60～84
4	180μg pegIFN-α-2a 或者 1.5μg/kg pegIFN-α-2b	1000～1200	48	55
5	180μg pegIFN-α-2a 或者 1.5μg/kg pegIFN-α-2b	1000～1200	48	64
6	180μg pegIFN-α-2a 或者 1.5μg/kg pegIFN-α-2b	1000～1200	48	63

8. 治疗的不良反应　临床医师应当针对每个患者特殊的临床情况,向其充分告知丙型肝炎的自然史、预期结局、潜在的治疗不良反应,以便患者做出正确的治疗选择。通过 SF-36、健康相关生活质量问卷、肝炎生活质量问卷、性健康、工作效率和减值指数等调查,在 pegIFN 联合利巴韦林治疗期间,患者的生活质量是下降的。PegIFN 和利巴韦林的不良反应目前已经熟知,很多文献对其进行了详细的阐述。在联合治疗的最初几周,流感样症状(低热、肌痛、关节痛)是最常见的表现,给予解热镇痛药后症状可以控制。失眠、头痛,以及恶心、呕吐、腹泻等胃肠道症状也很常见,并可以通过对症治疗得到控制。注射干扰素可引起轻微的局部皮肤反应。大约有 10% 应用利巴韦林的患者可出现皮肤斑丘疹,可以给予局部或全身的抗过敏药对症处理。继续治疗不会使皮肤损害进展。约 25% 的患者会出现化验异常(贫血、血小板减少),这往往提示需要减少药物剂量(临时性或永久性)。

(1)血液学异常:之前我们已经讨论了利巴韦林诱导的贫血。pegIFN 通过骨髓抑制而导致中性粒细胞和血小板的下降。药物说明书推荐,当中性粒细胞

低于 0.75 时,需要减少 pegIFN 的剂量。但是,在几项回顾性研究中并未证实中性粒细胞减少与感染之间的联系。因此,有几项研究将干扰素减量的标准下调,却未增加不良事件。所以,粒细胞刺激因子只在严重粒细胞减少时应用,而不是最初减少干扰素剂量的时候。

（2）干扰素相关抑郁:慢性丙型肝炎患者中有相当一部分人有精神方面的并发症,包括药物滥用,这也使得抗病毒治疗更加复杂。有 75％的患者因这些合并的精神性问题而推迟抗病毒治疗。在三级转诊中心开始应用干扰素抗病毒治疗前,有 47％的患者曾有抑郁病史,14％患者表现为焦虑。原有的精神性疾病患病率和干扰素相关的神经精神性不良事件的发生率是可变的,一定程度上取决于确诊方法。

pegIFN 和利巴韦林联合治疗的注册临床试验显示,患者中止治疗的最常见原因是干扰素相关的抑郁（20％～30％）。在一项名为 VIRAHEP-C 的队列研究中,将受试者分为美国黑种人和白种人两组,给 pegIFN-αegI 联合利巴韦林治疗,筛查工具显示基线抑郁症患者占 12％。这些患者更容易发生精神病相关的不良事件,或者需要抗抑郁治疗,或者过早中止抗病毒治疗;但是,这些患者 SVR 应答率与基线无抑郁症患者没有明显差异。新发抑郁症患者占 26％,通常发生在联合抗病毒治疗的前 12 周。在这个研究中,1/3 的患者开始了抗抑郁治疗。值得一提的是,新发抑郁症患者很少中止抗病毒治疗（6％和 15％）,而且他们的 SVR 与未发生抑郁症患者相当（47％和 38％）。两组患者治疗前和治疗中的抑郁症比例无明显差异。

有抑郁症状、抑郁症史、抗抑郁治疗、自杀企图或精神病住院史等具体问题提示患者有严重精神性疾病,这也是干扰素治疗的禁忌证。在先前的干扰素治疗期间,情绪障碍控制不佳的或有治疗限制的抑郁症患者,必须由心理健康专业人士进行评估。对于稳定的抑郁症患者（包括药物控制者）,可以在心理医师的严密监控下应用包含干扰素的治疗方案。

有研究表明,预防性抗抑郁药（选择性 5-羟色胺再摄取抑制药,即 SSRI）并不能有效降低重症抑郁的发生率;但可以在治疗过程中减轻抑郁症状的严重程度。对于曾在干扰素治疗早期出现重症抑郁的患者,如果在再次治疗前预防性应用 SSRI,可以明显降低抑郁评分。因此,对干扰素相关性抑郁症高风险的患者,在治疗前选择性应用抗抑郁药是有益的。对于其他患者,当发生抑郁症状的时候最好采取对症治疗。在抗病毒治疗过程中,当首次出现抑郁症表现的时候,给予抗抑郁药（如 SSRI）常常可以缓解症状,并有助于完成抗病毒治疗。如何个体化选择最佳药物,需要权衡疗效与潜在的药物不良反应,以及药物间的相互作用。药物治疗、密切监测和心理健康服务提供者的常规随访等有助于实现治疗成功的最大化。

（3）罕见的不良反应：在应用 pegIFN 联合利巴韦林治疗期间，临床医师应当参考 pegIFN 说明书列举的罕见不良反应对患者临床症状进行鉴别诊断。

有大约 10% 应用干扰素抗病毒的患者可以出现甲状腺功能不全。其危险因素包括女性患者和治疗前甲状腺自身抗体阳性的患者（未作为常规检测）。在抗病毒治疗期间和治疗后 6 个月的随访中，应每 12 周监测患者的促甲状腺激素水平变化。甲状腺功能减退通常可以应用甲状腺素替代治疗，并继续 pegIFN 联合利巴韦林治疗。轻度甲状腺功能亢进时可给予对症治疗，而无须中止抗病毒。但是，如果发生严重的或者进展性的甲状腺功能亢进时，在中止治疗的同时还需进行甲状腺消融治疗。在停用 pegIFN 后大多数甲状腺功能异常的患者会自愈。

眼部异常包括棉絮斑、视网膜出血、视网膜静脉血栓形成。对于存在糖尿病或高血压性视网膜病变危险因素的患者，应常规进行治疗前的眼底检查。棉絮斑常会自行消散，极少会导致治疗中止。在进行常规眼底检查的时候可发现患者存在视网膜出血，而这些患者不一定有临床症状，无须停药也能自行恢复。当发生因视网膜静脉血栓和视网膜脱离引起的失明时，应该尽快中止抗病毒治疗。对于在应该 pegIFN 联合利巴韦林抗病毒治疗期间发生视力障碍的患者应进行严密的眼科随访。

间质性肺炎是另一种极少见的应用干扰素的并发症，文献报道不到 100例。这类间质性肺炎可能导致呼吸衰竭或死亡，因此必须与细菌性/病毒性肺炎、干扰素诱导的结节病或利巴韦林所致的良性干咳等肺部疾病相鉴别。该肺炎可出现发热、呼吸困难等，或在胸部 X 线和高分辨 CT 上的特征性表现。早期识别该病并及时中止干扰素治疗可防止病情进展，但对于重症患者需要糖皮质激素治疗。

9. IL28B 基因型预测治疗应答　许多宿主、环境、病毒学因素与基于干扰素治疗的结局密切相关。Ge 及其同事在一项名为 IDEAL 包含了超过 1 000 例应用 pegIFN 和利巴韦林治疗的患者的研究中，通过全基因组学相关研究识别出了一个最重要的治疗前宿主因素。研究者在 19 号染色体上识别出一个单核苷酸多态性，即 SNP（rs12979860），它位于 IL28B 基因上游 3kb，编码 IFN-λ3，与 SVR 密切相关。拥有 CC 基因型患者的 SVR 是 TT 或 CT 基因型患者的 2 倍左右。拥有 CC 等位基因的欧裔美国患者的 SVR 大约为 80%，而 CT 和 TT 基因型患者的 SVR 分别约 49% 和 35%。跟其他与结局相关的因素（如治疗前的病毒量、肝纤维化程度、种族等）相比，IL28B 基因型有着更强的预测价值。

有趣的是，这种联系在非洲裔美国人中也是存在的。但是，含 CC 基因型患者的 SVR 比欧裔美国患者要低。在这项研究中进一步分析表明，C 等位基因的多少与种族有关。非洲裔美国人 C 基因的频率是最低的，而东亚人群频率最高。因此，对于因种族不同导致以干扰素为基础的治疗反应不同的原因，IL28B 基因型占了非常重要的比例，估计占到 50%，尽管其他相关因素还有待进一步阐述。

在全球范围内一系列的研究，包括亚洲、澳洲、欧洲及美国，证实并扩大这些发现。尽管方法不同，其余的几个 SNPs（如 rs8099917 与 rs12979860 存在连锁不平衡）也被识别出来，SVR 与 IL28B 基因里的 SNPs 的相关性是明确的。这种关联在 HIV/HCV 共感染中也是很明显的。

也有人在研究 IL28B 在病毒动力学方面的影响。在基因 1 型的患者中，IL28B CC 基因型与其第一时相 HCV RNA 急剧下降相关；病毒下降的中位数为 2.6 $\log_{10}$ IU/ml，而其他基因型患者在治疗第 2 周时病毒下降不到 1 $\log_{10}$ IU/ml。CC 基因型与 CT 或 TT 基因型患者相比，更容易出现 RVR（RVR 应答率分别为 28%、5%、5%）。对于总体应答率较高的基因 2、3 型患者，SVR 与 IL28B 基因型之间也有着不可忽视的关系。在没有达到 RVR 的患者中，CC、CT、TT3 种基因型的 SVR 分别为 87%、67%、29%。

正如之前讨论的，IL28B 基因型和治疗应答的相关机制仍然只是推测。有几项研究评价了 IL28B 和肝组织、外周血单核细胞里的干扰素信号基因（ISG）表达的关系。抗病毒之前的 ISG 表达的升高减弱了治疗的应答。有趣的是，肝内 ISG 的表达与 IL28B 基因型有关，对治疗反应好的 IL28B 基因型的患者 ISG 表达较低，因此可以推测对抗病毒治疗的应答性较好。肝组织内 IL28B mRNA 的表达与 IL28B 基因型无关。与此相反，另一项研究评价了肝组织内 ISG 的表达，结果提示 IL28B 基因多态性和肝内 ISG 表达是抗病毒治疗应答的独立预测因素。Darling 及其同事也进行了 IL28B 和 ISG 相关性的研究。结果显示，血清干扰素 γ 诱导蛋白（IP-10，干扰素治疗应答的标志物）明显提高了 IL28B 基因型的预测性，尤其是对非 CC 基因型的患者。IP-10 是不依赖于 IL28B 基因型的独立指标。

已经有相关商业机构从事 IL28B 基因型分型检测，但该检测在临床工作中的作用还需进一步明确。当然，我们不能单单用 IL28B 基因型来决定治疗的选择，因为相当一部分非治疗敏感的 IL28B 基因型也对聚乙二醇化干扰素联合利巴韦林应答良好。但是在抗病毒开始前，我们对基因分型明确的患者应当充分告知其对治疗应答的可能性,这样患者可以选择开始应用聚乙二醇化干扰素联合利巴韦林治疗,或者等到有三联抗病毒药物后再开始治疗。IL28B 基因型对三联抗病毒药物的影响还不是很清楚。初步的研究数据显示,蛋白酶抑制剂强大的抗病毒活性可以减弱非治疗敏感的 IL28B 基因型的负面影响;但最终的结论还有待于回顾性和前瞻性临床试验的支持。

10. 特殊人群的抗 HCV 治疗

(1)肝硬化和失代偿期肝硬化:感染 HCV 后可长期无症状,因此很多患者首次就医时就已经是肝硬化、门脉高压了。由于存在较高的发病率和死亡率,失代偿期肝硬化患者不适合应用 pegIFN 和利巴韦林抗病毒治疗。对于代偿期肝硬化患者,尽管 SVR 要低于肝纤维化程度较轻的患者,仍可应用以上方案进行抗病毒治疗。由于严格把握适应证、规律监测不良反应和肝功能等,由干扰素治疗造成的肝功能失代偿很少发生。由于肝硬化和门脉高压患者的血小板和中性粒细胞基础值较低,这也增加了这类患者治疗的难度。经治疗达到 SVR 的患者在随访中发生并发症的概率有所下降,并且在肝移植后仍没有 HCV 感染。对于肝硬化患者,即使 HCV 清除后仍存在发展为 HCC 的风险,因此对这类患者需进行适当的随访。

(2)HCV 和 HIV 共感染:HIV 的共感染对慢性丙型肝炎患者的抗 HCV 治疗是一个独特的挑战。较单纯 HCV 感染而言,HCV/HIV 共感染患者会更快地进展为肝硬化。一项来自法国的报道显示,HCV/HIV 共感染患者的主要死因是 HCC。在过去 10 年里,由于抗反转录病毒治疗对 HIV 感染者的较好疗效,HCC(非 AIDS 相关肿瘤)的发生率在美国明显增加。慢性丙型肝炎会增加抗反转录病毒药物的肝毒性,这也加大了 HIV 感染者治疗的难度。因此,要减少共感染人群并发症的发生和改善结局,需积极清除 HCV。

应仔细评估药物间的相互作用(尤其是与利巴韦林之间),通过调整抗 HIV 治疗方案以最大限度地降低额外的不良反应。由于会增加线粒体毒性和乳酸酸中毒风险,在抗 HCV 期间禁用去羟肌苷(DDI)。同时应用齐多夫定(AZT)和利巴韦林会增加贫血的发生率。阿巴卡韦(鸟苷类似物)可能通过与利巴韦林竞争细胞内磷酸化作用,而降低 pegIFN 和利巴韦林的抗病毒疗效。近期的另一项研究却对此提出异议。这项研究表明,加大利巴韦林的剂量虽然增加了线粒体毒性,但却提高了患者的 SVR 应答率。

对于 HCV/HIV 共感染者,如果 CD4 细胞计数>200 个/mm³,可以考虑应用 pegIFN 联合利巴韦林进行抗 HCV 治疗。在利用 RGT 来监测治疗应答、应用利巴韦林的重要性和不良反应的处理方面,共感染和单纯 HCV 感染的指南是类似的。几项研究评价了 pegIFN 联合利巴韦林治疗 HCV/HIV 共感染患者。结果显示,基因 1 型患者的 SVR 为 29%～36%,基因 2、3 型患者的 SVR 为 55%～60%。另有几项研究还对共感染人群进行了 IL28B 和治疗应答的调查。尽管总体 SVR 应答率仍然较低,但有利基因型 CC 和不利基因型 CT、TT 之间的关系仍然存在。

考虑到药物间的相互作用和不良反应,早期研究中的利巴韦林剂量相对较小。近期的一项多中心随机对照研究纳入了 400 多例基因 1 型患者,给予 pegIFN-α-2a 和不同剂量的利巴韦林(800mg/d 或根据体重给予 1 000～1 200mg/d)进行治疗。两组患者的 SVR 分别仅仅只有 19% 和 22%。目前对共感染人群对治疗的应答不佳,以及不利的自然病史,促使我们去寻找更有效的治疗方法。目前尚无三联疗法(pegIFN、利巴韦林和蛋白酶抑制剂)应用于 HCV/HIV 共感染患者的临床数据。

(3)肾病及血液透析患者中的慢性丙型肝炎患者:进行血液透析的患者应常规进行 HCV 检测。在美国,进行血液透析的患者约有 15% 合并 HCV 感染;在英国和西班牙,这个比例分别为 2.6% 和 22.9%。尽管大多数血液透析患者都存在 HCV 感染的独立危险因素,如输血、静脉药物注射等,许多重新获得性丙型肝炎的患者可以归因于透析过程中的预防措施不够严谨。血液透析机和透析膜不会传播 HCV,因此没必要专人专机进行透析。

合并 HCV 感染的透析患者病死率会相对较高。关于肾移植患者的研究表明,从长期随访中可以看到,移植受体中 HCV 阳性者与 HCV 阴性者的存活率大相径庭。

治疗合并慢性肾病的慢丙肝患者时,病毒应答较低、不良反应较多。根据肾损害的程度应对抗 HCV 方案进行相应调整。如果肾小球滤过率正常,则 pegIFN 和利巴韦林可根据指南应用。对于透析患者可给予标准剂量的普通干扰素或小剂量的 pegIFN(pegIFN-α-2a 135μg/周,pegIFN-α-2b 1.0μg/kg/周)。有趣的是,在应用干扰素单药治疗的患者中,透析患者的 SVR(约 30%)较其他人群要高。由于利巴韦林不被透析,且会加重溶血性贫血,因此应用该药时要格外谨慎。为提高 SVR 和降低不良反应发生,有研究尝试给予小剂量利巴韦林以维持血药浓度;但当肾小球滤过率低于 50cm³/min 时,禁忌应用利巴韦林。

一项基于干扰素治疗的小样本临床试验发现,由于可能影响肾移植后肾功能和排异反应,故不推荐对将进行肾移植的患者应用抗 HCV 药物。但是,对发展为纤维淤胆型肝炎的患者例外,这是在几种实体器官移植中报道的疾病,进展快,病死率高,伴有肝损害。干扰素的治疗即使在达不到 SVR 的情况下,也能改善纤维化淤胆性肝炎患者的肝功能。

(4)冷球蛋白血症与肾小球肾炎：之前讨论过冷球蛋白血症的发病机制。与慢性丙型肝炎相关的冷球蛋白血症的临床表现是多种多样的，包括常发生在下肢的白细胞破碎性血管炎所致的皮肤紫癜，可能发展成为慢性肾病的肾小球肾炎，外周神经病变。意大利的一项大型研究显示，对343例慢性丙型肝炎患者进行连续监测发现，约50％的患者存在冷球蛋白。但是，很少有患者表现出冷球蛋白血症相关症状和血管炎。冷球蛋白的存在并未影响患者肝硬化的发展、总生存期或对干扰素治疗的应答。

可应用pegIFN联合利巴韦林治疗慢性丙型肝炎和轻症冷球蛋白血症患者。当患者出现进展性血管炎和器官损害时，治疗重点应放在控制血管炎上；可应用糖皮质激素、血浆置换、环磷酰胺、利妥昔单抗，以抑制B细胞产生冷球蛋白。血管炎控制稳定后可考虑应用pegIFN联合利巴韦林抗HCV。

膜性增生性肾小球肾炎（常与冷球蛋白血症有关）是慢性丙型肝炎患者中最常见的肾脏病类型。经干扰素联合利巴韦林治疗并达到SVR后，蛋白尿和肾功能也随之改善。

(5)急性丙型肝炎：由于大多数急性丙型肝炎患者无明显临床症状，因此往往被临床医师忽略。大约有一半的急性丙型肝炎患者未经治疗可自愈。因此，我们应该对HCV感染者进行连续HCV RNA监测，以判定是否会自愈。在最初的12周，如果病毒量呈指数级降低则有可能出现HCV RNA低于检测下限；如果病毒持续高水平状态，则出现自愈的机会很低，往往需要进一步治疗。超过12～16周后进行的延迟治疗会降低治疗的应答性，往往达不到预期的SVR。

很多研究评价了普通干扰素或pegIFN单药治疗急性丙型肝炎4～24周的临床疗效。在急性期治疗HCV感染可以达到超过80％的SVR。这一结果明显高于以往对于慢性丙型肝炎的疗效，也就是说，一旦明确患者无法达到自愈就应该尽快进行抗病毒治疗。目前推荐的最佳疗程是12～24周，但这一方案仍存在争议。一项研究评价了pegIFN-α-2b治疗8周、12周和24周的疗效，SVR分别为68％、82％和91％。短程治疗的患者中，基因2、3、4型和快速病毒学应答的患者疗效较好；而基因1型的患者中，24周疗程者疗效较好。因此，在充分评估复发风险的前提下，可以根据患者的病毒学应答对其进行个体化治疗。应用干扰素联合利巴韦林治疗急性丙型肝炎同样可以得到很好的SVR，但尚缺乏联合治疗和干扰素单药治疗的对比研究。

(6)经治患者：由于经治患者复治方案的选择有限且疗效往往欠佳，我们在开始再次治疗前应仔细评估其潜在获益，然后给予个体化治疗。第二次应用

pegIFN 联合利巴韦林治疗的 SVR 与其首次治疗的应答性有关。首次治疗无效或不完全应答者再次治疗的 SVR 很少能超过 15%;如果存在多重不利因素,则治疗成功率会更低。对于首次联合治疗无应答者且存在如进展期肝纤维化、高病毒载量等不利因素时,干扰素治疗的应答仍会极低。给予组合干扰素 $9\mu g/d$ 或 $15\mu g/d$ 联合利巴韦林进行抗病毒治疗,SVR 仅仅只有 7% 和 11%。如果首次应用 pegIFN 联合利巴韦林治疗后患者病毒下降大于 2 个 log_{10},则再次治疗的 SVR 可达 32%。

复发者再次治疗时有可能获得较好的 SVR。Poynard 及其同事的研究纳入了首次治疗无应答者和复发者共 2 300 例(均为进展期肝纤维化),给予 pegIFN-α-2a 联合利巴韦林(800～1 400mg/d)治疗 48 周。结果复发组的 SVR 为 38%,而无应答组的 SVR 只有 14%。这一显著性的差异进一步强调了详细评估首次治疗应答的重要性。非基因 1 型、HCV RNA<60 000IU/ml、纤维化程度较轻患者的病毒学应答率较高。如果治疗 12 周未能将病毒清除,则不可能达到 SVR。这也提示再治疗早期短程治疗中监测应答,并严格掌握停药标准可以最大限度地减少不必要的治疗。

(五)直接抗丙肝病毒药物研究进展

1. 近年来主要抗 HCV 药物的临床研究情况 2011 年,国际著名医学期刊《新英格兰医学杂志》报道,新型抗 HCV 药物 Telaprevir 和 Boceprevir 与 Peg-IFN-α 联合应用可取得较好疗效。2012 年,该杂志报道了另外两种新型抗 HCV 药物 Daclatasvir 和 Asunaprevir 单独治疗既往无应答的基因 1 型患者疗效显著;2013 年 1 月该杂志再次发表了两篇关于最新抗 HCV 药物 Sofosbuvir 和 ABT-450 的原创性临床研究(表 19)。

表 19 2011～2013 年 1 月在《新英格兰医学杂志》发表的主要抗 HCV 新药情况

新型药物	HCV 基因型	疗 程	用 法	是否联合 Peg-IFN-α	发表年份	参考文献
Telaprevir	1a/1b/1c/未知	12/8W	750mg/8h	是	2011	1～3
Boceprevir	1a/1b/未知	24/32/44W	800mg/7～9h	是	2011	4～5
Daclatasvir	1a/1b	24W	60mg qd	可联合或不联合	2012	6
Asunaprevir	1a/1b	24W	600mg bid	可联合或不联合	2012	6
Sofosbuvir	1/2/3	12W	400mg qd	否	2013	7
ABT-450	1a/1b	12W	250/150mg qd	否	2013	8

注:NEJM,《新英格兰医学杂志》;W,周;h,小时;qd,每天 1 次;bid 每天 2 次;Peg-IFN-α,干扰素-α

自从 HCV 体外感染细胞模型建立以来,加之新型高效药物筛选技术的改进,新的抗 HCV 药物不断地被发现,随之应用到临床。如表 18 所示,《新英格兰医学杂志》连续 3 个年度都刊登了最新的抗 HCV 药物临床研究进展。从应用的 HCV 基因型上看,主要用于基因 1 型患者,最近兼顾基因 2、3 型;疗程方面,由于 Telaprevir 和 Boceprevir 要和 Peg-IFN-α 联用,所以与之前 Peg-IFN-α 联合 RBV 的标准疗程并无太多差别,从 2012 年开始疗程逐渐缩短至 12 周;用法方面呈现出由每 8 小时服药 1 次到 2013 年报道的每日服药 1 次的特点;关于是否联合 Peg-IFN-α 治疗,可见由 2011 年的需要联合逐渐过渡到 2012 年可联合可不联合,现已发展到不需联合的治疗方案;从发表年份上看,每年都有两种主要的抗 HCV 新药出现。

Sofosbuvir 和 ABT-450 革命性的变化在于不联合 Peg-IFN-α 的情况下疗效非常显著。比如,Sofosbuvir 联合 RBV 治疗基因 2、3 型 CHC 初治患者的 SVR 率可达 100%,ABT-450 联合 RBV 等其他口服药物治疗基因 1 型 CHC 初治患者的 SVR 率可到 93%~95%,且该两种药物与 RBV 等联用仅需 12 周的疗程。

2. Sofosbuvir 和 ABT-450 的作用机制和临床疗效 Sofosbuvir 之前也被称为 GS-7977,是 HCV 特异性 NS5B 聚合酶的核苷抑制剂;核苷类似物在宿主肝细胞内磷酸化后成为有活性的三磷酸核苷,并与 HCV RNA 复制所用的核苷竞争,从而导致 HCV 基因组复制终止;Sofosbuvir 就是活化的三磷酸核苷类似物,其作用靶点是 HCV 特异性 NS5B 聚合酶高度保守的活化位点,导致 HCV RNA 链复制终止。ABT-450 是强效的 HCV 特异性 NS3 蛋白酶抑制剂,与 Ritonavir 联合的目的是提高 ABT-450 血浆浓度和半衰期,从而可使 ABT-450 每天只服用 1 次;ABT-333 是 NS5B 聚合酶的非核苷抑制剂。现将 2013 年 1 月《新英格兰医学杂志》报道的两种新型抗 HCV 药物 Sofosbuvir 和 ABT-450 的相关临床疗效进展总结如下。

(1)Sofosbuvir 的临床疗效:Gane 等报道了一项随机、开放的抗 HCV 新药 Sofosbuvir 的临床研究,该研究共入选了 95 例初治和既往治疗后无应答的丙肝患者,其 HCV 基因型包括 1、2、3 型,共分为 8 组;治疗方案是 Sofosbuvir 单用 8 周或应用 12 周的同时联合 Peg-IFN-α 和 RBV 治疗;结果发现 Sofosbuvir 联合 RBV 在基因 2、3 型初治患者中的 SVR 率为 100%;在初治的基因 1 型患者中 SVR 率为 84%;该研究结果显示在无 Peg-IFN-α 的情况下 Sofosbuvir 联合 RBV 可使基因 2、3 型患者完全治愈。具体情况如表 20。

表 20　95 例丙肝患者应用 Sofosbuvir 的治疗情况

组别	例数 (n)	基因型 (n)	治疗前状况	治疗方案	用　法	SVR 率
1 组	10	2/3(4/6)	初治	Sofosbuvir＋RBV 12W	Sofosbuvir 400mg qd 体重＜75Kg RBV 500mg bid 体重≥75Kg RBV 600mg bid	100%
2 组	9	2/3(3/6)	初治	(Sofosbuvir＋RBV 12W) ＋Peg-IFNα-2a 4W	Sofosbuvir＋RBV 同上 Peg-IFNα-2a 180μg qw	100%
3 组	10	2/3(4/6)	初治	(Sofosbuvir＋RBV 12W) ＋ Peg-IFNα-2a 8W	同上	100%
4 组	11	2/3(4/7)	初治	Sofosbuvir＋RBV＋ Peg-IFNα-2a 12W	同上	100%
5 组	10	2/3(3/7)	初治	Sofosbuvir 12W	同上	60%
6 组	10	2/3(0/10)	初治	Sofosbuvir＋RBV＋ Peg-IFNα-2a 8W	同上	100%
7 组	10	1a/1b (9/1)	既往无应答	Sofosbuvir＋RBV 12W	同上	10%
8 组	25	1a/1b (22/3)	初治	Sofosbuvir＋RBV 12W	同上	84%

注：RBV,利巴韦林;W,周;SVR,持续病毒学应答;Peg-IFNα-2a,聚乙二醇化干扰素

　　(2)ABT-450 的临床疗效：Poordad 等报道了一项开放、多中心的抗 HCV 新药 ABT-450 为期 12 周的 II 临床研究,该研究共入选了 50 例初治和既往治疗后无应答或部分应答的丙肝患者,其 HCV 基因型为 1a/1b 型,共分为 3 组;治疗方案是所有组都在应用 ABT-333 和 RBV 治疗的基础上,再应用 ABT-450 和 Ritonavir 进行联合治疗;结果发现联合疗法在 1、2 组初治患者中的 SVR 率为 95% 和 93%,第 3 组既往无应答或部分应答的患者,其 SVR 率为 47%。该研究结果显示在无 Peg-IFN-α 的情况下 ABT-450 联合 RBV、ABT-333 及 Ritonavir 对基因 1 型患者疗效显著,同时能使既往无应答或部分应答患者有 47% 的 SVR 率也是一大亮点。具体情况如表 21。

表21　50例丙肝患者应用 ABT-450 的治疗情况

组别	例数 (n)	基因型 (n)	治疗前状况	治疗方案	用 法	SVR 率
1组	19	1a/1b (17/2)	初治	ABT-450＋Ritonavir＋ABT-333＋RBV12W	ABT-450 250mg qd Ritonavir 100mg qd ABT-333 400mg bid RBV 1000～1200mg/d *	95％
2组	14	1a/1b (11/3)	初治	ABT-450＋Ritonavir＋ABT-333＋RBV12W	ABT-450 150mg qd Ritonavir＋ABT-333＋RBV 同上	93％
3组	17	1a/1b (16/1)	既往无应答或部分应答	ABT-450＋Ritonavir＋ABT-333＋RBV12W	ABT-450 150mg qd Ritonavir＋ABT-333＋RBV 同上	47％

注：* 体重＜75Kg 1 000mg/d,分为 400mg 和 600mg 两次口服；体重≥75Kg 1 200mg/d,600mg bid
RBV,利巴韦林；W,周；d,天；SVR,持续病毒学应答

3. Sofosbuvir 和 ABT-450 的主要不良反应发生情况　Sofosbuvir 治疗组和 ABT-450 治疗组均有一定的不良反应（表22），Sofosbuvir 治疗组最常见的不良反应主要有头痛、乏力、失眠、恶心、皮疹和贫血；ABT-450 治疗组最常见的不良反应主要有乏力、恶心、头痛、眩晕、失眠、瘙痒、皮疹和呕吐。Sofosbuvir 治疗组主要的实验室检测异常有贫血、淋巴细胞减少、中性粒细胞减少及白细胞减少等；ABT-450 治疗组主要的实验室检测异常有总胆红素升高、肌酐升高、肌酐清除率降低、丙氨酸氨基转移酶升高和血钠降低。上述不良反应绝大多数较为轻微或在可耐受的范围之内。

表22　Sofosbuvir 治疗组和 ABT-450 治疗组的主要不良反应

不良反应	Sofosbuvir 治疗组	ABT-450 治疗组	不良反应	Sofosbuvir 治疗组	ABT-450 治疗组
头 痛	32％～90％	14％～26％	呕 吐	无数据	0％～21％
乏 力	10％～70％	35％～47％	易 怒	0％～36％	无数据
失 眠	10％～67％	0％～26％	瘙 痒	0％～33％	0％～21％
恶 心	0％～44％	21％～24％	食欲降低	0％～50％	无数据
皮 疹	10％～60％	6％～21％	上呼吸道感染	0％～20％	无数据
贫 血	0％～44％	无数据	关节痛	0％～30％	无数据

续表

不良反应	Sofosbuvir 治疗组	ABT-450 治疗组	不良反应	Sofosbuvir 治疗组	ABT-450 治疗组
眩晕	4%～44%	5%～29%	背痛	0%～22%	无数据
肌痛	0%～40%	无数据	发热	0%～18%	无数据
腹泻	0%～30%	无数据			

注:作者仅列出 ABT-450 治疗组发生率在 20% 以上的不良反应

4. 总结与展望 抗 HCV 治疗是丙肝治疗的核心,从 20 世纪 80 年代末开始,逐渐形成了以 IFN-α 的基础抗 HCV 治疗模式,单独应用 IFN-α 治疗 SVR 率较低,联合 RBV 后可提高治疗反应和停药后的持续应答(图 27)。Peg-IFN-α 的产生使患者体内药物浓度更稳定持久,每周注射 1 次的情况下,患者 SVR 率进一步提高。随后发现 Peg-IFN-α 联合 RBV 疗效显著优于 Peg-IFN-α 单用,并成为慢性乙肝的标准疗法。但是,即使是 Peg-IFN-α 联合 RBV,也不能治愈所有患者,且有疗程长、不良反应和禁忌证多,以及患者依从性差等不足。这就促使科学家必须研制出特异性强、疗程短、不良反应少、禁忌证少且能口服的抗 HCV 新药。近年来,HCV 分子病毒学的进展为这一愿景提供了可能。已发现 HCV 在肝细胞中有两项重要活动:①依赖 HCV 特异性 NS5B 聚合酶产生子代 RNA。② HCV 翻译的多聚蛋白被 HCV 特异性的 NS3/4A 蛋白酶剪切为多个成熟片段。这为特异性靶向抗 HCV 药物的产生提供了理论基础。

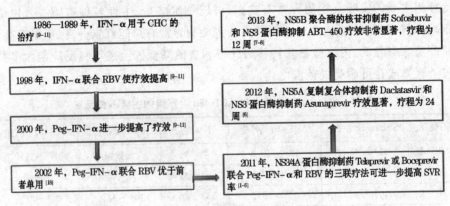

图 27 抗 HCV 药物发展简史

2011 年,Jacobson 等在《新英格兰医学杂志》报道 NS3/4A 蛋白酶抑制药 Telaprevir 或 Boceprevir 联合 Peg-IFN-α 和 RBV 的三联疗法可显著提高患者

SVR 率。单用 Telaprevir 或 Boceprevir 时 HCV 易变异,所以仍然无法摆脱联合应用 Peg-IFN-α,从而使患者的不良反应和不良事件发生概率增加,且疗程并未缩短。2012 年,Lok 等在该杂志报道的 NS5A 复制复合体抑制药 Daclatasvir 和 NS3 蛋白酶抑制药 Asunaprevir 同样具有良好的抗 HCV 效果。两药单用 24 周可使基因 1 型患者达到很高的 SVR 率,这使无 Peg-IFN-α 的抗 HCV 治疗初现雏形,且疗程较前缩短一半。但部分患者容易出现复发,研究发现这主要由耐药所致的病毒学突破导致。

2013 年 1 月,Gane 和 Poordad 等在该杂志报道了 NS5B 聚合酶的核苷抑制药 Sofosbuvir 和 NS3 蛋白酶抑制药 ABT-450 联合 RBV 治疗 12 周可分别使基因 2、3 型和基因 1 型的初治患者取得非常高的 SVR 率。由于 HCV 聚合酶位点变异影响病毒复制,所以该区域较为保守,故而 Sofosbuvir 耐药屏障高,发生复发和病毒学突破的概率低。该研究革命性的进步在于巩固了不联合 Peg-IFN-α 抗 HCV 治疗的可行性,同时进一步证明了抗 HCV 治疗的疗程可以缩短至 12 周,且耐药率大幅降低。虽然治疗过程中出现了一些不良事件,但大多数较为轻微,患者多可耐受并坚持治疗。

近年来的一系列相关进展表明,DAA 方案用于 HCV 的临床治疗具有特异性更强、疗程更短、不良反应更小、禁忌证更少及可口服等优点。更重要的是在不远的将来,还会有许多抗 HCV 的新药进入临床试验,所有这些都可能预示着今后 HCV 可以被临床彻底治愈。此外,这些研究进展或许也能为抗 HBV 药物的研发提供某种借鉴。

五、慢性丁型肝炎

(一)病原学及流行病学特点

丁型病毒性肝炎(viral hepatitis D)是由丁型肝炎病毒(HDV)与 HBV 等嗜肝 DNA 病毒共同感染引起的以肝细胞损害为主的传染病,易使肝炎慢性化和重型化。

1. 病原学

(1)传染源:急性的和慢性的丁型肝炎患者及 HDV 携带者是本病的传染源。

丁型肝炎的潜伏期为 4~20 周。人感染 HDV 后,可表现为 HBV/HDV 联合感染或重叠感染。如既往未感染过 HBV,且同时暴露 HBV 和 HDV,则发生

HBV/HDV 联合感染；如既往已感染 HBV，现为 HBsAg 无症状携带者或慢性乙型肝炎者，则发生 HDV 重叠感染。

在 HBV/HDV 联合感染时，由于 HBV 复制是一过性的，因此 HDV 复制受到一定限制，病情呈良性自限性经过。其临床表现和生化特点类似单纯 HBV 急性感染，但有时可见双峰型 ALT 升高，分别表示 HBV 和 HDV 感染。此类急性丁型肝炎发展成慢性肝炎的危险性，并不比急性肝炎为大。

但有时 HBV/HDV 联合感染可表现为重症或暴发型肝炎，主要见于毒瘾者。此类病人肝内大量合成 HDAg，与 HBV 呈相加作用，可导致肝细胞的严重损害。其临床经过较单纯 HBV 感染更为严重。

HDV 重叠感染多发生于慢性 HBV 感染者，其临床表现主要取决于受感染者原是 HBsAg 无症状携带者，是 HBV 慢性肝病患者。如为 HBsAg 无症状携带者，则可表现为典型的急性 HBsAg 阳性肝炎，但抗-HBc IgM 可能阴性，病情较单纯 HBV 感染严重，推测是由于 HDV 大量复制所致。据欧洲和美国报告，在 HBsAg 阳性的暴发型肝炎中，有相当比例是 HDV 重叠感染。此种急性丁型肝炎易发展成慢性。

如为 HBV 慢性肝病患者，则 HDV 重叠感染可与慢性肝炎发作重合。由于 HBV 持续感染，HDV 在病人体内不断复制，使已受 HBV 损害的肝脏组织的病变更为加重，并加速向慢性活动性肝炎和肝硬化发展。

（2）传播途径：经血或血制品传播是 HDV 的最主要途径之一。其他包括日常生活接触传播，围生期传播、输入性传播等。实际上 HDV 传播史遵循着 HBV 的传播途径而传播的。

（3）易感人群：人对 HDV 普遍易感。急性自限性丁型肝炎患者，血清中很快出现抗-HD IgM，但持续时间较短（10～20 天），且无抗-HD IgG 产生。这可能与急性自限性 HDV 感染时，释放至血液的 HDV 量少，或与 HDV 在体内持续时间短，不足以产生有效的抗-HD IgG 反应有关。

在慢性 HDV 感染时，血清中抗-HD IgM 持续存在，并可产生高滴度抗-HD IgG，说明慢性 HDV 感染时，由肝组织持续或反复释放 HDAg 至血循环，从而刺激机体产生抗-HD IgG 反应。

已受 HBV 感染的人群体内含有 HBV 及 HBsAg，一旦感染 HDV，极有利于 HDV 的复制，故此类人群对 HDV 的易感性更强。

2. 流行病学特点 HDV 感染呈全球性分布。意大利是 HDV 感染的发现地。地中海沿岸国家、中东地区、非洲和南美洲亚马孙河流域是 HDV 感染的高流行区。例如，意大利南部慢性 HBsAg 携带者中 HDV 感染率高达 40%～

50％。HDV 感染在地方性高发区的持久流行，是由 HDV 在 HBsAg 携带者之间不断传播所致。除南欧为地方性高流行区外，其他发达国家 HDV 感染率一般只占 HBsAg 携带者的 5％以下。发展中国家 HBsAg 携带者较高，有引起 HDV 感染传播的基础。我国各地 HBsAg 阳性者中 HDV 感染率为 0～32％，北方偏低，南方偏高。慢性乙型肝炎和重型肝炎患者 HDV 感染率明显高于无症状慢性 HBsAg 携带者。

3. 预防

（1）广泛接种乙型肝炎疫苗。近年研究发现，抗-HD 抗体对 HDV 的感染无保护性作用，目前尚无特异性预防丁型肝炎的疫苗。可按免疫乙肝的同样方法，通过预防乙型肝炎病毒的感染而间接地达到预防丁型肝炎病毒感染的目的。现已证实，对乙型肝炎病毒有免疫性者，也不再感染丁型肝炎病毒，故通过接种乙肝疫苗，不仅可以预防乙肝病毒感染，也可预防丁型肝炎病毒感染。

HDV 病毒的传播方式和途径与乙型肝炎病毒相同，主要以血源性传播为主，接触患者的分泌物或生活密切接触也是其传播途径。故 HDV 的预防措施同乙型肝炎一样，也是综合预防措施。详见乙型肝炎病毒的预防。

（2）对献血员进行 HBsAg 筛查，除外 HBsAg（＋）者，使丁型肝炎传播失去依靠。

（3）防止 HBV 和 HBV/HDV 携带者之间的密切接触，切断 HDV 的传播途径。

（二）临床表现

HDV 感染一般只与 HBV 感染同时发生或继发于 HBV 感染患者中，故其临床表现部分地取决于 HBV 感染状态。临床上丁型肝炎病毒感染已确认的有两种类型：HDV 与 HBV 同时感染和在 HBV 慢性感染的基础上重叠感染 HDV。另外，近两年有个别病例报道有丁型肝炎病毒的单独感染。

1. HDV 与 HBV 同时感染　常见于输血、血制品和静脉药物依赖者。其潜伏期为 4～20 周。临床表现与其他肝炎相似，有乏力、厌食、尿黄、黄疸、肝区痛及肝大。急性丁型肝炎的慢性化发生率与成人乙型肝炎慢性化发生率相似，为 5％左右。

（1）多数患者 HDV 复制并不显著，血清中常一过性的检出 HBsAg 和抗 HD IgM，患者肝脏的病理改变轻微，临床表现呈急性肝炎经过，病程为自限性。

（2）少数患者 HDV 复制可非常明显，患者血清和肝组织中均可检出 HDAg，且持续时间较长，其肝脏组织有明显的炎症改变，临床表现往往较重，但多数呈急性经过,不发展成慢性。临床上很难与单独的 HBV 感染相区别,HDV 和 HBV 同时感染,血清中先出现 HBsAg,随后出现 HDAg,有时可见转氨酶升高为双相性,两峰相间 2～4 周,于前一峰期,可测得 HDAg 阳性;后一峰期,出现抗 HD 阳性,提示 HBV-HDV 相继引起肝损伤。

2. 慢性 HBV 感染者重叠感染 HDV　比二者同时感染多见,约 70% 的重叠感染最后变为慢性携带者,抗 HDV-IgM 和 IgG 均升高。且 HDV 复制更明显,肝炎症状也较同时感染重,大部分表现为慢性感染急性发作或病情恶化发展为重症肝炎。

3. 丁型肝炎的临床特点　丁型肝炎的临床表现与乙型肝炎基本相同,其临床特点如下。

(1)急性肝炎的表现:HBsAg 无症状携带者,突然出现发热、乏力、恶心、呕吐及 ALT 升高等急性肝炎的症状。

(2)慢性肝炎的表现:合并丁型肝炎病毒感染的患者,大多数表现为肝炎反复发作,肝功能反复异常,患者病情进展较快。病程持续 2～8 年。

(3)重症肝病的表现:HDAg 阳性的患者病情多较严重,表现为慢性肝炎中、重型,肝功能失代偿及重型肝炎,极少有慢性肝炎轻型。

4. 实验室检查　近年丁型肝炎的特异诊断方法日臻完善,从受检者肝脏和血清中检测到 HDAg 或 HBV-RNA 或从血清中检测到抗-HD,均为确诊依据。

(1)HDAg:丁型肝炎病程早期都有 HDAg 血症,用免疫酶法或放射免疫法检测血清 HDAg,阳性率可分别达 87% 和 100%,有助于早期诊断。慢性 HDV 感染时,由于血清持续存在高水平的抗-HD,HDAg 多以免疫复合物的形式存在,需用免疫印迹法(immunoblot,Western blot)分离 HDAg,可检测到 HDAg-P 蛋白,但方法较繁琐。肝内 HDAg 可用免疫荧光法或免疫组化技术在肝切片上进行检测,但标本需经肝穿刺获得。

(2)HBV-RNA:血清 HBV-RNA 采用 cDNA 探针斑点杂交法检测;肝组织内 HDV RNA 采用原位杂交或转印杂交法检测,阳性结果是 HDV 复制的直接证据。反转录-聚合酶链反应(RT-PCR)也用于 HBV-RNA 的检测,但要求技术条件较高。

(3)抗-HD:用免疫酶法或放射免疫法检测血清抗-HD 是诊断丁型肝炎的一项常规方法,敏感性和特异性均较高,已有试剂盒供应。抗-HD 分抗-HD-IgM 和抗-HDIgG。血清抗-HD-IgM 在急性 HDV 感染时出现较早,一般持续 2～20 周,可用于早期诊断。在慢性 HDV 感染时,血清抗-HD-IgM 常呈高水平,也是诊断慢性 HDV 感染最敏感的指标。一旦 HDV 感染终止,其滴度迅速下降,甚至转阴,故连续检测可用于判断预后。新近发现丁型肝炎患者血清存在高分子量和低分子量两种抗-HD-IgM,前者主要见于急性 HDV 感染,后者主要见于慢性 HDV 感染。血清抗-HD-IgG 在急性 HDV 感染时,多出现于发病后 3~8 周,滴度较低,也可不出现。在慢性感染时,血清抗-HD-IgG 多呈持续性高滴度,持续不断地贯穿慢性 HDV 感染的全过程,即使 HDV 感染终止后仍可保持阳性多年,故持续高滴度的抗-HD-IgG 是识别慢性丁型肝炎的主要血清学标志。目前常规检测的血清抗-HD,实际上以 IgG 型抗体为主。

(三)诊断及鉴别诊断

我国是 HBV 感染高发区,应随时警惕 HDV 感染。HDV 与 HBV 同时感染所致急性丁型肝炎,仅凭临床资料不能确定病因,如无症状慢性 HBsAg 携带者突然出现急性肝炎样症状、重型肝炎样表现或迅速向慢性活动性肝炎发展者,以及慢性乙型肝炎病情突然恶化而陷入肝衰竭者,均应想到 HDV 重叠感染。及时进行特异性检查,以明确病因。

(四)治疗

1. 一般治疗 以护肝、对症治疗为主,可参照乙型肝炎的治疗对策。

2. 抗病毒治疗 HBV-HDV 重叠感染的抗病毒治疗。

(1)干扰素-α 抗病毒治疗:干扰素是目前较公认的对 HBV 和 HDV 的复制均有一定抑制作用的药物。在治疗 HBV-HDV 重叠感染时应给予较大剂量。丁型肝炎的抗病毒治疗仍首选干扰素,有文献报道,5MU 或 9MU 干扰素-α-2a,每周 3 次,治疗 12 个月,患者的病情改善,有效率 36%,15%~25% HBsAg 阴转。而低剂量(每次 3MU,每周 3 次)则无效。在 HDV/HBV 合并感染时,应大剂量长疗程。目前推荐的干扰素用药方案是:干扰素-α 9MU,每周 3 次,或 3MU~5MU,每日 1 次,疗程一年到一年半。约 50% 的患者血清 HBV-RNA 可阴转。但按此大剂量用药,随之出现的不良反应也很明显。

(2)拉米夫定:主要是通过抑制乙型肝炎病毒的复制,达到对乙型肝炎和丁型肝炎混合感染的治疗作用。剂量为 100mg,每日 1 次,口服。

(五)预后

丁型肝炎较单纯乙型肝炎更易慢性化和重型化,HDV 与 HBV 重叠感染者预后较差。

(六)典型病例

患者男性,50 岁,乙肝病史 20 年,定期复查 HBsAg、HBeAg 及抗-HBC 阳性,HBV DNA 波动在 $10^3 \sim 10^5$ IU/ml,肝功能正常。未予以治疗。2011 年 5 月无明显诱因出现乏力、食欲缺乏,化验肝功能 ALT 128U/L,HBV DNA 为 10^5 IU/ml,同时查 HDAg 及抗-HD 阳性,诊断为乙型丁型病毒重叠感染。给予恩替卡韦抗病毒治疗,并给予双环醇及水飞蓟宾等保肝治疗,一月后查肝功能正常。患者病情平稳。

六、己型及庚型肝炎

(一)病原学及流行病学特点

自从建立起甲、乙、丙、丁、戊 5 种肝炎病毒的实验室诊断后,仍有少部分肝炎患者的病因得不到明确,因此不少学者试图探索是否还有新型肝炎病毒的存在。进一步的流行性学和实验室研究表明,的确存在可经肠道外传播而引起人类肝炎的致病因子。尽管新型肝炎病毒尚未正式命名,但临床上已有多种诊断名称的提出,如己型肝炎、庚型肝炎、M/P 型肝炎、非甲乙丙型肝炎和非甲乙丙丁戊型肝炎等等。上述诊断是同型或几型肝炎的不同名称,还是互无关联而独立存在的肝炎类型有待进一步澄清。目前研究的热点有庚型病毒性肝炎(HGV),以及己型肝炎病毒(HFV)等。

1. 己型肝炎病毒 1994 年,国外的一些研究人员用一个不明原因的肝病病人的粪便提取物感染恒河猴,使其发生了肝炎。在该病人的粪便、肝脏中,以及感染动物的粪便里提取出了同一种病毒,并称其为己肝病毒。己型病毒性肝炎(简称己肝)的病原尚未确定和公认,缺乏特异性诊断方法,主要采取排除法。临床上在排除甲型~庚型 6 种肝炎病毒及巨细胞病毒(CMV)、EB 病毒感染的情况下,方可考虑己肝的诊断。

目前,对己肝的具体传播途径还没有一致公认的看法,一般认为粪-口途径和血液传播的可能性都存在。按照以切断传播途径为主的综合防治措施考虑,既要加强切断粪-口途径,又要加强切断经血液和注射的传播途径,以达到预防的目的。

妥善处理疾病流行区域,隔离患者,采用对已知肝炎病毒有效的处理方法,加强对餐饮、幼托保育行业的管理,对献血人员严格检测,严格控制任何可能的传染源。在生活中要加强饮食卫生,严防粪便对生活用水的污染,还要加强对血液及其血液制品的生产、供销管理,对服务行业的公用茶具、食具、面巾,理发、刮脸、修脚用具及牙科器材均应做好消毒处理。提倡采用一次性注射器,一人一针一管,对实验室的采血针、手术器械、划痕针、探针、内镜、针灸针均应实行一人一用一消毒,严防医源性感染。阻断母婴传播途径。教育全民增强体质,提高抗病力,养成人人讲卫生的习惯,饭前便后用流动水洗净双手,不喝生水,不生食水产品,不吃不洁及过期食品。切实做好易感人群的自身防护工作。

2. 庚型病毒性肝炎　是由感染庚型肝炎病毒引起的。HGV 的传播途径与 HBV 和 HCV 相似,即主要经血和肠道外途径传播。目前认为其传播途径有以下几种形式。

(1)血液(血制品)传播:HGV 的传播途径与 HBV、HCV 相似,即主要经血或肠道外途径传播。与 HCV 相比,HGV 持续感染率较低,与 HGV 感染较 HCV 感染更易恢复有关。

(2)母婴垂直传播:HGV 的母婴传播已有很多报道,HCV 与 HGV 同时感染的母亲,其新生儿中 HGV 的母婴传播率高于 HCV。

(3)静脉注射毒品:在有静脉注射药成瘾(IVDU)史的人群中,HGV 感染的危险性较高。HGV-RNA 阳性的慢性乙型肝炎病人中 75% 为静脉注射毒品成瘾者。

(4)医源性感染:血透和接触血源的医务人员为 HGV 感染的高危人群。

(5)性接触:HGV 有可能通过血液外其他体液传播。在血清中含有 HGV-RNA 的个体的唾液和精液中可测得 HGV-RNA。

(6)其他:文身也是 HGV 传播的一种途径。有报道我国的针刺疗法也有可能传播。

切断经血传播途径、筛选献血员及血液制品,是减少和预防庚型肝炎最关键的方法。不到万不得已,千万不要随便输注血制品和新鲜血液。其他预防措施和知识可参考乙型和丙型肝炎章节。

(二)临床表现

1. 己肝病毒的特征和引起的肝炎症状还有待进一步观察和研究　目前认为,经血液传播后,其潜伏期较丙型肝炎长,平均 61 天,有明显亚临床感染,病情及慢性化程度较丙型肝炎轻。

2. 庚型病毒性肝炎等临床特征

(1)一过性病毒血症呈隐性感染。

（2）急性肝炎 ALT 升高，黄疸比急性丙肝轻，多数很快恢复。可与 HBV、HCV 合并感染。

（3）病毒持续存在，病毒始终处于低滴度状态，少数高滴度，但常无临床症状。

（4）病情迁延随着病毒滴度的波动，ALT 间歇性增高，少数反复发作转成慢性肝炎。

（5）可能引起急性重型肝炎 以亚急性重型肝炎多见。

（6）感染 HGV 后演变成肝硬化需较长时间，一旦硬化，病情即急转直下，发展迅速。

（7）少数患者也可发展成肝癌，与 HBV、HCV 有协同作用。

（三）诊断及鉴别诊断

1. 己型肝炎病毒　分离未获成功，目前缺乏特异诊断方法。在排除丙型病毒性肝炎（HCV）、戊型病毒性肝炎（HEV）、巨细胞病毒（CMV）、EB 病毒（EBV）感染的情况下，方可考虑己型肝炎病毒感染。

2. 庚型肝炎病毒　PT-PCT 法检测标本中的 HGV 基因片段是目前诊断 HGV 感染最常用的方法。目前已用真核系统表达了 HGV 包膜蛋白 E2，并建立了检测 E2 抗体的 ELISA 法。由于 E2 抗体的出现与 HGV RNA 的消失有关，因此认为检出 E2 抗体是 HGV 感染恢复的标志。

（四）治疗

1. 己肝的治疗主要是根据其临床表现类型，采用中西医结合的方法对症和综合治疗。力争做到早发现、早诊断、早隔离、早报告、早治疗，并及早处理好发病地点，防止扩散。

现有的对症保肝和降酶药物均可促进轻型庚型肝炎血清丙氨酸氨基转移酶（ALT）复常，促进肝脏修复。

2. 干扰素治疗慢性庚肝与乙肝或丙肝病毒合并存在的病例有一定效果。已报道 1 例乙、丙、庚肝病毒三重感染的患者经干扰素治疗后临床治愈出院。但合并感染多个病原的患者较易复发。因此，对干扰素制剂的剂量、疗程、品种，是否应与免疫调节药或免疫增强药合并使用，以及感染病毒的剂量，多重感染是否影响抗病毒药物疗效等问题均在研究探索中。

（五）预后

感染庚型肝炎病毒后出现急性肝炎表现，多数患者很快康复。病情延迟，ALT 随血中病毒滴度的波动而出现间歇性增高。少数人的病情迁延，反复发作最终成为慢性肝炎，可能引起急性重型性肝炎，可发生肝硬化和肝癌。

七、其他病毒感染导致肝炎

（一）微小病毒 B19

1. 病原学及流行病学特点　微小病毒 B19 是在 1975 年筛查健康献血员血液中乙型肝炎病毒（HBV）时发现的。全称为人类微小病毒 B19（HPV B19），或称人类细小病毒 B19。该病毒是一种 DNA 病毒，由一线状单链 DNA 和衣壳构成；DNA 链约 5.5kb，含正链和负链各 50％；衣壳蛋白 VP1、VP2、VP3 为其结构蛋白，另有非结构蛋白 Ns1。B19 可以引起许多临床表现，如传染性红斑、再生障碍性贫血危象、血小板和血管性紫癜、急性多关节病、肝炎、心肌炎、中枢神经系统感染、流产、胎儿水肿、早产、死胎等，其中可引起肝炎尤其值得重视和探究。

HPV B19 在人群中存在普遍的易感性，人群感染率达 60％～70％，以冬春季常见。HPV B19 主要通过呼吸道、飞沫传播，也可通过血液和胎盘传播。由于 HPV B19 可通过输血传播，因而在 2004 年，欧洲药典已将其列为部分血液制品制备过程中必须检测的项目之一。同时，HPV B19 也可自由地通过胎盘屏障进入羊膜腔，母婴垂直传播率为 25％～33％。营养状况差、免疫力低下的孕妇更可能成为 HPV B19 的易感人群，HPV B19 感染高峰期为妊娠早、中期，此期间感染 HPV B19 对胎儿影响最大。因此，重视妊娠期 HPV B19 感染十分必要。2～7 岁的儿童是 HPV B19 病毒的主要传染源。因此，与该年龄段儿童接触的妇女感染的危险相对增高，如幼儿园、小学教师、家中有 2～7 岁儿童者。Gillespie 等的研究表明，教师感染率为 20％～30％，孩子看护人员感染率为 9％，家庭主妇为 9％。

2. 临床表现　HPV B19 与肝炎：HPV B19 最早是在分析乙肝患者血清 HBV DNA 时分离得到的，因此 HPV B19 感染可能与乙肝高度相关。HBV 相关肝病患者合并 HPV B19 感染十分常见，其中原发性肝癌组感染率最高，且转氨酶的水平及肝功能 Child-Pugh 评分高于未感染者，提示受 HPV B19 感染的原发性肝癌患者肝功能受损将更严重。因此，HPV B19 感染对肝炎-肝硬化-肝癌进展是否存在影响值得进一步研究。

3. 诊断 在组织和血清中检测到 B19 病毒抗体或者 DNA，同时排除其他肝炎病毒感染，可考虑此诊断。血清免疫学抗原抗体检测是最常用的病毒学检测方法，包括 ELISA、RIA 等，尤以 ELISA 具有简便、快速、特异性强等特点，得到广泛应用。

4. 治疗 HPV B19 感染引起的肝炎，目前尚无特异性治疗，主要是对症治疗。

(二)输血传播性病毒

1997 年 12 月，日本学者首次从一位输血后肝炎病人的血清中分离出了一种新的肝炎病毒，命名为 TTV(Transfusion Transmitted Virus)。1998 年 6 月，中国军事医学科学院首次分离出中国株 TTV。同年 9 月，湖南医科大学附二院传染科郑教授、汤教授等发现湖南首例 TTV 病人，并随后克隆出 TTV 部分基因序列。

1. 病原学及流行病学特点 TTV 是一个 3.7kb 无包膜的单股 DNA 病毒，可能归类于微小病毒科(Parvoviridae)。TTV 内包含两个开放阅读框架(ORF)，ORF1 位于该基因组的 589-2898 位核苷酸，编码 770 个氨基酸，ORF2 位于 107-712 位核苷酸，编码 202 个氨基酸。

传播途径：TTV 感染分布广泛，据各国对不同人群 TTV 感染的流行病学调查，一般人群的 TTV DNA 阳性率多在 10％以上。TTV 主要经血液传播，暴露血液的人群(如职业供血员、静脉药成瘾者、血液透析和输血病人等)TTV DNA 阳性率明显高于一般人群。TTV 的性传播可能不起主要作用。TTV 不仅可以通过输血传播，还可以通过母婴垂直传播。TTV 的传播不仅限于输血、血液制品和母婴传播，日常生活接触极有可能是 TTV 传播的重要途径，是造成人群高比例携带的原因。

2. 临床特征 TTV 的感染率虽然不低，但其致病性却不强。总的来讲，绝大多数 TTV 感染者都表现为无症状的携带者，无明显的肝炎生化改变，肝穿活检亦无明显病理变化。在少数有丙氨酸氨基转移酶(ALT)升高的病例中，TTV 也常被较快清除而表现为急性的或一过性的感染。但也有报道提示，TTV 感染和暴发型肝炎、肝炎后肝硬化、ALT 长期波动的慢性肝炎等有一定的关系。对有明显肝炎症状的 TTV 感染者，应积极进行保肝治疗，注意营养和休息，禁酒，避免使用对肝脏有损害的药物。

TTV 感染后能否引起肝脏炎症反应,目前存在较大的争议。有结果表明,单纯 TTV 感染病例存在着病毒性肝炎时肝组织的基本病理变化,患者有 ALT 增高、黄疸等临床表现,随访第二次肝穿提示 TTV 感染存在着慢性化,血清 TTV DNA 仍阳性。目前认为,TTV 肝炎症状轻,黄疸罕见,部分病人血小板降低,以单项血清转氨酶轻中度升高为主要临床表现,肝组织学以汇管区炎症和反应炎症为主,病程稍长,少数病人超过 6 个月,血清转氨酶可有波动。认为 TTV 可能是导致肝炎慢性化的病原之一,也可能导致暴发型肝炎或是促进肝衰竭的重要因素之一。

3. TTV 的检测方法 目前,TTV 检测的方法主要是 PCR,也有人探索利用斑点杂交的方法。在 TTV 的检测中 PCR 方法与斑点杂交方法比较,PCR 方法的灵敏性远高于斑点杂交法,但是斑点杂交法的特异性要优于 PCR。

4. TTV 感染的治疗 TTV 感染尚无特效药物治疗,曾有人应用干扰素治疗丙肝合并 TTV 感染的患者。许氏等应用泛昔洛韦治疗 TTV 感染的患者,近期疗效近 90%,TTV DNA 转阴。此研究有待于进一步扩大范围多中心验证和观察远期疗效。抗病毒药物对 TTV 的作用机制如何,是否类同抗乙肝病毒,也值得进一步研究。

(三)GB 病毒

1. 病原学及流行病学特点 GB 病毒(GBV)又称 GB 因子,与之相关的肝炎成为 GB 肝炎。1995 年 Abbott 实验室对其进行序列分析等研究后认为,GBV-A、GBV-B 为正链单股 RNA 病毒,不同于已知的 5 种独立的肝炎病毒。GBV-A 有 9 493 个核苷酸、GBV-B 有 9 143 个核苷酸,均有单一的 ORF,分别编码 2 972 和 2 864 个氨基酸多肽。GBV-A、GBV-B 和 HCV Ⅰ型之间同源性小于 40%,但 RNA 螺旋酶基因同源性可高达 43.5%~55%,编码 RdRp 基因同源性为 36%~43%,说明是新的黄病毒样病毒。此外,他们还从一名西非籍病人血标本中分离出第三种 GBV,称 GBV-C。种系进化分析表明,GBV-C 与 GBV-A 间亲缘关系最近,两者间的进化系数为 0.5。GBV-C 与 GBV-B 和 HCV 间进化关系较远,GBV-C 与 GBV-B 间核苷酸序列的异源性为 49.6%,进化系数为 1.18。由此推断,GBV-A 与 GBV-C 可能为黄病毒属中的同一亚型,而 GBV-B 则属另一亚型。

GBV 主要经血传播,此外也可经母体垂直传播。

2. 临床表现

(1)亚临床状态:GBV 的感染可以只表现为健康携带状态,没有任何的临床、生化及组织学异常表现。

（2）急性肝炎：临床症状一般较轻，黄疸少见。同时感染的 GBV 和 HCV 的急性肝炎，血清转氨酶的值较单纯感染 GBV 或 HCV 更高。急性 GBV 感染一般很少发展成为慢性肝炎。

（3）暴发型肝炎：目前对 GBV 与暴发型肝炎的相关性尚无一致性的看法，有学者认为，某种基因型的 HBV-C 的感染可能与暴发型肝炎有关。

（4）慢性肝炎、肝硬化及肝癌：GBV 发生慢性肝炎较为少见，其相关的慢性肝炎临床多种多样，但胆管特异性损害的酶学变化可能是其特殊的临床表现。对于是否会发展至肝硬化乃至肝癌，需要进一步证实。

3. 诊断　目前诊断 GBV 的感染还是依赖于 RT-PCR，是早期诊断和检测病毒血症的有效方法。

4. 治疗　目前尚无特异性治疗，主要是对症治疗。

第二章　药物性肝损伤

一、何为药物性肝损伤

肝毒性是指外源性化合物（异生物素）引起的肝损伤。外源性物质包括处方药和非处方制剂，如非处方药物、草药、补充和替代药物，以及其他大量的有意或无意摄入的有机及无机物质。后者可以污染环境、工作及家居场所。

对于肝损伤的定义指的是血液中肝细胞受损释放的以丙氨酸氨基转移酶（ALT）为代表的蛋白质水平升高。为明确是药物引起 ALT 的升高需确定以下几点：①排除其他原因导致的 ALT 升高。②用药与肝损伤有因果关系（特别是在时间先后上）。③ALT 的升高确实提示肝损害。

二、认识药物性肝损伤的重要性

药物性肝损伤大约占所有药物不良反应的 6%，在严重药物不良反应中的发生率最高。它是药物投放市场后被撤回的最常见原因，也是导致急慢性肝病的可预防或可纠正的原因。药物性肝损伤占社区中导致黄疸或急性肝炎病例的 5%，需住院治疗肝炎病例的比例较高（占 10%～40%），是引起急性肝衰竭的重要原因，是未确诊肝损伤的常见病因，尤其在年龄超过 50 岁的人群。据文献报道，目前有 300 种以上的药物具有潜在的肝脏毒性。有时，一种药物可能引起多种类型的药物性肝损伤。早期诊断并停止用药是阻止疾病进展、改善预后的关键。对药物性肝损伤的发病机制缺乏认识，导致难以对本病进行预测或预防。药物与病毒性肝炎、NASH、HIV/AIDS、骨髓或器官移植之间具有重要的协同肝毒性。预防或最大限度减少医源性疾病是医生道德、伦理、法医学上的责任。

三、剂量依赖性肝毒性和特应性肝脏药物反应

(一)一些药物具有剂量依赖性

部分剂量依赖性药物如对乙酰氨基酚,是其代谢产物所产生的化学反应引起的肝损伤,而大部分剂量依赖性肝毒性物质,多是因为患者的自身因素,反应性(毒性)代谢产物的累积在特定患者体内,在一定剂量时引起肝损伤。剂量依赖性的药物性肝损伤具有可预测性(表23)。

表 23　剂量依赖性肝毒性药物

药物名称
醋氨酚(对乙酰氨基酚)
癌症化疗药物(特别是与放疗相结合);阿糖胞苷和泼尼松疗法,白消安,1,3-双氯乙基亚硝基脲
阿莫地喹
羟胺硫蒽酮
四氯化碳、二甲基亚硝胺、亚甲基双苯胺
植物和真菌毒素:吡咯里西啶类生物碱、黄曲霉素
乙醇
金属:铜、铁、汞
胆汁盐

(二)特应性肝脏药物反应

还有一些引起药物性肝损伤的药物不具有剂量依赖性,对于这些特应性药物反应而言,肝损伤的决定因素是机体对药物的反应,而不是给药剂量或药物及其代谢物的化学结构。其发生机制主要可能有两种,一种是代谢特应性,在此机制中此类药物代谢或分布途径有利于药物蓄积或毒性代谢产物的形成,其决定因素包括药物代谢的遗传变异性和"应激"及抗氧化细胞防御通路的表达,通过使用试验性毒物已经证明外源性化合物、药物代谢产物和合成氧化应激可刺激或阻断多种细胞内涉及应激反应、细胞死亡和细胞周期调节的靶基因信号传导通路。它们可以直接活化转录调节因子而达到同样的效果,或通过影响线粒体的功能和完整性而间接干扰细胞完整性和细胞死亡路径。特异性肝脏药物反应的另一致病机制是免疫变态反应中典型的"超敏反应",即反复接触致敏

原导致放大的和无法挽救的系统或组织炎症反应(表24)。

表 24　部分特应性药物性肝损伤药物

药物名称
异烟肼、氯丙嗪、丹曲林
雌激素(诱导胆汁淤积)
酮康唑
双氯芬酸、舒林酸、苯妥英、氟氯西林
阿莫西林-克拉维酸盐、呋喃妥因、特比萘芬、双氯西林
米诺环素

(三)药物性肝损伤的机制

许多药物性肝损伤是由原始药物的活性代谢产物引起的,药物的安全清除途径一般经过三相代谢。第一相微粒体代谢是有一个称为细胞色素 P-450 的庞大的酶家族催化完成的。第二相酶特征不如 P-450S 明确,研究最透彻的二相酶是尿嘧啶二磷酸(UDP)葡萄糖醛酸转移酶(UGT)和硫酸基转移酶(图28)。一些转运蛋白使得母药进入肝细胞更顺利,1 相和 2 相的产物分泌入胆汁,统称为 3 相。研究最透彻的是 P 糖蛋白和 MRP2。但是许多药物代谢过程中可能产生少量的活性产物,幸运的是肝脏一般可以通过与谷胱甘肽共价结合后处理掉,但当活性代谢产物的生成速度超过其安全清除的速度时便出现肝脏毒性。

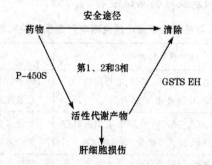

图 28　活性代谢产物的核心作用

活性代谢产物的产生和清除过程对部分可预测的肝脏毒性提供的合理的解释,而对于治疗数周或数月后发生的具有特质性肝损伤的无法解释,可能是活性代谢产物引起肝细胞死亡的下游机制不同,可能是通过共价结合、氧化应激、线粒体功能缺失、微泡型脂肪变性等非免疫性机制和免疫性机制同时发生引起肝细胞损伤,但是似乎肝脏在持续暴露于某药的过程中适应于低水平的肝脏毒性,在药物基因组学进展基础上的新的实验研究有可能促进我们对药物性肝损伤机制的认识(图 29)。

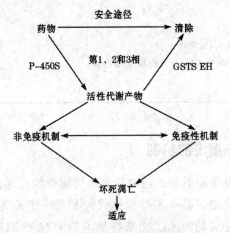

图 29　药物性肝损伤的总体机制

四、危险因素

药物性肝损伤发生的危险因素包括药物剂量、疗程、血药浓度、代谢部位、年龄、性别、同时存在的代谢异常或特异体质(超敏反应的遗传特异性体质)、其他药物的使用、环境因素及肝脏基础疾病(表 25)。

表 25　与药物性肝损伤发生率与严重性相关的危险因素

危险因素	代表性药物	严重性
年　龄	异烟肼、呋喃妥因、氟烷、曲格列酮 丙戊酸、水杨酸盐	60 岁以上人群发病率及严重性增加 儿童常见
性　别	氟烷、双氯芬酸、呋喃妥因、右旋丙氧芬 阿莫西林-克拉维酸盐、咪唑硫嘌呤	女性多见,特别是慢性肝炎患者 男性多见
剂　量	对乙酰氨基酚、中草药 抗肿瘤药、哌克昔林、他克林、氧青霉素 类、丹曲林 甲氨蝶呤、维生素 A	肝脏毒性取决于血药浓度 部分与剂量有关 总剂量、给药次数和用药时间影响 肝纤维化

危险因素	代表性药物	严重性
遗传因素	氟烷、苯妥英、磺胺类 阿莫西林-克拉维酸盐 丙戊酸	家族性发病、体外实验结果 与 HLA 关系密切 家族性发病、与线粒体缺陷有关
其他药物反应	异氟烷、氟烷、恩氟烷 红霉素、其他大环内酯类抗生素 二氯芬酸、布洛芬 磺胺类、环氧合酶-2 抑制药	这些种类药物具有交叉敏感性
伴随药物	对乙酰氨基酚 丙戊酸	异烟肼、齐多夫定和苯妥英降低肝毒性药物的阈值,增加其严重性 其他抗惊厥药物增加危险性
过量酒精摄入	对乙酰氨基酚肝脏毒性 异烟肼、甲氨蝶呤	降低阈值,加重症状 增加肝损伤和肝纤维化的危险性
营养状况 肥胖 禁食	氟烷、曲格列酮、三苯氧胺、甲氨蝶呤 对乙酰氨基酚	增加肝损伤和非酒精性脂肪性肝炎及肝纤维化的危险性 增加肝脏毒性的危险性
肝脏疾病	海蒽酮、匹莫林 抗结核药、布洛芬	增加肝损伤的危险性 增加慢性乙型、丙型病毒性肝炎肝损伤的危险性
其他疾病 糖尿病 HIV/AIDS 肾衰竭 器官移植	甲氨蝶呤 磺胺类药(复方增效磺胺) 四环素 硫唑嘌呤、硫鸟嘌呤、白消安	增加肝纤维化的危险性 增加超敏性 增加肝损伤、肝纤维化的危险性 增加血管毒性的危险性

五、药物性肝损伤的临床表现和病理学综合征

药物性肝损伤的临床表现和病理学综合征,见表 26。

表 26　药物性肝损伤用药分析

分　类	临床表现	举　例
肝脏适应性改变	无症状，GGT 和 ALP（偶有 ALT）升高高胆红素血症	苯妥英钠、华法林、利福平
剂量依赖的肝毒性	起病急；肝炎症状；带状、桥接和大片状坏死，ALT＞5×ULN，通常＞2000U/L	对乙酰氨基酚、烟酸、阿莫地喹
其他细胞性病变急性脂肪变性	微泡样脂肪变性，呈弥漫性或带状分布；部分为药物依赖的严重肝损伤，有线粒体毒性特征（乳酸酸中毒、急性胰腺炎）	丙戊酸、二脱氧肌苷、HAART、非阿尿苷、左旋天冬酰胺、部分中草药、致幻剂
急性肝炎	潜伏期 1～20 周；有肝炎前驱症状；灶状、桥接和大片坏死；ALT＞5×ULN；一些病例出现药物过敏的肝外表现	异烟肼、丹曲林、呋喃妥因、氟烷、磺胺类、双硫仑、阿维 A 酯、酮康唑、特比萘芬、曲格列酮
慢性肝炎	病程＞3 个月；界面型肝炎，有桥接坏死、纤维化和硬化；具有慢性肝病的临床/实验室特点；部分病例出现自身抗体	呋喃妥因、阿维 A 酯、双氯芬酸、米诺环素、氨基水杨酸
肉芽肿性肝炎	伴有各种肝炎和胆汁淤积的肝肉芽肿；ALT、ALP、GGT 升高	别嘌呤醇、卡马西平、肼屈嗪、奎尼丁、奎宁、保泰松
脂肪性肝炎	起病迟缓（6～18 个月）；脂肪变性、局灶性坏死和 Mallory 小体、细胞周边纤维化和硬化；慢性肝病及门脉高压	哌克昔林（冠心宁）、胺碘酮、他莫昔芬、托瑞米芬；少见于硝苯地平和地尔硫草
不伴有肝炎的胆汁淤积	胆汁淤积，没有炎症；ALP＞2×ULN	口服避孕药、雄激素；环孢素 A
胆汁淤积性肝炎	伴有炎症的胆汁淤积；肝炎症状；ALT 和 ALP 升高	氯丙嗪、三环类抗抑郁药、红霉素、阿莫西林-克拉维酸盐、血管紧张素转化酶抑制药
伴有胆管损伤的胆汁淤积	胆管损伤及胆汁淤积性肝炎；具有胆管炎的临床特点	氯丙嗪、氟氯西林、右丙氧芬、卡莫司汀、百草枯
慢性胆汁淤积	胆汁淤积表现＞3 个月	氯丙嗪、氟氯西林；磺胺甲基异噁唑
胆管消失综合征	胆汁稀少；症状类似原发性胆汁性肝硬化，但无抗线粒体抗体	
硬化性胆管炎	大胆管狭窄	动脉内注射氟尿嘧啶，病灶局部应用杀虫头节药物（肝包虫病）
肝血管病变	窦状隙扩张、紫癜、非纤维化性门脉高压、NRH，SOS（VOD）	合成糖皮质激素、口服避孕药、氯乙烯、二氧化钍造影剂
肝肿瘤	局灶性结节增生、肝腺瘤、肝细胞癌、血管肉瘤	合成糖皮质激素、口服避孕药、氯乙烯、二氧化钍造影剂

注：ALT，丙氨酸氨基转移酶；GGT，γ-谷氨酰转肽酶；HAART，高活性抗反转录病毒疗法；NRH，结节再生性增生；ALP，血清碱性磷酸酶；SOS，肝窦阻塞综合征；ULN，正常值上限；VOD，肝静脉阻塞性疾病

六、药物性肝损伤的诊断

1993 年,国际共识会通过改良 Danan 方案,即 RUCAM 因果关系评价法,其准确性和可重复性使其具有良好的可应用性,是当前最好的 DILI 诊断工具。2004 年,在美国消化疾病周会议上,日本肝病学者提出增加药物淋巴细胞制剂试验,可能因为缺乏标准化和可重复性不够,尚未在美国获得 FDA 批准,但不失为一种很有潜力的检测方法。1997 年,Maria 提出较简捷改良方案和以后试用评估药物不良反应的 Naranjo 评分系统,但与 Danan 标准相比,均缺乏有效性和可重复性。美国国立卫生院于 2008 年 12 月 DILI 专题讨论会上就如何获取个体 RUCAM 分值达成共识,希望将等级之间的变异性降至最小;建立了有关 DILI 专家观点评估和 DILI 严重指数评估方案。目前在无特异性诊断标志物的情况下,诊断还多依靠临床医生的逻辑推理,即诊断的可信度有赖于证据的力度和排除其他疾病,寻找可能为 DILl 的阳性特征,必要时对组织学进行评估.常需依据临床知识的敏锐性和直觉确立诊断。

为获得与药物反应特征有关的临床标识性证据,中华医学会消化病学分会肝胆疾病协作组根据急性 DILI 的主要临床特点,将其诊断线索归纳为:

1. 主要临床特点 ①排除肝损伤的其他病因。②具有急性药物性肝损伤血清学指标改变的时序特征。③肝损伤符合该药已知的不良反应特征。

根据上述临床线索,则列出 3 种 DILI 的关联性评价。

2. 诊断标准 ①有与药物性肝损伤发病规律相一致的潜伏期。②有停药后异常肝脏指标迅速恢复的临床过程。③必须排除其他病因或疾病所致的肝损伤。④再次用药反应阳性。符合以上诊断标准的①+②+③,或前 3 项中有 2 项符合,加上第④项,均可确诊为药物性肝损伤。

3. 排除标准 ①不符合药物性肝损伤的常见潜伏期。②停药后肝脏异常升高指标不能迅速恢复。③有导致肝损伤的其他病因或疾病的临床证据。如具备第③项,且具备第①、②项中的任何 1 项,则认为药物与肝损伤无关。

4. 疑似病例 ①用药与肝损伤之间存在合理的时序关系,但同时存在可能导致肝损伤的其他病因或疾病状态。②用药与发生肝损伤的时序关系评价没有达到相关性评价的提示水平,但也没有导致肝损伤的其他病因或临床证据。对于疑似病例,应采用国际共识意见的 RUCAM 评分系统进行量化评估(表27)。

表 27　RUCAM 简化评分系统

指　标	评　分
药物治疗与发生肝损伤的时间关系	
初次治疗 5～90 天，后续治疗 1～15 天	+2
初次治疗<5 天,或>90 天,后续治疗>15 天	+1
停药时间≤15 天	+1
撤药反应	
停药后 8 天以内 ALT 从峰值下降≥50%	+3
停药后 30 天以内 ALT 从峰值下降≥50%	+2
停药 30 天后,ALT 从峰值下降≥50%	0
停药 30 天后,ALT 峰值下降<50%	−2
危险因素	
饮酒或妊娠	+1
无饮酒或妊娠	0
年龄≥55 岁	+1
年龄<55 岁	0
伴随用药	
伴随用药肝毒性不明,但发病时间符合	−1
已知伴随用药的肝毒性且与发病时间符合	−2
有伴随用药导致肝损伤的证据(如再用药反应等)	−3
除外其他非药物因素	
主要因素：甲型、乙型或丙型病毒性肝炎,胆道阻塞,乙醇性肝病	
近期有血压急剧下降	+2
其他因素:本身疾病并发症、巨细胞病毒、EB 病毒或 Herpes 病毒感染	+1
除外以上所有因素	0
除外 6 个主要因素	−2
可除外 4～5 个主要因素	−3
除外主要因素<4 个	+2
高度可能为非药物因素	+1
药物肝毒性的已知情况	0
在说明书中已注明	

指　标	评　分
曾有报道但未在说明书中注明	
无相关报告	
再用药反应	+2
阳性(再用药后 ALT 升高>2 倍正常值上限)	+1
可疑阳性(再用药后 ALT 升高>2 倍正常值上限,但同时合并使用其他药物)	
阴性(再用药后 AL T 升高<2 倍正常值上限)	-2

注:最后判断:>8 极可能有关;6~8,很可能有关;3~5,可能有关;1~2,可能无关;0,无关

七、药物性肝损伤的治疗

药物性肝损伤的治疗,关键是要提高对药物引起肝损伤的认识,只有认识了药物引起肝损伤的特点,才能及时地预防和中止使用具有肝毒性作用的药物。首先最重要的是早期发现并停用一切可能致病的药物。当患者的主诉提示有药物性不良反应时,医生应尽快检查肝功能,以确定其结果是否超出基线水平,如有怀疑立即停药。

停药后大多数药物不良反应可迅速完全自愈。一些半衰期长的药物,肝脏药物反应持续时间长,但还有一些其他药物可能引起迟发型的肝损伤。严重的病例应该住院观察,如果诊断不明确还需进一步检查。高龄是患严重肝损伤的危险因素,需要高度警惕。反复呕吐、黄疸加深,甚至轻微的提示肝衰竭的实验室检查或临床症状均是住院治疗的指征。在患者出现肝性脑病、继发于凝血机制障碍的出血、脓毒血症和肝肾综合征之前,应将患者转入肝衰竭诊疗中心并开始为肝移植做准备。

其次,设法清除体内尚未吸收的药物,积极地给予病人各种药物的拮抗药、抗氧化药,注意各种细胞保护药的应用,加强肝病的支持疗法。

例如,对乙酰氨基酚、重金属和毒蕈中毒时应考虑洗胃,以去除胃内未被吸收的药物或毒物;其他方法(服用炭末、树脂或渗透性泻药)虽可用于毒蕈中毒,但效果不佳。同样,对于大部分肝中毒的病例,利用其他方式去除体内残留药物如螯合树脂(以对抗药物的肝肠循环),通过血液透析(用炭柱滤过血液)或者强力利尿等方式均效果不佳。

P450 酶抑制药可通过抑制药物代谢物的产生而减少药物的毒性作用。抗

氧化剂可及时清除药物代谢产物和自由基。乙酰半胱氨酸是还原型谷胱甘肽的前体药物,可促进毒性药物的代谢转化,是乙酰氨基酚肝中毒治疗的首选药物,也可以提高乙酰氨基酚以外的其他药物导致的急性肝衰竭未接受肝移植患者的生存率,但仅对早期肝性脑病(Ⅰ和Ⅱ期)的患者有效,对晚期(Ⅲ和Ⅳ期)的则无作用。促肝细胞生长素可有利于肝细胞的修复和再生,各种维生素制剂有助于肝细胞的修复。

两种可以控制肝脏药物反应迁延不愈的药物为肾上腺皮质激素和熊去氧胆酸。这两种药物的使用尚缺乏指南,有限证据来自于无对照的个案报道或系列研究。合理的方法是停用可疑药物后观察 3～6 周(除非出现恶化征象),对于未显示临床或生化改善,或无法鉴别自身免疫性肝炎和慢性药物性肝炎的患者,肾上腺皮质激素可作为后备治疗手段。一些有经验的临床医生倾向于应用短疗程激素治疗以促进慢性药物性胆汁淤积患者的迅速恢复,如果其治疗机制可以得到确认,将有助于研制药物。但是,肾上腺皮质激素可以引起一系列不良反应甚至严重的不良反应。因此临床医生更倾向于应用熊去氧胆酸(15mg/kg 体重)。一份包括相当数量的非对照研究资料表明,大约 2/3 病例的皮肤瘙痒和其他症状可得到缓解,生化指标好转加速。熊去氧胆酸安全性、耐受性良好。

八、药物性肝损伤的预防

基本预防方法包括:①正确使用药物(例如,仅在必要时应用、选择药物注意其有效性和安全性、仔细选择病例、尽量减少药物种类、防止用药过量)。②限制非处方药的出售和注意包装。③加强对医生和公众有关药物不良反应表现及其识别、处置、监测方法的宣传教育。④适当地推荐药物的限量应用。如对乙酰氨基酚、烟酰胺。⑤实行药物的补充和替代治疗等措施,可以有效预防许多药物性肝损伤的发生。

选择已知有肝毒性的药物,且疗程较长的药物,治疗开始前肝功能检测正常的患者,服药期间医生和患者应注意监测肝功能或其他安全指标。然而,尽管肝功能监测经常被用作防止发生严重药物性肝损伤的方法,但没有足够证据支持肝功能监测作为常规监测手段。而且,肝功能监测成本高且不方便实施,必须确定合适的检测间隔,异常检测结果用于鉴别肝毒性的特异性差,难以确定停药阈值,以上这些缺点阻碍其成为药物治疗过程中的理想检测方法。值得注意的是,在应用安慰剂的临床试验中,有 7.5% 的被观察对象出现 ALT 持续升高。当无症状出现时,很难确定 ALT 异常升高达何水平时应该停药。通常来说,当 ALT 水平超过正常值上限(ULN)的 5 倍(约为 250U/L)时应停药。但当血清胆红素、白蛋白水平或凝血酶原时间出现任何异常,以及出现临床症状时,应立即停药。

九、特殊药物引起的肝损伤

(一)抗生素

抗生素制剂引起的肝损伤,见表28。

表 28　抗生素引起肝损伤类型

药　物	肝损伤类型	病　例
阿莫西林、羧苄西林	转氨酶轻度、非特异性升高	
阿莫西林-克拉维酸盐	伴有胆管损伤的胆汁淤积性肝炎;15%的病例出现急性肝炎	发生胆管消失综合征、肉芽肿和肝硬化(一例)
氨苄西林	急性肝炎、肝细胞-胆汁淤积混合性损伤、肉芽肿性肝炎	胆管消失综合征少见;与头孢呋辛引起的肝损伤类似
氨苄西林-舒巴坦	胆汁淤积性肝炎	一例
头孢菌素类	轻度肝损伤、急性肝炎、胆汁淤积性肝炎	少见;程度轻,损伤可逆;肉芽肿(头孢氨苄);胆泥沙样(头孢曲松)
氯霉素	肝细胞性、胆汁淤积性	肝损伤少见;也有应用氯霉素滴眼液引起肝损伤的报道
复方磺胺甲基异噁唑	急性肝炎、胆汁淤积性肝炎、肉芽肿性肝炎、胆管消失综合征	单独应用甲氧苄啶出现过胆汁淤积;HIV/AIDS 患者危险性增高
红霉素	胆汁淤积性肝炎	同样见于阿奇霉素、克拉霉素、罗红霉素、泰利霉素(急性肝衰竭、急性肝炎)
氟氯西林	伴有胆管损伤的胆汁淤积;胆管消失综合征	肝毒性与苯唑西林、氯唑西林和双氯西林相似,但发病率低,且损伤轻
米诺环素	急性和慢性肝炎	自身免疫性肝炎的特征(见正文)
呋喃妥因	急性和慢性肝炎、肉芽肿性肝炎、肝硬化	发生率降低;长期用药者(6 个月)常见
青霉素 G、青霉素 V	急性肝炎、肉芽肿性肝炎	罕见;通常有过敏反应特征

药 物	肝损伤类型	病 例
喹诺酮类	主要为胆汁淤积;肝炎及暴发性肝衰竭少见	总体发生率低;肉芽肿见于应用诺氟沙星
磺胺类	急性肝炎、胆汁淤积性肝炎、肉芽肿性肝炎、胆管消失综合征	肝毒性与砜类、柳氮磺吡啶、乙胺嘧啶-磺胺多辛相似
四环素	微泡样脂肪变性	胆管消失综合征少见
曲伐沙星	暴发性肝衰竭	已停用

医生对于抗生素引起的肝损伤需要有足够的认识,以避免抗生素的不合理应用。在应用抗生素治疗期间,须重视容易发生抗生素肝损伤的危险因素,如年龄、性别、免疫功能有无缺陷,既往应用抗生素后反应史。

(二)抗结核药物

当前应用的抗结核药物中,肝毒性是异烟肼、利福平、吡嗪酰胺的重要不良反应,联合应用时更易发生。使用抗结核药物产生肝损伤的危险因素见表29。

表 29 抗结核药物肝损伤因素

抗结核药物肝毒性的危险因素
年龄在 60 岁以上
血清白蛋白 <35g/L
女性
血清胆红素增加,有慢性肝病史
HBsAg 阳性
遗传因素
HLA 单倍型
谷胱甘肽-S-转移酶的基因突变
多药方案,特别含吡嗪酰胺(每天用药的毒性比每周 3 次用药方案大)
过量饮酒

1. 异烟肼 患者初次服用异烟肼(INH)后 3 个月内血清 ALT 轻度升高(小于 3 倍 ULN)的发生率为 $10\%\sim20\%$,继续服药后 ALT 往往恢复正常,继续上升者少见,黄疸发生率为 1%。50 岁以上人群比例超过 2%,20 岁以下人群肝损伤罕见,但儿童也可发生重症肝炎,需要进行肝移植。

女性和有过量饮酒史人群,特别是非洲裔和西班牙裔,肝中毒风险增加。乙型肝炎、丙型肝炎、HIV、肺外结核,被认为是危险因素。丙型肝炎、HIV 阳性或 HIV / HCV 合并感染的人群发生肝毒性相对危险度分别增加 4 倍、5 倍和14 倍。丙型肝炎患者在抗病毒成功后可再行抗结核治疗。HBsAg 阳性的人比HBsAg 阴性者使用 INH 时更易发生肝损伤,HBeAg 阳性者使用 INH 时也较易发生肝毒性。有研究提示,营养不良是 INH 肝毒性唯一的决定因素,但许多专家有不同意见。

服用异烟肼人群如有乏力、食欲减退、恶心、呕吐及尿色深等症状,需高度引起重视。10％患者出现黄疸、发热、皮疹,嗜酸性粒细胞增多罕见,临床症状类似于病毒性肝炎。

15％服用 INH 的患者 4 周内出现肝毒性,一半病例出现在 2 个月内,其余可能推迟至 3～12 个月发病。ALT 水平显著上升比较普遍,可高达 4 000IU/L。

肝活检可见小叶性肝炎,常伴有肝细胞水肿,桥接(次大面积)或块状(panlobular)的肝细胞坏死。与明显的慢性肝炎(无自身免疫特点)和肝硬化相关的病例相当少见。有些病例是慢性的肝毒性而非慢性肝炎,而且患者一般停药后恢复。

出现临床症状和肝功能异常患者需立即停止使用 INH。从 20 世纪 70 年代初期到现在,几乎所有导致肝移植或致命性肝衰竭患者都是继续服用异烟肼后发病,黄疸病人病死率超过 10％,肝衰竭患者治疗时糖皮质激素没有作用,可行肝移植手术。不太严重患者可以重新组合抗结核药物治疗。

服用 INH 期间,在基线和治疗中,如果基线值不正常或高危人群(HBsAg、HIV、HCV 阳性者,酗酒史,肝病基础,孕妇,哺乳期)需严密监测 ALT,天门冬氨酸氨基转移酶(AST)和胆红素。服用异烟肼人群如果发现新的症状,应寻求医疗帮助,单纯生化检测并不能替代临床观察。一项对超过 11 000 例接受 INH治疗患者的研究发现,肝毒性的发生率不超过 0.15％。由于抗结核化疗引起肝衰竭,导致死亡或肝移植的患者,主要因为没有及时发现早期症状和(或)医护人员没有意识到这些症状,从而使其继续服用 INH 所致。

2. 利福平　meta 分析表明,联合异烟肼和利福平具有较高的肝毒性发生率(2.5％),单药方案只有 1.1％。利福平可能增加 INH 相关的肝脏疾病及其严重程度。利福平可促进异烟肼活性代谢产物的产生。某些情况下,利福平本身也有肝毒性,单独使用或反复使用后发病,原发性胆汁性肝硬化(PBC)患者使用利福平后肝炎的发生率可达 7.3％～12.5％。肝功能异常通常发生在治疗2 个月内,很少延迟到 14 个月,多为轻度损伤。其临床特点类似于病毒性肝炎。

停止利福平后可恢复。然而,持续使用利福平可与黄疸和肝脏合成功能受损相关,因此单一利福平治疗应使用小剂量(150mg/d),然后按照临床反应调整剂量。

间断使用利福平在发生肝脏损伤的同时,也可发生间质性肾炎。相反,在60例利福平引起肾毒性患者中,25%并发肝毒性。服用大剂量利福布汀的患者中12%出现肝酶增加,但严重肝损伤尚无报道。

3. 吡嗪酰胺 在所有引起肝损伤的抗结核药物中,吡嗪酰胺引起的肝毒性最大,出现的频率最高,吡嗪酰胺引起的肝毒性通常在用药1个月后发生。它也会导致剂量依赖的肝损伤。与当前治疗方案(25～35mg/kg)相比,大剂量吡嗪酰胺(40～50mg/kg)引起肝毒性的发生率更高。

(三)抗真菌药物

抗真菌药物的肝毒性,见表30。

表30　抗真菌药肝损伤

药　物	肝损伤类型	注　解
两性霉素	肝细胞性	罕见
氟康唑	25%患者ALT升高,很少发生肝炎和致命性肝坏死	艾滋病毒/艾滋病患者容易受到影响
氟胞嘧啶	转氨酶短暂上升(10%),肝坏死	剂量依赖性肝损伤
灰黄霉素	胆汁淤积	小鼠Mallory小体,人体肝脏毒性罕见
伊曲康唑	急性肝炎,长期淤积急性肝衰竭(2例),胆管消失综合征	脉冲疗法较连续给药方案更安全
酮康唑	肝炎,胆汁淤积,暴发性肝衰竭,肝硬化(单例)	约20/10000肝损伤发病率
特比萘芬	胆汁淤积,胆管消失综合征,急性肝衰竭	肝损伤发病率约为1/1000000

酮康唑是口服"氮唑类"抗真菌药物引起肝损伤最好的证明,但伊曲康唑、伏立康唑和氟康唑相关报告很少。伊曲康唑在很大程度上被认为无肝毒性。然而,在超过69 000名口服抗真菌药患者中,酮康唑和伊曲康唑引起的DILI风险分别为228和17.7(与未服用者相比)。此外,FDA收到40份与伊曲康唑相

关的急性肝衰竭报告,其中 22 人死亡,2 例需要肝移植。因此,开始抗真菌治疗之前,真菌病的诊断应首先明确,接受伏立康唑治疗患者的肝功能异常常见,但通常病情较轻,是可逆的肝细胞损伤。

5%~17% 酮康唑使用者肝功能检查异常。其发病估计为 0.7~20/10 000,女性(女:男为 2:1)和 40 岁以上人群易发。

60% 患者在服药 6 周之内出现症状,少数可以延迟到 6 个月。50% 急性肝炎患者伴有黄疸,1/3 出现恶心、厌食、呕吐等非特异性症状,发热、皮疹、嗜酸性粒细胞增多等过敏特点少见。极少数情况下,使用过酮康唑的患者再次使用后 1~3 天之内可能发生急性肝炎,甚至过敏性休克,还有长达 30 个月延迟发病的报道,也有暴发性肝衰竭和需要肝移植病例的报道。

常见病理改变是弥漫性肝细胞坏死,在第三区尤为明显,胆汁淤积为主。通常停药后恢复,症状发生后继续治疗可加重病情。已有几个长期黄疸病例的报道。急性肝炎转化为肝硬化也有报道。

(四)抗反转录病毒药物

HAART,通常包括 3 或 4 药物,现在肝损伤发生率至少是 10%。所使用的药物大致可分为核苷(或核苷酸)类反转录酶抑制药(NRTI),非核苷类反转录酶抑制药,蛋白酶抑制药,以及最近出现的整合酶抑制药和融合药(病毒穿入抑制剂)。

1. 核苷(酸)类反转录酶抑制药 线粒体毒性是这一类药物的共同特征。齐多夫定、去羟肌苷、司坦夫定等第一代 NRTI 类药物最常引起 DILI。这些药物抑制线粒体 DNA 聚合酶 γ,后者为参与线粒体 DNA 复制的关键酶。拉米夫定、替诺福韦和阿巴卡韦等第二代 NRTI 药物引起线粒体毒性较小,特点是广泛的小泡和(或)大泡性脂肪变性、乳酸酸中毒(有时类似休克)和肝功能异常。司坦夫定中毒者无特殊症状,危及生命的乳酸酸中毒/肝脂肪变性罕见。使用抗反转录病毒药物的风险估计是每年 1~15/1000,通常在开始治疗 6 个月内发病(3~17 个月),恶心、呕吐、腹泻、呼吸困难、嗜睡、腹痛等非特异性症状为主。许多患者有肝外表现,如肌病或周围神经病变,严重病例有胰腺炎、肾衰竭、乳酸酸中毒和肝损伤,此时必须强制停药,但死亡仍时有发生。

2. 非核苷类反转录酶抑制药 服用奈韦拉平或阿巴卡韦的人在 6 周内可发生发热、皮疹、嗜酸性粒细胞增多等严重过敏反应。这样人群不宜再用这类药物。也有奈韦拉平造成严重肝毒性的报道,突出问题是:医护人员接受奈韦拉平暴露后预防性治疗后发生肝损伤。奈韦拉平不再推荐用于暴露后预防,有肝病基础和孕妇应谨慎使用。奈韦拉平和依非韦伦序贯治疗 HIV/HCV 感染者引起肝毒性也有报道。一项研究显示,奈韦拉平(15%)和依非韦伦(8%)的肝毒性发生率较低,两者没有显著性差异。遗传,免疫和宿主因素(低体重指数,怀孕)的组合可预测奈韦拉平的效应。

3. 蛋白酶抑制药　本类药物常可导致肝酶升高。发病较多的是利托那韦和茚地那韦。6%～40%服用茚地那韦和阿扎那韦患者可发生间接胆红素血症,后者由于抑制尿苷二磷酸(UDP)-葡萄糖醛酸转移酶所致,但无临床意义,急性重症肝炎很少发。利托那韦引起急性肝炎的发生率为 3%～30%,病情较轻,停药后肝损伤减轻,极少发生急性肝衰竭。在这种情况下,肝脏组织学表现出严重的小泡性脂肪变性,胆汁淤积和广泛的纤维化。与此相反,小剂量利托那韦(200mg/d)与其他蛋白酶抑制药合用还没有增加严重肝损伤的发病率,如奈非那韦或依非韦伦。潜在的慢性病毒性肝炎对蛋白酶抑制药毒性的可能会有影响。虽然肝毒性常见,但大多数情况下肝损伤是快速可逆的,蛋白酶抑制药用于 HIV/HCV,HIV/HBV 合并感染者没有产生整体的不利影响。

4. HAART 肝毒性的监测　常规进行基线和连续肝功能监测,4 级肝毒性(ALT 10 ×ULN 或胆红素 5×ULN)应立即停止使用并换用另一种药物。对于肝功能轻微改变的建议频繁监测(1～2 周),如果没有高乳酸血症、肝炎或过敏症状和体征,可继续治疗。

(五)部分心血管药物

1. 血管紧张素转换酶抑制药　为广泛使用的处方类药物,罕有引起肝脏疾病。一般于治疗 2 周至 4 年后开始出现肝损伤,主要以胆汁淤积性为主,恢复时间可能较长(最多 6 个月),死亡或肝损伤(胆管缺失,肝硬化)罕见。卡托普利是使用时间最长、也是引起肝毒性的最佳代表。它和依那普利可引起淤胆型肝炎,但在成人和少数儿童可以发生肝细胞或混合有肝细胞的反应。依那普利相关胆汁淤积性肝炎可以集中在胆管,甚至引起胆管缺失,停药后预后良好。

2. β-受体阻滞药　β-受体阻滞药的潜在肝毒性非常低,但也有其中一些药物肝毒性的相关报道,如醋丁洛尔、普萘洛尔、美托洛尔(肝细胞性)、阿替洛尔(肝炎和胆汁淤积)、卡维地洛(混合肝细胞-胆汁淤积)和拉贝洛尔。拉贝洛尔相关的急性肝炎病例报道已超过 11 例,其中 3 例是致命的,组织学表现为肝细胞大块坏死或亚大块坏死或慢性肝炎。

3. 钙通道阻滞药　钙通道阻滞药(维拉帕米,硝苯地平,地尔硫䓬)引起的肝损伤不常见。大部分报告病例呈肝细胞性损伤,也有包括胆汁淤积、肉芽肿性肝炎(地尔硫䓬)和脂肪性肝炎(硝苯地平,地尔硫䓬)在内的其他表现。

4. 利尿药 目前使用的噻嗪类利尿药,氢氯噻嗪极少引起胆汁淤积。替宁(尼)酸(Ticrynafen)是排尿酸利尿药,能导致急性和慢性肝细胞损伤,病死率为10%,故现已从临床撤回。但是,替宁酸毒性的实验性研究备受关注,因为它提供了一个药物诱导的自身免疫性肝炎模型。病人血清中常检测出抗肝催化替宁酸氧化(CYP2C9)循环抗体。零星可见螺内酯引起急性肝炎的报道。

(六)降血脂药物

主要是指羟甲基戊二酰辅酶 A 还原酶抑制药(他汀类药物)。本类药物引起肝损伤病例较少,肝毒性的发生率估计为 10 万个暴露人年数中 1 个,非甾体类抗炎药引起肝损伤发生率为 10 万个暴露人年数中 2.2~50 个。1%~3%他汀类药服药者 ALT 上升呈剂量依赖性,停药后这些异常能迅速恢复,即使不停药肝功能异常也能恢复。基线肝功能异常并不意味着他汀类药物引起肝损伤的风险更大。此外,代偿期慢性肝病患者也可安全使用他汀类药物。

洛伐他汀、普伐他汀、阿托伐他汀和辛伐他汀都与几例淤胆型肝炎相关联。在所有他汀类药物中氟伐他汀引起肝脏不良反应的发生率最高。阿托伐他汀和自身免疫性肝炎相关。虽然经常推荐监测肝酶,但其不能预测药物的毒性发生,而且增加医疗费用。继续治疗的好处大于潜在的肝损伤风险。

(七)治疗内分泌紊乱药物

1. 口服避孕药和合成类固醇 无论是口服激素类避孕药(OCSs),还是 17-烷基化合成激素类,都与胆汁淤积、血管损伤,以及肝脏肿瘤的发生相关,但其相关度却各有不同。OCSs 和肝脏良性肿瘤、肝静脉和门静脉血栓形成的发生相关;相反,原发性肝癌却与合成激素类使用密切相关。其他血管损伤,如肝源性紫癜在使用合成激素类患者中更常见。

2. 抗甲状腺药 估计抗甲状腺药物的肝毒性发生率少于 0.05%。甲巯咪唑和卡比马唑(carbimazole)很少发生胆汁淤积和淤胆型肝炎。相反,丙硫氧嘧啶(propylthiouracil)常可导致急性肝炎,甚至病情非常严重。过敏反应的表现常常存在。组织学表现各异,从轻度肝炎中的肝门炎症、肝肉芽肿和胆汁淤积,到严重病例中的亚大块或大块肝坏死均有发生。此类肝炎慢性化少见。与甲巯咪唑相比,儿童使用丙硫氧嘧啶更易发生肝脏损伤。绝大部分使用抗甲状腺药物导致的肝损伤患者能够恢复,但是症状发生后仍然继续服用该药物者预后较差。

(八)麻醉药物氟烷

氟烷性肝炎是一种少见、与药量无关的药物反应,这类反应与手术类型、麻醉时间,以及潜在的肝脏疾病无关。氟烷引起的术后肝脏损伤主要有两种,10%～20%患者在术后第1～10天ALT轻度升高,都无临床症状。再次使用氟烷麻醉引起肝脏酶升高的风险高于其他药物。第一次氟烷麻醉后,其发病率非常低(大约1/10 000),但是在28天内使用2次或2次以上人群的发病率升至15/10 000。

氟烷性肝炎在儿童中罕见,40岁以上人群发病较为严重,2/3病例为妇女。主要特征是在相对短的时间内反复暴露于氟烷,80%以上病例均为如此。许多患者在术后以往有一个无法解释的、延缓发生的发热,恶心,或者黄疸的病史。再次使用氟烷后则很快发生肝脏损害,典型的是每次使用氟烷后病情均有所加重。肥胖是另外一个风险因素,氟烷诱导的肝损伤机制实验研究已证实与CYP酶的诱导有关。

黄疸发生常常在使用氟烷21天内,一次麻醉后发生的中位点是9天,多次使用则为5天。黄疸常常提前或伴随肝炎症状发生。肝衰竭随即发生,伴有瘀血,出血,意识模糊,肝性脑病,肝性肾衰竭。肾衰竭常常由肝肾综合征发展而来,但急性肾小管坏死可能由氟烷导致的肾毒性所致。

轻症患者的症状不一定归于氟烷反应,但是询问氟烷使用病史可有效阻止氟烷诱导的致命性肝损害的发生。在重症患者,肝衰竭可能呈短期内暴发。但是,绝大部分病例在5～14天内症状可缓解并且完全康复。反复使用氟烷后导致的慢性肝脏疾病罕有发生。

危重患者可在重症监护病房加强支持,预后不良的患者可考虑肝移植。由于氟烷可以从麻醉装置的管路浸出,为了阻止对敏感病人再发生肝损害,要求上述麻醉装置从不使用氟烷。

(九)糖尿病治疗药物

曲格列酮临床试验结果显示,有0.5%～1.9%患者的ALT升高,但在上市应用后有肝衰竭的报道。在1999年退市之前,有超过75例需要肝移植的致命性肝毒性或肝衰竭患者与曲格列酮有关。使用曲格列酮引起急性肝衰竭的发病率约为240/1 000 000。

曲格列酮肝细胞毒性的危险因素还没有清楚的确定。已报道的案例主要是年长的妇女和肥胖人群,但是这些均为普通的2型糖尿病患者。有研究认为,CYP2C19变异人群比例较大(50%),没有肝损伤的占13%。在日本谷胱甘肽-S-转移酶GSTT1-GSTM1表型阴性受试者发生肝损伤的发病率较阳性者升高3倍。与非酒精性脂肪(至少占肥胖伴2型糖尿病患者的20%)相互作用还没有完全研究清楚。

曲格列酮引起肝细胞毒性常常发生在治疗9个月时,有时超过12个月,罕有发生在早期的病例(3天),表现为恶心、乏力、黄疸、呕吐,以及一些肝衰竭症状。从黄疸到肝性脑病、肝衰竭,或死亡的进程非常迅速(平均24天),甚至在无临床症状之前、检测到生化指标异常之后就可出现。一些病例虽然停止使用曲格列酮,但是病情仍然持续进展(表31)。没有接受肝移植的患者只有13%存活。

表31　糖尿病药物引起的肝损伤

药　物	肝损伤类型	注　解
阿卡波糖(葡萄糖苷酶抑制药)	急性肝炎(绝大多数报道来源于西班牙),伏格列波糖引起胆汁淤积(另一种葡萄糖苷酶抑制药)	再次给药病史阳性
人胰岛素注射液	混合性肝损伤(报道来源于日本),换用猪胰岛素后缓解	再次给药病史阳性
二甲双胍	淤胆型肝炎,胆汁淤积,急性肝炎	非常罕见
瑞格列奈	急性肝细胞损伤	个案报道
磺脲类	急性肝炎,胆汁淤积,淤胆型肝炎,胆管消失综合征,肉芽肿性肝炎	常可逆,但有死亡病例报道
曲格列酮	亚大块或大块肝坏死,胆汁淤积	许多致死病例
罗格列酮	急性淤胆型肝炎,肉芽肿性肝炎	已经退出市场
匹格列酮	急性肝细胞损伤,淤胆型肝炎,暴发性肝衰竭	报道很少,肝衰竭罕见

(十)治疗风湿性疾病的止痛药物

对乙酰氨基酚(扑热息痛)肝细胞毒性是药物性肝损伤的主要原因之一,它约占美国急性肝衰竭病例的50%。使用推荐剂量(1~4g/d)时,对乙酰氨基酚是非常安全的,但是单次剂量超过15~25g可以引起严重肝损伤,1/4病例可能是致命性的损伤。对乙酰氨基酚的肝毒性经常发生在自杀或者有自杀企图的患者,然而当前高达30%的因对乙酰氨基酚肝细胞毒性住院患者是由于治疗不佳,虽每日剂量没有明显超出推荐范围,但有特殊的危险因素存在。

1. 危险因素 对乙酰氨基酚可引起的剂量依赖性肝损伤,但是个体敏感性也非常重要。单次成人服用 7.5g,儿童 150mg/kg 可能致死。年龄可改变个体敏感性:曾有对乙酰氨基酚引起新生儿肝损伤的报道,但是由于对药物的处理和代谢差别,儿童的对乙酰氨基酚中毒耐药性相对较强。然而,对故意或误服对乙酰氨基酚引起儿童中毒的病例逐渐增加。处方错误经常与其相关联,包括使用成人剂量,错误的服药频次,或者同时服用其他含有对乙酰氨基酚的药物,即含有肝毒性的制品。宿主因素,即特别挑食,营养不良,以及药物和药物之间相互作用。对乙酰氨基酚直肠给药也有病例报道,其生物利用度可增至 9 倍,作用慢的可能会导致重复给药,从而发生蓄积毒性。虽然对乙酰氨基酚中毒在妇女中多见,但致死病例在男性中更加常见,这很大程度上归于酒精中毒和迟发表现。肝损伤的风险也受同时服用药物影响。

2. 临床特征 肝损伤的临床进展经历 3 个阶段。第一,食欲下降,恶心和呕吐比较突出,可能持续 12～24 小时后逐步缓解,所以病人经常在第二阶段自觉症状好转,而后者仍需持续 24 小时。肝衰竭时常有肾功能不全,出现在服用对乙酰氨基酚后 48～72 小时(第三阶段)。肝外表现如伴随黄疸、低血糖、凝血障碍、肾衰竭、乳酸酸中毒和脑病等也可见,心肌损害也有报道。肾衰竭在有或无明显肝损伤的情况下都可发生。

在没有接受治疗的患者死于服药后 4～18 天,通常因为脑水肿和/或败血症引起的多器官衰竭。ALT 水平显著升高(2 000～10 000IU/L);异常升高的 ALT 必须考虑对乙酰氨基酚中毒的可能。特别高的 ALT 在病毒性肝炎中是罕见的,但可能发生在缺血性肝炎,其他药物导致的药物性肝炎,包括中草药的毒性。当血清肌酐超过 3.4mg/dl,凝血酶原活动时间超过 30 秒,血浆凝血因子低于 10%,病人出现 3 级或 4 级肝性脑病时,常提示病人预后不良。

3. 治疗剂量下的对乙酰氨基酚毒性 在大量饮酒者中,至少记录了 200 例意外发生肝毒性报道,他们都在 1 天至几周内服用过对乙酰氨基酚。有关慢性超量饮酒在对乙酰氨基酚中毒病例中潜在的增强作用已受质疑,但 FDA 建议每天饮酒 3 次的人不应该使用对乙酰氨基酚。在无饮酒史患者,禁食已经成为最重要的危险因素之一,特别是在几乎停止摄入糖类(碳水化合物)至少 48 小时的患者。对年幼的孩子来说,这是引起对乙酰氨基酚肝毒性的一个特别重要的危险因素。美国急性肝衰竭小组的数据显示,误服过量对乙酰氨基酚患者中 60% 使用对乙酰氨基酚和麻醉药的复合剂。对麻醉药成分上瘾(之后耐受)患者可能导致反复给药,但其常常没有记得或说明上述情况。使用药物(异烟肼,齐多夫定,苯妥英钠和其他抗惊厥药)也很重要,严重心肺疾病和肾衰竭是对乙酰氨基酚引起肝毒性的因素之一。

4. 对乙酰氨基酚过量的治疗 所有对乙酰氨基酚过量患者在 4 小时内均需用大口径管洗胃。活性炭和渗透性泻药是没有任何作用的。刚开始需检测对乙酰氨基酚的血清水平,但摄入后 4 小时的血清水平可以更可靠地预测肝损伤风险,按照血液中对乙酰氨基酚水平来评估是否需要使用解毒药。使用缓释制剂时,依据 4 小时血清对乙酰氨基酚浓度评估可能会延误病情,所以血液中对乙酰氨基酚水平应在 4~6 小时后估计。在故意或多次服用对乙酰氨基酚患者,总摄取量和从服药到就诊时间决定是否发生肝损伤。如果在服药 10 小时内接受乙酰半胱氨酸治疗中,发生肝损伤者约占 26%,服药 10~24 小时接受治疗者发生严重肝损伤者则达 41%。一般情况下,对乙酰氨基酚剂量超过 150mg/kg(高风险人群为 75mg/kg),肝细胞毒性很有可能发生。N-乙酰半胱氨酸(NAC)超过这些阈值时就可以开始使用。

5. N-乙酰半胱氨酸(NAC) NAC 是主要的解毒药。作为巯基供体,NAC 补充肝细胞中细胞质和线粒体谷胱甘肽水平,并且为线粒体提供能量。当在药物摄取 16 小时内使用 NAC,严重的肝毒性比较罕见的,超过 16 小时,巯基不可能预防肝细胞或肾小管细胞死亡。尽管如此,NAC 在服药长达 24 小时后和急性肝衰竭患者中显示出明确的治疗作用。

【治疗方案】 NAC 在欧洲、澳大利亚使用静脉注射,在美国使用口服,经静脉注射 NAC 现已被 FDA 批准用于不能耐受口服 NAC 的患者。

口服 NAC 的负荷剂量为 140mg/kg,用碱性溶液如可口可乐或含有碳酸氢钠的液体稀释后经胃管灌入,不能以酸性液体稀释。如果病人呕吐出该药物,应再次使用负荷剂量的 NAC,然后以 70mg/kg 给药 4~72 小时。在满足特定条件的人群(正常肝功能检查和检测不到对乙酰氨基酚),48 小时后可以停用 NAC。

静脉给药方法:首先给予负荷剂量(150mg/kg)的 NAC 稀释于 5% 葡萄糖注射液 200ml 中,静脉滴注,15 分钟内滴注完,然后以 50mg/kg 稀释于 5% 葡萄糖注射液 500ml 持续 4 小时静脉滴注,最后 100mg/kg 稀释于 5% 葡萄糖 1 000ml注射液滴注超过 16 小时,即 20 小时内静脉 NAC 总剂量约为 300mg/kg。

一项回顾性研究显示,摄入对乙酰氨基酚 12 小时内患者使用 20 小时静脉 NAC,比服药超过 18 小时进行 72 小时口服 NAC 方案疗效较好。

静脉使用 NAC 过敏性反应比较常见,但一般较轻,很少导致停止治疗,但也可出现严重反应。男性和家族过敏史被确定为导致过敏性休克的高危因素,不良反应的处理,包括给药期间的病情观察(准备好适当的解毒药),出现血管神经性水肿或呼吸道症状后停止输液,使用抗组胺药,如果 1 小时后不良反应没有持续,可恢复输液。对于轻微的反应如潮红,输液可以减缓或持续。

其他巯基供体如蛋氨酸,可能有效,但必须在 10 小时内给药。蛋氨酸溶液需现配现用,常引起呕吐,其应用限于 NAC 过敏患者。

急性肝衰竭应积极进行相应治疗。条件允许可进行肝移植,已行肝移植患者存活率超过 70%,必要时可进行血浆置换。

6. 肝损伤的防范　坚持使用对乙酰氨基酚的推荐剂量应作为一个公共卫生防范措施。在长期禁食、心肺疾病,嗜酒者和服用其他药物时,均可增加对乙酰氨基酚中毒的风险。最近,潜在的肝脏疾病患者使用对乙酰氨基酚的安全性已受质疑。为具备上述高风险情况的、每天使用常规剂量对乙酰氨基酚患者,颁布减少剂量的使用指南是必要的。

十、临床典型病例

1. 典型病例一

(1)病历介绍:患者刘某,女性,35 岁,职业为理发师,因"乏力、食欲缺乏 3 月余,加重伴尿黄、目黄半月"于 2009 年 10 月 27 日入院。患者于 2009 年 7 月 16 日,无明显诱因感乏力、食欲缺乏,去当地医院门诊查肝功能异常(ALT485U/L,AST789U/L,黄疸指数未查),给予输液(具体不详)及口服护肝片、鸡骨草胶囊、葡醛内酯片等治疗 40 余天。9 月 28 日,复查转氨酶基本正常(黄疸指数未查,具体不详),自觉乏力、食欲缺乏有所改善,遂停药。患者于 2009 年 9 月底,在染发过程中使用染发剂后出现过敏(肌肤瘙痒,起皮疹),在当地医院门诊开中药 5 剂口服治疗后,患者过敏症状好转,但出现"胃痛"、恶心、食欲缺乏、食后即吐,自服多潘立酮、藿香正气丸等治疗,效果不明显,并出现尿黄,患者家人发现其目黄亦明显,即于 10 月 14 日去当地医院住院治疗。查肝功能(ALT 630U/L,AST 635U/L,黄疸指数未查),乙肝五项提示 HBsAb、抗 HBc 阳性,余阴性;HBV DNA(-),甲肝、丙肝抗体均为阴性。腹部 B 超示:胆囊炎,胆结石。给予护肝、降酶、抗炎等治疗 12 天(具体用药不详),效果不佳。患者尿黄、目黄渐加深,乏力、食欲缺乏亦加重,10 月 23 日复查肝功能:ALT 714U/L,AST 671U/L,黄疸指数 TBIL/DBIL 225/131μmol/L。今门诊以:"黄疸型肝炎原因待查"收入病房。查体:神志清楚,精神差,面色萎黄,全身皮肤、巩膜重度黄染,肝掌阴性,未见蜘蛛痣。全身浅表淋巴结未扪及肿大。心肺未见异常。腹部平坦,下腹正中可见长约 10cm 术后瘢痕,愈合良好。全腹软,无压痛、反跳痛,肝肋下未及,剑突下未及,莫菲征阴性,脾肋下未及,肝上界位于右锁骨中线第Ⅴ肋间,肝、脾、双肾区无叩痛,移动性浊音阴性,肠鸣音 3 次/分,不亢进。双下肢无水肿。扑翼样震颤阴性。

(2)入院后检查:生化全项:Na^+ 141mmol/L、K^+ 4.2mmol/L、Cl^- 104.3mmol/L,TP 65g/L,A/G 37/29g/L,BIL 268.1μmol/L,ALT 390U/L、AST 469U/L、ALP 97U/L、GGT50U/L、TBA148μmol/L、CHE 3 640U/L、Amy 19U/L、LDH 207U/L、HBDH 115U/L、CK 25U/L、CK-MB 5U/L、UREA 3.3mmol/L、CRE 87μmol/L、UA 194μmol/L、CA 2.34mmol/L、P 1.37mmol/L、GLU 3.58mmol/L、FE 48.3μmol/L、TC 2.03mmol/L、TG 2.37mmol/L;AFP 23ng/ml,免疫球蛋白 IgA 3.79 g/L,IgG 13.48 g/L,IgM 0.69g/L。Cu 16.3μmol/L,铜蓝蛋白 0.45g/L,ESR 5mm/min, PT/PA13.5″/77%,血型 A 型。尿常规:UBG 68μmol/L,BIL100μmol/L,余阴性,大便常规正常。EP γ球蛋白(20.9%),白蛋白(57.4%),抗 HAV-IgM(−),抗 HEV-IgM(−),抗-HEV(−);HBVM:HBsAg(−)、抗-HBs(+)、HBeAg(−)、抗-HBe(+)、抗-HBc(+),抗 HCV 阴性,HBV DNA 及 HCV RNA 均阴性,抗 HIV:阴性,TPHA:阴性。抗 CMV IgM 阴性,抗 EBV IgM 阴性。肿瘤标志物:CA125:18.51μ/ml,CA199:45U/ml,CEA:1.96ng/ml,CA72-4:0.83U/ml。抗线粒体 M2 亚型 IG 抗体阴性、自身抗体五项均阴性。彩超检查肝脏弹性 Stiffness 17.3kPa。心电图:正常。胸片:双肺未见明确病变。腹部 B 超:肝回声密集欠均匀。肝脏 MRI 检查示:符合弥漫性肝损害表现、脾稍大。12 月 15 日肝穿刺术,12 月 20 日肝脏病理:药物性肝损伤,亚急性,炎症活动度相当于 G3。

(3)治疗:住院治疗 56 天,给予异甘草酸镁、门冬氨酸钾镁、复方茵陈注射液、还原型谷胱甘肽、多烯磷脂酸胆碱、促肝细胞生长素、复合辅酶、果糖、乳果糖、雷尼替丁胶囊、茴三硫片、熊去氧胆酸胶囊、六味五灵片等治疗,2009 年 12 月 22 日肝功能正常出院。

(4)分析:该患者职业是名理发师,经常接触化学染发等制剂,在初次发病后患者经治疗好转,但因再次接触而发病,经过严密临床筛查、肝穿病理确诊,住院后未再接触相关染发制剂,经过保肝治疗肝功能正常,出院后该患者未再从事相关职业,肝功能稳定。

2. 典型病例二

(1)病历介绍:患者江某,女性,56 岁,因"乏力、厌油、恶心、尿黄 1 月余"于 2010 年 12 月 7 日入院。缘于 2010 年 11 月初患者无明显诱因出现乏力、厌油、恶心，遂在当地医院住院治疗。查肝功能：BIL 52.8/38.9μmol/L、ALT 1 422U/L、AST 874U/L，乙肝表面抗原阴性，诊断为"急性黄疸型肝炎"，给予保肝、降酶、退黄治疗十余天（具体用药用量不详），乏力、厌油、恶心等不适症状减轻，复查肝功能 BIL 26.3/16.7μmol/L、ALT 133U/L、AST 63U/L。2010 年12月7日住院诊治。既往患"内耳眩晕症"20 余年，长期口服六味地黄丸及其他药物对症治疗。3 个月前口服保健品（具体成分不详），入院查体：神志清楚，精神可，应答切题，定向力、记忆力、计算力正常。面色如常，全身皮肤、巩膜未见黄染，肝掌阴性，未见蜘蛛痣。全身浅表淋巴结未扪及肿大。心肺未见异常。腹部平坦，未见腹壁静脉曲张，全腹软，无压痛、反跳痛，肝肋下未及、剑突下未及，莫菲征阴性，脾肋下未及，肝上界位于右锁骨中线第 V 肋间，肝、脾、双肾区无叩痛，移动性浊音阴性，肠鸣音不亢进。双下肢无水肿。生理反射存在，病理征未引出。扑翼样震颤阴性。

（2）入院检查：入院后检查：血常规：WBC 4.44×10^9/L、N 0.35、RBC 3.78×10^{12}/L、HGB 130.0g/L、PLT 298.0×10^9/L，血型 B 型。尿常规、便常规：正常；生化全项：Na$^+$ 144mmol/L、K$^+$ 4.2mmol/L、Cl$^-$ 104.8mmol/L，TP 65g/L，A/G 36/29g/L，PAL 168mg/L、胆红素（BIL）15.6μmol/L、ALT 40U/L、AST 55U/L、ALP 105U/L、GGT 362U/L、TBA 16μmol/L、CHE 6 527U/L、LDH 136U/L、Amy 57U/L、HBDH 91U/L、CK 44U/L、CK-MB 3U/L、UREA 3.9mmol/L、CRE 58μmol/L、UA 237μmol/L、CA 2.34mmol/L，P 1.45mmol/L，GLU 5.04mmol/L，FE 40.2μmol/L，TC 6.59mmol/L，TG 2.16mmol/L；AFP 22.8ng/ml；PT/PA 11.1″/100%，肿瘤标志物：CA125 14.81μ/ml，CA199 0.60U/ml，CEA 5.88ng/ml，CA72-4 4.32U/ml。EP γ球蛋白（17.5%），白蛋白（60.9%），CU:13.6μmol/L，CER:0.31g/L，辅助 T 细胞检查均正常。甲状腺功能 FT3:4.5pmol/L FT4:16.3pmol/L，T3:2.0nmol/L，T4:139.7nmol/L，TSH:2.38μIU/ml。HBVM：HBsAg（－）、抗-HBs（＋）、HBeAg（－）、抗-HBe（－）、抗-HBc（＋），抗 HAV-IgM（－），抗 HEV-IgM（－）、抗-HEV（－）；抗HCV 阴性，抗 HIV：阴性，TPHA：阴性。ANTI-EBV IgM：阴性，ANTI-CMV IgM：阴性，EBV DNA：＜1 000IU/ml，CMV DNA：＜1 000IU/ml，自身抗体 9 项均阴性，IGA:2.75g/L，IGG:13.46g/L，IGM:2.07g/L，腹部 B 超：脂肪肝（轻度），胆囊息肉样病变。心电图：不正常心电图，ST 段改变。胸片：双肺未见异常；Fibroscan 10.1kPa。肝穿结果回报：慢性药物性肝损伤，有发展为自身免疫性肝炎之趋势，病变程度相当于 G2S1-2。

（3）治疗：诊断明确后，住院经保肝治疗后好转出院。

（4）分析：该患者因长期服用不明药物，近期有服用保健品史，虽起病急，病程仅1个月，但是病理检查结果提示为慢性药物性肝损伤，甚至有发展成自身免疫性肝炎的趋势，表明不同药物可能引起不同病理类型和临床结局。

3. 典型病例三

（1）病历介绍：患者周某，男性，30岁，因"反复乏力、眼黄2月余，加重1月余"2010年1月15日入院，患者于2009年11月因饮酒及熬夜后，出现明显乏力，休息后不能缓解，眼黄、尿黄，色如浓茶，偶有皮肤瘙痒，遂于县医院查转氨酶1 000U/L，胆红素300μmol/L，住院用药20余天（具体不详），肝功能基本正常后出院，出院后仍应用保肝药物治疗，但患者因熬夜后再次于2009年12月初出现乏力、目黄症状，同时伴有恶心、厌油、食欲缺乏，查肝功能提示转氨酶大于2 000U/L，胆红素150μmol/L，自行输液治疗无好转（具体不详），12月14日往县医院治疗（具体不详），一周后黄疸上升到300μmol/L。遂于12月28日到市传染病医院住院，查"抗EBV IgG阴性，抗HEV IgM阴性，乙肝五项阴性，抗HCV阴性，抗HAV IgM阴性，抗CMV IgM阴性，腹部CT：胆囊内高密度，胰头密度不均匀，待进一步检查。腹部B超：肝脏弥漫性病变，胆囊腔内充满点状稍强回升（考虑泥沙样结石可能性大，其他待排），肝门处及胰头前方稍低回声（建议复查），脾高限值。血常规：WBC5.7×10^9/L、N 0.60，RBC4.93×10^{12}/L，HGB 150g/L，PLT292×10^9/L，肝功能：BIL444/277μmol/L、ALT372U/L、AFP70ng/ml，PT/PA 14.8″/79.1％。给予"还原型谷胱甘肽、舒肝宁、肝水解肽、思美泰、头孢曲松钠"等治疗后恶心、厌油消失，进食好转，仍明显乏力、眼黄，1月5日复查"肝功能：胆红素（BIL）353μmol/L，ALT307U/L，PT/PA 12.3″/108％。转到牡丹江第一人民医院继续住院治疗，住院查"MRCP提示胆囊炎、胆囊腺肌瘤，未见明显梗阻证据，自身抗体阴性"，继续使用保肝、退黄治疗（思美泰，其余不详），1月12日复查肝功能提示胆红素（BIL）575μmol/L，ALT633U/L，因效果不好出院，患者仍自觉明显乏力、眼黄、尿黄，进食可，转来我院就诊，门诊以"肝功能异常原因待查"收入院。有经常在外不洁饮食史，病前曾进食生冷海鲜。2009年10月中旬，曾因"尿痛"服用抗生素（具体药物不详）三天，且新装修工作场所。饮酒史，80～200克/日左右，约13年。查体：神志清楚，精神可，应答切题，定向力、记忆力、计算力正常。面色萎黄，全身皮肤巩膜重度黄染，肝掌可疑阳性，前胸部可见1枚蜘蛛痣。全身浅表淋巴结未扪及肿大。心肺未见异常。腹部平坦，右下腹部可见一长约3cm手术瘢痕，愈合好。未见腹壁静脉曲张，全腹软，无压痛、反跳痛，肝肋下未及，剑突下未及，莫菲氏征阴性，脾肋下未及，肝上界位于右锁骨中线第V肋间，肝、脾、双肾区无叩痛,移动性浊音阴性,肠鸣音 3 次/分,不亢进。双下肢无水肿。生理反射存在,病理征未引出。扑翼样震颤阴性。

(2)入院后检查:生化全项:Na^+ 139mmol/L、K^+ 4.3mmol/L、Cl^- 102.7mmol/L,TP55g/L,A/G 35/21g/L,BIL432.8/327.3μmol/L,ALT465U/L、AST462U/L、ALP157U/L、GGT73U/L、TBA448μmol/L、CHE4 542U/L、Amy33U/L、LDH157U/L、HBDH82U/L、CK14U/L、CK-MB2U/L,UREA3.2mmol/L、CRE78μmol/L、UA160μmol/L,CA2.39mmol/L,P 1.10mmol/L,GLU4.73mmol/L,FE43.4μmol/L,TC2.85mmol/L,TG4.88mmol/L;AFP46ng/ml,免疫球蛋白 IgA3.29g/L,IgG6.96g/L,IgM0.8g/L。PT/PA10.5″/112.51%,血常规:WBC5.51×10^9/L、N 0.56,RBC4.48×10^{12}/L,HGB 129g/L,PLT 348×10^9/L,尿常规:UBG(++)μmol/L,BIL(+++)μmol/L,便常规:正常;血清铜:20.5μmol/L 铜蓝蛋白0.61g/L,血沉 5mm/60min。肿瘤标志物:CA125:18.82U/ml,CA199:156.70U/ml,CEA:2.58ng/ml,CA72-4:2.02U/ml。EP γ球蛋白(12.1%),白蛋白(64%),HBVM:HBsAg(—)、抗-HBs(—)、HBeAg(—)、抗-HBe(—)、抗-HBc(—)、HBV DNA 小于 100IU/ml,抗 HCV 阴性,抗 HAV IgM(—),抗HEV-IgM(—)、抗-HEV(—);抗 HIV:阴性,TPHA:阴性。抗 HSV IgM 阴性,抗 CMV IgM 阴性,抗 EBV IgM 阴性,HCV RNA 小于 100IU/ML,乙肝核心 IgM 阴性,乙肝 S1 抗原阴性,自身抗体:阴性。心电图:窦性心动过缓,正常。胸片阴性,腹部 B 超:肝实质弥漫性损害(有无酒精性肝硬化请结合临床)、脾厚,胆囊隆起样病变(息肉伴钙化)、胆囊继发改变,肝门部等回声。2 月 4 日行肝穿,病理结果汇报:亚急性药物性肝损伤,趋于修复性改变,病变程度相当于G2-3S1-2。免疫组化:HBsAg(—),HBcAg(—),HCV-NS3(—),HCV-NS5(—),抗 SMA(+～++)。

(3)治疗:诊断明确后,经治疗肝功能正常出院。

(4)分析:该患者有环境类毒物接触史,病程中有服用不明确抗生素史,同时有不洁进食及食入生冷海鲜食物。因此,在诊断的过程中有很多的发病因素,药物、酒精等多种因素都会导致肝脏毒性作用。本病例说明,近年来环境的恶化、过度的室内装修,空气的污染有可能导致肝脏损伤的病患会逐渐增多。

第三章 肝脏代谢性疾病

一、酒精性肝病

酒精性肝病是由于长期大量饮酒导致的肝脏疾病。初期通常表现为脂肪肝,进而可发展成酒精性肝炎、肝纤维化和肝硬化。严重酗酒时可诱发广泛肝细胞坏死,甚至肝衰竭。近年来,酒精性肝病在我国人群中已成为多发病和常见病之一,在一些地区已成为继病毒性肝炎后的第二大肝病。

(一)流行病学

酒精摄入是全世界肝脏疾病的一个主要病因。大部分饮酒者为少量或中等量饮酒,但其中一部分人酗酒或酒精依赖。发达国家酒精性肝病的负担最重。在发展中地区,随着生活水平的提高,酒精引起的肝病也逐步成为全球疾病负担的主要部分。

我国是一个多民族、地域宽广的国家,尚缺乏酒精性肝病的全国性大规模流行病学调查资料,但各地一些流行病学调查也为全国酒精性肝病状况提供了一些参考资料。调查显示,我国饮酒人群和酒精性肝病的患病率有上升趋势。21世纪初,南方及中西部省份流行病学调查显示,饮酒人群增至30.9%～43.4%,并且酒精性肝病患病率为4.3%～6.5%。酒精性肝病占同期肝病住院患者的比例也在不断上升,酒精性肝硬化在肝硬化的病因构成比,从1999年的10.8%上升到2003年的24.0%。由此可见,在我国酒精所致的肝脏损害已经成为一个不可忽视的问题。

(二)疾病谱

酒精性肝病常被划分为3个组织学阶段:脂肪肝或单纯脂肪变性、酒精性肝炎、慢性肝炎合并肝纤维化或肝硬化。这些阶段可能共存于同一份活检标本中。

单纯性脂肪肝通常无症状且呈自限性,停止饮酒 4～6 周后可能完全逆转。一部分酒精性肝病患者会发生酒精性肝炎,酒精性肝炎患者有发展为肝硬化的高度风险,即使戒酒亦不能保证完全康复。酒精性肝病的进展以肝硬化为终点,通常为小结节性。

(三)危险因素

酒精性肝损害进展或加重的影响因素很多,包括环境和遗传因素,两者均影响着酒精性肝病的自然史和肝纤维化进展。环境性因素包括酒精摄入量、饮酒年限、酒精种类、饮酒方式;遗传性或宿主因素包括性别、种族、遗传基因、肥胖、营养状况、铁超负荷和慢性肝炎病毒感染。

1. 其中最重要的因素是酒精摄入量,饮酒量和酒精性肝病的发病存在明确的剂量关系。根据调查显示,酒精所造成的肝损害有阈值效应,即达到一定饮酒量或饮酒年限,肝损害风险就会大大增加。

2. 酒精饮料品种较多,不同的酒精饮料对肝脏所造成的损害也有差异。据研究显示,肝损害程度按高低依次为烈酒、啤酒、红酒。

3. 饮酒方式也是酒精性肝损害的一个危险因素,空腹饮酒较进餐时饮酒方式更易造成肝损伤。

4. 女性对酒精介导的肝毒性更敏感,与男性相比,更小剂量和更短的饮酒期限就可能出现更重的酒精性肝病。饮用同等量的酒精饮料,男女血液中酒精水平明显有差异,且女性对于酒精毒性更加易感,酒精性肝病进展更快,其机制可能与雌激素和胃乙醇脱氢酶水平有关。

5. 种族、遗传及个体差异也是酒精性肝病的重要危险因素。遗传因素可能占个体对酒精性肝病的易感性的 50%。被选择的候选遗传基因与酒精代谢、纤维化及炎症反应有关。汉族人群中酒精性肝病易感基因的等位基因频率,以及基因型分布不同于西方国家,可能是我国嗜酒人群和酒精性肝病的发病率低于西方国家的原因之一。并不是所有的饮酒者都会出现酒精性肝病,这只是发生在一小部分人群中,表明同一地区群体之间还存在着个体差异。

6. 肥胖或超重可增加酒精性肝病进展的风险。几项研究表明,肥胖是重度饮酒者肝硬化最重要的单一危险因素。

7. 酒精性肝病病死率的上升与营养不良的程度相关。维生素 A 缺乏或维生素 E 水平的下降,可能加重肝脏损害。富含多不饱和脂肪酸的饮食可促进酒精性肝病的进展,而饱和脂肪酸可对酒精性肝病起保护作用。

8. 肝组织铁离子含量也与酒精性肝病的肝纤维化相关,并且增加了酒精性肝硬化的病死率。

9. 肝炎病毒感染与酒精对肝脏损害起协同作用,在肝炎病毒感染基础上饮酒,或在酒精性肝病基础上并发 HBV 或 HCV 感染,都可加速肝脏疾病的发生和发展。

(四)诊断

1. 临床诊断标准

(1)有长期饮酒史:一般超过 5 年,折合乙醇量男性≥40g/d,女性≥20g/d,或 2 周内有大量饮酒史,折合乙醇量>80g/d。

乙醇量换算公式:g=饮酒量(ml)×乙醇含量(%)×0.8

临床医生应常规询问患者的饮酒史。但因饮酒史的计算常受到患者和医生病史采集的影响,包括饮酒量、饮酒年限、酒类种类、饮酒模式等,所以饮酒量和饮酒史是很难准确统计的。国外建议应用问卷调查的方法更能早期发现患者及时获得诊断。目前多种调查问卷被用于酒精性肝病研究中,包括 CAGE 问卷、密歇根州酒精中毒筛选试验(MAST)、酒精使用障碍鉴定试验(AUDIT)、终生饮酒史评估(LDH)等。国内目前进行的大规模酒精性肝病的流行病学调查主要基于上述调查问卷,再结合本地区特点和相关问卷优缺点进行改良设计。

(2)临床表现:可无症状,或有右上腹胀痛、食欲缺乏、乏力、体重减轻、黄疸等;随着病情加重,可有神经精神症状和蜘蛛痣、肝掌等表现。酒精性肝病的临床症状往往缺乏病因特异性,但是某些体征,如男性乳房发育、广泛蜘蛛痣,更常见于酒精性肝硬化。

酒精性肝病患者的体格检查包括从正常到晚期肝硬化的表现,无任何一个表现对于酒精性肝病是 100%特异或敏感的。对于临床医生来说,诊疗酒精性肝病患者时要认识到肝脏损害与饮酒引起的其他相关脏器病变可能同时存在,包括心脏、骨骼肌、胰腺功能,以及酒精的神经毒性,临床表现可能出现心肌病、双侧腮腺肿大、肌肉萎缩、营养不良、掌挛缩及对称性外周神经病变等。在临床检查时必须寻找这些表现的证据,以此提供合适的治疗。

(3)血生化检查:血清天冬氨酸氨基转移酶(AST)、丙氨酸氨基转移酶(ALT)、γ-谷氨酰转肽酶(GGT)、平均红细胞容积(MCV)和缺糖转铁蛋白(CDT)等实验室检查指标在酒精性肝病患者中提示升高。禁酒后这些指标可明显下降,通常 4 周内基本恢复正常(但 GGT 恢复较慢),有助于诊断。如果血清白蛋白降低、凝血时间延长、胆红素水平升高或血小板减少,应当考虑为严重或晚期肝病。

①GGT 为最常用的慢性酒精性肝病的早期标记物,可为诊断酒精滥用及饮酒问题提供独立的信息,与其他肝病相比,酒精性肝病患者的 GGT 常偏高,可以随大面积肝损伤而波动,但对于严重或晚期肝病,GGT 活性则失去了其对酒精的特异性。低水平的 GGT(<100U/L)或总胆红素/GGT>1,已作为酒精性肝硬化患者年病死率的预测因子。

②AST 和 ALT 升高很常见,AST 升高为酒精性肝病的特点,AST/ ALT 常>2,若 AST/ALT >3 被高度怀疑是酒精性肝病。严重的酒精性肝炎,AST 可达正常值上限的 2~6 倍,但很少超过 500U/L 或者 ALT>200U/L,一旦超过常提示可能存在其他病因(如对乙酰氨基酚过量)。

③酗酒者可出现巨幼红细胞血症,伴随实验室检查 MCV 指标出现升高,但 MCV 的敏感性低,结合 GGT 有助于提高诊断酒精性肝病的敏感性。

④缺糖转铁蛋白(CDT)被认为是诊断酒精性肝病比较理想的指标,敏感性和特异性较好,但测试也受其他因素影响,如年龄、性别、体重指数和其他慢性肝病,而且 CDT 测定虽然较特异,但临床未能常规开展。

⑤由于单一指标往往缺乏敏感性和特异性,应尽量避免依据某种单一的生物化学指标进行诊断及评估。

(4)影像学检查:对于一个饮酒患者来说,影像学检查包括超声、计算机断层扫描(CT)或磁共振成像(MRI),对确定酒精为肝病的病因无作用,但可提示脂肪变性、肝硬化和肝细胞癌的诊断,并可排除肝功能异常的其他原因,以及评估晚期肝病及其并发症。

影像学提示酒精性肝硬化的相对特异性表现,包括尾状叶增大肝右后叶切迹;与病毒性肝炎相比,酒精性肝硬化的再生结节更小。

超声、CT 及 MRI 影像学可用于反映肝脏脂肪浸润的分布类型,粗略判断弥漫性脂肪肝的程度:①超声显像诊断。具备以下 3 项腹部超声表现中的 2 项者为弥漫性脂肪肝:肝脏近场回声弥漫性增强,回声强于肾脏;肝脏远场回声逐渐衰减;肝内管道结构显示不清。②CT 诊断。弥漫性肝脏密度降低,肝脏与脾脏的 CT 值之比≤1。弥漫性肝脏密度降低,肝/脾 CT 比值≤1.0,但>0.7 者为轻度;肝/脾 CT 比值≤0.7,但>0.5 者为中度;肝/脾 CT 比值 0.5 者为重度。③MRI 和磁共振波谱。是评估脂肪量的可靠工具,但序列特征的标准化尚未建立,其成本和可用性使其受到限制。

(5)其他:排除嗜肝病毒现症感染,以及药物、中毒性肝损伤和自身免疫性肝病等。

符合第1、2、3项和第5项或第1、2、4项和第5项可诊断酒精性肝病；仅符合第1、2项和第5项可疑诊断酒精性肝病。符合第1项，同时有病毒性肝炎现症感染证据者，可诊断为酒精性肝病伴病毒性肝炎。

2. 临床分型

(1)轻症酒精性肝病：肝脏生物化学指标、影像学和组织病理学检查基本正常或轻微异常。

(2)酒精性脂肪肝：影像学诊断符合脂肪肝标准，血清 ALT、AST 或 GGT 可轻微异常。

(3)酒精性肝炎：是短期内肝细胞大量坏死引起的一组临床病理综合征，可发生于有或无肝硬化的基础上，主要表现为血清 ALT、AST 升高和血清 TBIL 明显增高，可伴有发热、外周血中性粒细胞升高。重症酒精性肝炎是指酒精性肝炎患者出现肝衰竭的表现，如凝血机制障碍、黄疸、肝性脑病、急性肾衰竭、上消化道出血等，常伴有内毒素血症。

【国际酒精性肝炎的定义及诊断标准】 酒精性肝炎是一种临床综合征：持续酗酒患者新近发生的黄疸和(或)腹水。进展性黄疸是症状性酒精性肝炎患者的主要表现，可伴有发热(感染性或非感染性)、消瘦、营养不良；严重者可导致肝衰竭，伴腹水、肝性脑病和消化道出血；重症患者易发生细菌感染和Ⅰ型肝肾综合征导致的急性肾衰竭。实验室检验，AST 水平往往抬高至正常上限 $2\sim6$ 倍，AST/ALT 比例 >2，常可见高胆红素血症和嗜中性粒细胞升高。

酒精性肝炎的临床表现可能为急性过程，但其实质是慢性肝病的急剧恶化，并往往随后有迁延病程。

(4)酒精性肝硬化：有肝硬化的临床表现和血生物化学指标的改变。

3. 非创伤性评估肝纤维化 目前常用的肝纤维化非侵入性评估方案，包括血清学指标体系和肝脏瞬时弹性检查两大类。

(1)血清学指标体系：国内外认可的 3 个较为可靠的诊断模型包括 FibroTest、Fibrometer A、Hepascore，可用于临床筛查及诊断肝纤维化。FibroTest 根据 α_2-巨球蛋白、结合珠蛋白、GGT、载脂蛋白 A1、胆红素进行评分，校正了年龄和性别；Fibrometer A 则根据凝血酶原时间、α_2-巨球蛋白、透明质酸、年龄进行评分；Hepascore 的评分体系包括胆红素、GGT、透明质酸、α_2-巨球蛋白、年龄、性别。3 个诊断模型所用指标均是纤维化的血清标志物，对于检测酒精性肝病患者的显著纤维化具有类似的诊断准确率。

(2)肝脏瞬时弹性检查(FibroScan)：通过检测肝脏硬度能够可靠地评估酒精性肝病患者肝纤维化程度。但是，肝脏炎症、胆汁淤积和肝脏充血能够干扰肝脏硬度检测。因此,在解读数值时应谨慎,必须充分参考临床表现、影像学和实验室检查结果。

4. 组织病理学诊断 酒精性肝病病理学改变主要为大泡性或大泡性为主伴小泡性的混合性肝细胞脂肪变性。依据病变肝组织是否伴有炎症反应和纤维化,可分为单纯性脂肪肝、酒精性肝炎、肝纤维化和肝硬化。酒精性肝病的病理学诊断报告,应包括肝脂肪变程度(F0~4)、炎症程度(G0~4)、肝纤维化分级(S0~4)。

(1)单纯性脂肪肝:依据脂肪变性肝细胞占肝组织切片的比例,可将脂肪肝分为4度:F0,<5%肝细胞脂肪变;F1,5%~33%肝细胞脂肪变;F2,33%~66%肝细胞脂肪变;F3,66%~75%肝细胞脂肪变;F4,75%以上肝细胞脂肪变。

(2)酒精性肝炎和肝纤维化:酒精性肝炎时肝脂肪变程度与单纯性脂肪肝一致,分为4度(F0~4)。依据炎症程度分为4级(G0~4):G0,无炎症;G1,腺泡3带呈现少数气球样肝细胞,腺泡内散在个别点灶状坏死和中央静脉周围炎;G2,腺泡3带明显气球样肝细胞,腺泡内点灶状坏死增多,出现Mallory小体,门管区轻至中度炎症;G3,腺泡3带广泛的气球样肝细胞,腺泡内点灶状坏死明显,出现Mallory小体和凋亡小体,门管区中度炎症和(或)门管区周围炎症;G4,融合性坏死和(或)桥接坏死。依据纤维化的范围和形态,将肝纤维化分为4期(S0~4):S0,无纤维化;S1,腺泡3带局灶性或广泛的窦周/细胞周纤维化和中央静脉周围纤维化;S2,纤维化扩展到门管区,中央静脉周围硬化性玻璃样坏死,局灶性或广泛的门管区星芒状纤维化;S3腺泡内广泛纤维化,局灶性或广泛的桥接纤维化;S4,肝硬化。

(3)肝硬化:肝小叶结构完全毁损,代之以假小叶形成和广泛纤维化,为小结节性肝硬化。根据纤维间隔有否界面性肝炎,分为活动性和静止性。

(五)评估及预后因素

在我国酒精性肝炎中,Child-Pugh分级、马德里判别函数(MDF)、终末期肝病模型评分(MELD)、格拉斯哥酒精性肝炎评分(GAHS)等均被用于评估患者的预后。近年来,国外又提出了几个新的评分系统,如动态模型、多伦多大学指数,贝克莱尔模型。

1. 应用最广泛的是MDF,评分≥32时具有死亡的高风险,1个月死亡率高达30%~50%。那些既有肝性脑病,MDF又升高的患者死亡风险最高。还有MDF>11也被用于作为患者预后差的指标。

2. MELD评分R值>18提示预后差,在第一周住院时间内MELD评分R

值变化≥2点可预测住院死亡风险。

3. GAHS与MDF和MELD评分比较,虽然有更高的预测准确性,但是预测1个月或3个月的病死率缺少敏感性。

4. 对于临床高度怀疑酒精性肝炎的患者,建议使用MDF及其他可用的临床资料对其不良预后风险进行分层。也可使用MELD评分动态观察患者的病情变化。

【附】 酒精性肝病各项评分系统的分级列表及(或)计算公式

(1)Child-Pugh评分:具体分级标准见表32。

表32　Child-Pugh 评分具体分级标准

	1分	2分	3分
肝性脑病	无	1～2	3～4
腹水	无	轻　度	中、重度
总胆红素(μmol/L)	<34	34～51	>51
白蛋白（g/L）	>35	28～35	<28
凝血酶原时间延长（秒）	<4	4～6	>6

分级:

A级:5～6分 手术危险度小,预后最好。

B级:7～9分 手术危险度中等。

C级:≥10分 手术危险度较大,预后最差。

(2)MDF评分

MDF=4.6×(病人凝血酶原时间-对照凝血酶原时间)+TBIL(mg/dl)

(3)MELD评分:病因,胆汁性或酒精性0,其他1。

R=3.8ln[胆红素(mg/dl)]+11.2ln(INR)+9.6ln[肌酐(mg/dl)]+6.4

(4)GAHS评分:具体分级标准见表33。

表33　GAHS评分具体分级标准

	1分	2分	3分
年龄	<50	≥50	
白细胞计数	$<15\times10^9$/L	$\geq15\times10^9$/L	
尿素氮(mmol/L)	<5	≥5	
总胆红素（μmol/L）	<125	125～250	>259
凝血酶原时间比值	1.5	1.5～2.0	≥2.0

凝血酶原时间比值=患者PT/对照PT

格拉斯哥评分,是在住院第一天或第七天计算上述 5 个变量的总分,如总分＞8 提示预后差。

(六)治疗

酒精性肝病的治疗原则是戒酒和营养支持,减轻酒精性肝病的严重程度;改善已存在的继发性营养不良和对症治疗酒精性肝硬化及其并发症。

1. 戒酒

(1)戒酒是治疗酒精性肝病的最重要措施,也是治疗的基础。戒酒可以改善任何阶段酒精性肝病患者的肝组织学损害及提高存活率,虽然一部分酒精性肝炎患者戒酒后仍进展成肝硬化,但继续饮酒肯定比戒酒进展成肝硬化的风险更大。

目前,被批准上市的针对治疗酒精性肝病患者酒精依赖的药物,包括双硫仑、纳曲酮和阿坎酸。

简短心理干预对饮酒量及酒精相关疾病的发生和死亡起积极影响。简短干预往往通过动机访谈来实行,包括 5 个组成部分:询问饮酒情况、建议戒酒或减少饮酒量、意愿评估、协助戒酒或减少饮酒量、安排随访。

戒酒药物与心理干预相结合,能够逐步减少酗酒患者的饮酒量并预防复发。

(2)戒酒过程中,应注意防治戒断综合征。酒精戒断综合征是指酒精依赖患者突然停止或减少酒精摄入时出现的临床症候群,轻中度戒断综合征往往在最后一次饮酒后 6～24 小时发生,表现为血压和心率增加、颤抖、反射亢进、易怒、头痛、恶心、呕吐等。若进展为重度戒断综合征,则可出现震颤性谵妄、癫痫、昏迷、心搏骤停,甚至死亡。

苯二氮䓬类药物是治疗酒精戒断综合征的金标准,能有效改善症状并降低癫痫、震颤性谵妄的概率。长效苯二氮䓬类药物如地西泮(安定)、氯氮䓬等效果较好,但对于老年患者或肝功能较差的患者,短效或中效的劳拉西泮和奥沙西泮更加安全。

2. 营养支持　酒精性肝病患者需要良好的营养支持,在戒酒的基础上提供高蛋白(每千克体重 1.5g/d)、低脂饮食,并注意补充 B 族维生素、维生素 C、维生素 K 及叶酸。应对酒精性肝炎或晚期酒精性肝病患者的营养状态进行评估,严重的营养不良患者应该给予积极的肠内营养支持治疗,改善营养状况可明显提高存活率。

3. 酒精性肝病的治疗基于疾病阶段和具体治疗目标而定

(1)轻症酒精性肝病及酒精性脂肪肝:轻症及单纯性脂肪肝患者通常无症状且呈自限性,停止饮酒 4～6 周后可能完全逆转。戒酒并辅助营养支持为主,根据病情可不给予药物治疗,或适量给予保肝药物。具体推荐药物如下。

①水飞蓟宾类,多烯磷脂酰胆碱,还原型谷胱甘肽(见用药说明)。以上药物通常选择 1～2 种即可,以口服为主,如 ALT、AST 指标偏高>100U/L,建议增加甘草酸制剂。

②中、重度脂肪肝患者还可以选择壳脂胶囊,其可降低肝脏中总胆固醇和三酰甘油的含量,对脂肪肝有改善作用。

(2)酒精性肝炎

①轻度和中度酒精性肝炎。MDF 评分<32,不伴肝性脑病,以及住院 1 周内血清胆红素水平和 MDF 评分下降患者应该密切观察病情变化,并坚持戒酒和营养支持治疗,辅以保护肝细胞膜及细胞器、抗炎、抗氧化、抗纤维化、免疫调节等药物治疗。具体推荐药物如下。

● 美他多辛:美他多辛对氧自由基导致的损伤具有保护作用,能增加还原型谷胱甘肽的浓度,减少脂质过氧化导致的肝脏损伤,对维持肝脏及全身的氧化还原反应的动态平衡具有重要作用。此外,美他多辛能抑制乙醛引起的 TNF-α 和胶原的分泌增加,在急性或慢性酒精中毒患者中使用美他多辛均具有治疗作用,且辅助用于改善酒精戒断症状。

● 保肝、抗炎、抗氧化药物:腺苷蛋氨酸,多烯磷脂酰胆碱,甘草酸制剂,水飞蓟宾类,还原性谷胱甘肽,双环醇,N-乙酰半胱氨酸。

● 抗纤维化药物:软肝片,木苏丸,肝脾康。

● 免疫调节药:胸腺肽类制剂。

以上药物根据患者病情特点及治疗侧重点,分类别的、有选择的、适量搭配的制定药物治疗方案,但不宜同时应用多种保肝抗炎药物,以免加重肝脏负担及因药物间相互作用而引起不良反应。

②出现症状的重度酒精性肝炎。需高度警惕急性肾衰竭发生,可进行必要的扩容和早期纠正肝肾综合征。继发感染很常见且难以诊断,应进行体液采样和密切观察以早期检出感染,及早控制感染。

重度酒精性肝炎(MDF 评分>32,伴或不伴肝性脑病)患者特异性治疗:

● 糖皮质激素:重症的酒精性肝炎能够从激素疗法中获益,因此病情评估及治疗应答的评估都非常重要。给予为期 4 周的泼尼松治疗(40mg/d,持续 28 天,随后停药或在 2 周内逐步撤药)。激素治疗 7 天后,Lille 评分见附 2>0.45,

预示着低应答,Lille 评分＞0.56 则为无应答。激素治疗失败后(低应答或无应答)可考虑进行早期肝移植。

● 己酮可可碱:己酮可可碱由于其抗氧化和 TNF 拮抗特性而被用于酒精性肝炎的治疗。不能使用糖皮质激素治疗的患者,如伴有脓毒血症的患者,己酮可可碱可作为一线治疗手段(400mg,口服,每日 3 次,疗程 4 周)。

● 综合治疗:包括保肝及抗氧化剂、抗纤维化药物、大量的补充和替代等支持治疗、人工肝等。

(3)酒精性肝硬化:酒精性肝硬化的临床治疗重点集中在戒酒、积极的营养疗法、肝硬化并发症的防治方面。

①酗酒的持续存在增加并发症和死亡风险,叠加酒精性肝炎者预后差。酒精滥用应由成瘾专家治疗,并应包括动机治疗和戒酒药物。

②强调酒精性肝硬化患者高于常规的饮食摄入(蛋白质 1.2～1.5g/kg,热能 35～40kcal/kg)。酒精性肝硬化患者应实行多餐制,保证早餐质量并吃夜宵,以改善热能的氮质平衡。

③酒精性肝硬化并发症的治疗与非酒精性肝病患者一样。但是,需要特别注意的是酒精相关性其他器官功能障碍的筛查与诊疗。

④目前没有已显示出针对酒精性肝硬化有确切疗效的特定药物。国内专家共识建议,根据病情可适当给予综合保肝抗炎、抗纤维化、免疫调节、微生态制剂等治疗。

4. 肝移植推荐意见

(1)酒精性肝病肝移植的发展趋势,酒精性肝硬化患者肝移植的比例在1988—1995 年和 1996—2005 年间显著增加(8.3％)。

(2)继发于酒精性肝损害的终末期肝病患者,若仔细的医疗和心理评估均合适,就应和其他失代偿期肝病患者一样,考虑进行肝移植。此外,这一评估应包括对长期戒酒可能性的正式评估。

(3)肝移植对于 Child-Pugh C 级和(或)MELD≥15 的酒精性肝病(主要包括酒精性肝硬化及急、重型酒精性肝炎)患者的存活有益,即可显著改善生存率。特别要强调,在严格戒酒并经过仔细选择药物进行治疗而无反应的严重酒精性肝炎患者,应进行早期肝移植的深入评估。

(4)术前戒酒 6 个月后自发好转的患者可避免不必要的肝移植。

(5)戒酒者中出现静脉曲张破裂出血、肝性脑病、新出现的腹水或自发性细菌性腹膜炎中的任一项时,均应考虑肝移植。

(6)肝移植之前,应评估胰腺功能、肾功能、营养状态;检测中枢和外周神经病变、肌病和心肌病;筛查动脉粥样硬化和缺血性心脏疾病;排除任何存在的肿瘤性疾病及癌前状态。

(7)肝移植后随访:①肝外并发症。与其他原因的肝病行肝移植的患者相比,酒精性肝病患者移植后心血管事件、慢性肾病、糖尿病、高血压等的发生率较高。②存活。酒精性肝病患者移植后 1、3、5 和 10 年的存活率均明显高于 HCV 和 HBV 相关性肝病及隐源性肝硬化患者。

【附1】 用药说明

(1)美他多辛胶囊:规格,0.25g/粒;常用量,口服,每次 2 粒,每日 2 次。

(2)壳脂胶囊:规格,0.25g/粒;常用量,口服,每次 5 粒,每日 3 次。

(3)腺苷蛋氨酸:①丁二磺酸腺苷蛋氨酸肠溶片。规格,0.5g/片;常用量,口服,每次 2 片,每日 2 次。

②注射用丁二磺酸腺苷蛋氨酸。规格,500mg/支;常用量,静脉滴注,每次 1~2 支,每日 1 次;溶剂,100ml 生理盐水。

(4)多烯磷脂酰胆碱:①多烯磷脂酰胆碱胶囊。规格,228mg/粒;常用量,口服,每次 2 粒,每日 3 次。②多烯磷脂酰胆碱注射液。规格,232.5mg/支;常用量,静脉滴注,每次 3 支,每日 1 次;溶剂,100ml 5%葡萄糖注射液。

(5)甘草酸制剂:①甘草酸二铵肠溶胶囊。规格,50mg/粒;常用量,口服,每次 3 粒,每日 3 次。②异甘草酸镁注射液。规格,50mg/支;常用量,静脉滴注,每次 3 支,每日 1 次;溶剂,100ml 0.9%氯化钠注射液。③注射用复方甘草酸苷。规格,20mg/支;常用量,静脉滴注,每次 9 支,每日 1 次;溶剂,100ml 0.9%氯化钠注射液。

(6)水飞蓟宾类:①水飞蓟宾胶囊。规格,35mg/粒;常用量,口服,每次 2 粒,每日 3 次。②水飞蓟宾葡甲胺片。规格,0.1g/片;常用量,口服,每次 2 片,每日 3 次。

(7)还原型谷胱甘肽:①还原型谷胱甘肽片。规格,0.1g/片;常用量,口服,每次 3 片,每日 3 次。

②注射用还原型谷胱甘肽。规格,1.8g/支;常用量,静脉滴注,每次 1 支,每日 1 次;溶剂,100ml 0.9%氯化钠注射液。

(8)双环醇片:规格,25mg/片;常用量,口服,每次 1 片,每日 3 次。

(9)N-乙酰半胱氨酸:乙酰半胱氨酸注射液。规格,4g/支;常用量,静脉滴注,每次 2 支,每日 1 次;溶液,100ml 10%葡萄糖注射液。

(10)复方鳖甲软肝片:规格,0.5g/片;常用量,口服,每次 4 片,每日 3 次。

(11)木苏丸:规格,5g/袋;常用量,口服,每次 1 袋,每日 3 次。

(12)肝脾康胶囊:规格,0.35g/粒;常用量,口服,每次5粒,每日3次。

(13)胸腺肽制剂:①注射用胸腺法新。规格,1.6mg/支;常用量,皮下注射,每次1支,每72小时1次。②胸腺喷丁注射液。规格,10mg/支;常用量,肌内或皮下注射,每次1支,隔日1次。

【附2】 Lille评分的计算公式

$3.19-0.101×$年龄$+0.147×$白蛋白$(g/L,0$天时$)+0.0165×$总胆红素的改变$(\mu mol/L)-0.206×$肾功能不全(若缺乏,为0;若存在,为1)$-0.0065×$总胆红素的水平$(\mu mol/L,0$天时$)-0.0096×$凝血酶原时间(秒)

二、非酒精性脂肪性肝病

在脂肪肝研究的过程中,肝细胞脂肪变和脂肪浸润最早仅作为一种病理学改变,在1842年由Bowman通过尸体解剖嗜酒者肝脏标本发现。1962年,Thaler在文献中开始描述非嗜酒者脂肪肝,1979年有文献分别报道肥胖、糖尿病相关脂肪肝发生肝硬化,其后Ludwig(1980年)和Schaffner(1986年)相继提出非酒精性脂肪性肝炎(NASH)或非酒精性脂肪性肝病(NAFLD)的概念。然而,当时脂肪肝主要还是作为一种无关紧要的影像学表现,见于B超和CT等检查报告之中,有关NASH和NAFLD的研究仍仅呈零星报道。直到Day(1998年)等发现NASH可并发进展性肝纤维化和肝硬化,NASH才得到学术界极大关注。2002年以后,逐渐认识到NAFLD的危害并不仅限于肝脏,其作为"危险因素"对代谢紊乱的促进作用不容低估,NAFLD可能是代谢综合征的重要组成之一。

NAFLD的内涵起初包罗万象,从非嗜酒者脂肪肝(慢性、弥漫性、大泡性为主的肝脂肪变,伴或不伴炎症和纤维化的临床病理综合征)到无过量饮酒、无其他明确损肝因素,且无其他可导致脂肪肝的全身性疾病者的脂肪性肝病,进一步到需排除营养不良、全胃肠外营养,甚至还需排除与IR相关的遗传性疾病。目前认为,非酒精性脂肪性肝病是一种与胰岛素抵抗(IR)和遗传易感性密切相关的代谢应激性肝损伤,其肝脏病理学改变与酒精性肝病相似,但无过量饮酒史的临床综合征。

(一)流行病学特点

随着肥胖症和糖尿病患者的增多,NAFLD已成为西方发达国家慢性肝病的首要病因,并呈现全球化发病趋势,在我国亦有可能成为慢性肝病的首要病因。然而,当前医学界对这种相对较新的现代都市病的来龙去脉及危害尚无足够认识。

早在20世纪80年代,欧美等发达国家普通成年人NAFLD的患病率已至10%,而在肥胖症及2型糖尿病患者中则分别高达50%和40%,但当时并未引起重视。直到1998年Day等报道15%～50%NASH患者合并肝纤维化,对NAFLD极大关注。近年来,一系列的影像学和肝活检资料显示,NAFLD已成为西欧、美国、澳大利亚、日本第一大慢性肝病,以及肝功能异常的首要病因,普通成年人NAFLD患病率为20%～33%[1~3],其中10%～15%可能为非酒精性脂肪性肝炎,后者10年内肝硬化发生率为15%～25%,其中30%～40%将会死于肝癌、肝衰竭和移植肝后复发。肥胖者单纯性脂肪肝(60%～90%)、NASH(20%～25%)及肝硬化(2%～8%)的发生率则更高[4~5]。2型糖尿病和高脂血症患者NAFLD检出率分别为28%～55%和27%～92%[2~3],多种代谢紊乱并存者NAFLD的患病率更高,而且NASH和肝硬化的可能性更大。随着肥胖和糖尿病患者的增多,NAFLD患病率可能进一步增加。现有文献报道,我国脂肪肝的患病率变化范围颇大(0.6%～30.0%),可能由于所调查对象的性别和年龄分布、职业、经济状态、是否饮酒,以及调查的方法和年代不同而不同[6]。

NAFLD可见于全球各个地区,东西方人之间NAFLD患病率差异并无统计学意义,但部分人种似乎更为易感。尽管现有研究资料存在局限性,但NAFLD在肥胖者中更为常见,随着体重指数和腰围的增加,NAFLD的患病率及其程度都有所增加。NAFLD影响包括儿童在内的所有年龄层次的个体,最常见于40～50岁,且无明显的性别差异。NAFLD患病率在男女性别方面差异并无统计学意义,有可能单纯性脂肪肝男性偏多,而NASH患者中女性可能占优势。无论是男性还是女性,NAFLD的患病率均随着年龄增长呈上升趋势。NAFLD的患病率不断攀高,而且起病渐趋低龄化,已不是西方发达国家所专有的疾病,而成为世界范围的一个重要的公共健康问题。

(二)病因及发病机制

1. 病因 非酒精性脂肪性肝病(NAFLD)分原发性和继发性两大类,前者与胰岛素抵抗和遗传易感性有关,而后者则由某些特殊原因所致。营养过剩所致体重增加过快和体重过重,肥胖、糖尿病、高脂血症等代谢综合征相关脂肪肝,以及隐源性脂肪肝均属于原发性非酒精性脂肪性肝病范畴;而营养不良、全胃肠外营养、减肥手术后体重急剧下降、药物、环境和工业毒物中毒等所致脂肪肝,则属于继发性非酒精性脂肪性肝病范畴。除非特指,通常文献所述 NAFLD 和 NASH 多指原发性脂肪肝[7]。

肥胖、2 型糖尿病、高脂血症等单独或共同构成 NAFLD 的易感因素。某些家庭中的人具有患某种疾病的素质,如肥胖、2 型糖尿病、原发性高脂血症等,此种现象称为遗传易感性,并且与胰岛素抵抗相关的遗传易感性决定着个体易发生脂肪性肝病疾患。最新的调查也表明,NASH 和隐源性肝硬化有家族性发病的现象,提示遗传因素可能起着重要作用。NASH 发病的最初阶段,这些遗传因素可能是通过影响胰岛素抵抗程度和游离脂肪酸的产生而起作用的,包括影响体重指数和脂肪的分布等[8]。

2. 发病机制　NAFLD/NASH 的具体发病机制目前尚未明确,主要和遗传因素、环境因素、脂肪代谢异常、激素的影响、线粒体功能受损、氧应激及脂质过氧化损伤、铁超负荷、细胞因子、免疫反应等多个因素有关。Day 的"二次打击"学说,为目前最为常用于解释 NAFLD 复杂发病机制的学说。胰岛素抵抗(IR)为脂肪肝"二次打击"的"第一次打击"。所谓 IR 是肝、外周脂肪,以及肌肉组织对胰岛素作用的生物反应低于正常水平。IR 通常以内环境稳定 IR 试验(HOMA-IR)测定。当出现 IR 时,胰岛素抑制脂肪组织分解的作用减弱,导致脂肪分解增加,释放游离脂肪酸(FFA)增多,使循环中 FFA 增加,增多的 FFA 又可通过抑制胰岛素的信号转导并减少胰岛素的清除,而加重胰岛素抵抗,形成一个病理情形下的正反馈调节。而 FFA 本身为具有肝细胞毒性的分子,作用于肝细胞可以引起线粒体肿胀和通透性增加,肝细胞变性、坏死和炎细胞浸润,诱导细胞凋亡。FFA 中的不饱和脂肪酸还可通过加强脂质过氧化反应损伤肝细胞。FFA 可与细胞因子 TNF-α、TNF-β、IL-1、IL-6 等相互作用,导致生物膜损伤,诱发脂肪性肝炎。总之,第一次打击完成,使肝细胞内合成三酰甘油增加而输出减少,肝细胞内脂肪异位沉积,导致肝细胞脂肪变性,使肝脏易受第二次打击。二次打击主要为反应性氧化代谢产物增多,导致脂质过氧化伴细胞因子、线粒体解偶联蛋白-2 和 Fas 配体被诱导活化,进而引起脂肪变性的肝细胞发生炎症、坏死,甚至纤维化。肠道细菌发酵产生的乙醇和内毒素、肝毒性物质、缺氧及铁负荷过重等因素,均可作为二次打击参与 NASH 的发病。除非能及时阻止炎症-坏死循环,否则将发生进展性肝纤维化和肝硬化[9]。

(三)临床表现

1. 起病情况　NAFLD 患者多无自觉症状,或仅有轻度的疲乏、食欲缺乏、腹胀、嗳气、肝区胀满等感觉。少数病人可出现脾大、蜘蛛痣和肝掌。

2. 临床类型　按病理改变程度分类及病变肝组织是否伴有炎症反应和纤维化，NAFLD 可分为：单纯性脂肪肝、NASH、NASH 相关性肝硬化。

(1)单纯性脂肪肝：依据肝细胞脂肪变性占据所获取肝组织标本量的范围，分为 4 度（F0～4）：F0＜5％肝细胞脂肪变；F1 5％～30％肝细胞脂肪变；F2 30％～50％肝细胞脂肪变性；F3 50％～75％肝细胞脂肪变；F4 75％以上肝细胞脂肪变。

(2)非酒精性脂肪性肝炎（NASH）：是指在肝细胞脂肪变性基础上发生的肝细胞炎症。

NASH 的脂肪肝程度与单纯性脂肪肝一致，分为 4 度（F0～4）。依据炎症程度把 NASH 分为 3 级（G0～3）：G0 无炎症；G1 腺泡 3 带呈现少数气球样肝细胞，腺泡内散在个别点灶状坏死；G2 腺泡 3 带明显气球样肝细胞，腺泡内点灶状坏死增多，门管区轻～中度炎症；G3 腺泡 3 带广泛的气球样肝细胞，腺泡内点灶状坏死明显，门管区轻至中度炎症伴/或门管区周围炎症。

依据纤维化的范围和形态，把 NASH 肝纤维化分为 4 期（S0～4）：S0 无纤维化；S1 腺泡 3 带局灶性或广泛的窦周/细胞周纤维化；S2 纤维化扩展到门管区，局灶性或广泛的门管区星芒状纤维化；S3 纤维化扩展到门管区周围，局灶性或广泛的桥接纤维化；S4 肝硬化。

NASH 组织病理学诊断报告：NASA-F(0～4)、G(0～3)S、(0～4)。F：脂肪肝分度；G：炎症分级；S：纤维化分期。

儿童 NASH 组织学特点，小叶内炎症轻微，门管区炎症重于小叶内炎症，很少气球样变，小叶内窦周纤维化不明显，门管区及其周围纤维化明显，可能为隐源性肝硬化的重要原因。

(3)非酒精性脂肪性肝炎相关肝硬化：肝小叶结构完全毁损，代之以假小叶形成和广泛纤维化，大体为小结节性肝硬化。根据纤维间隔有否界面性肝炎，分为活动性和静止性。

(四)实验室及影像学检查

1. 实验室检查　血清 ALT、AST 和 γ 谷氨酰转肽酶检测常用于普通人群 NAFLD 的筛查，但在敏感性、特异性和预测价值等方面存在许多问题。进展期 NASH 甚至肝硬化患者血清 ALT 可能完全正常，且 ALT 水平与 NASH 及其程度无关。另一棘手的问题就是 ALT 临界值的设定，在美国，不同临界值得到不同的 NAFLD 患病率（7.9％～23％）。大部分 NAFLD 患者血清 ALT 水平低于 250U/L，当 ALT＞300U/L 时需考虑其他引起 ALT 升高的原因。此外，

30%～50%的NAFLD有糖尿病或糖耐量异常及糖尿病性靶器官损害,20%～80%患者存在血脂紊乱。

2. 影像学检查 B超是最常用和最便宜的诊断脂肪肝的方法,表现为肝脏回声增强(与肾脏相比),后方回声衰减伴肝内管道纹理模糊。与计算机断层显像(CT)相比,超声诊断脂肪肝更敏感,但特异性差。对于局灶性脂肪肝,B超检查作用有限。此外,对于严重肥胖个体,B超很难获得清晰的肝脏声像图。CT克服了超声检查的一些缺点。与周围血管及肾脏、脾脏相比,肝脏脂肪变性造成肝脏密度降低,结果肝脏/脾脏CT值之比小于1。尽管CT诊断脂肪肝存在技术上的限制,但在检查局灶性脂肪肝和进行肝脏脂肪沉积的半定量评估方面优于B超。与周围肌肉相比,脂肪肝在磁共振显像中呈现更低的信号强度,而磁共振质谱分析可准确对肝脏脂肪沉积进行定量。但现有影像学均不能区分脂肪变与脂肪性肝炎,也不能识别肝纤维化,并且难以发现肝脂肪变程度小于25%～30%的NAFLD。

(五)诊断及鉴别诊断

NAFLD诊断中,"非酒精性"的标准从原先的要求滴酒不沾到可有少量饮酒史,而少量饮酒的阈值从平均每周饮用乙醇小于40g到男性每周饮用乙醇小于140g(女性每周小于70g),甚至有学者将男性安全的饮酒阈值定为每周小于210g乙醇。NAFLD的诊断理念亦在与时俱进,原先诊断NAFLD要求排除一切可能会导致脂肪肝的其他原因,目前认为慢性病毒性肝炎、酒精性肝病(ALD)等其他已知肝病可与NAFLD合并存在。对于肥胖症(特别是已有代谢综合征或糖尿病)患者脂肪肝病因的判断,首先考虑NAFLD的可能,进一步通过相关检查明确是否合并过量饮酒、嗜肝病毒现症感染等其他肝损害因素。当然,对多种肝损害因素并存的个体肝酶异常及肝脏损伤病因的判断不能死守"一元论"的经验,更应想到多种因素的相加或协同作用。需除外酒精性肝病、慢性丙型肝炎、自身免疫性肝病、肝豆状核变性等可导致脂肪肝的特定疾病;并需除外药物(他莫昔芬、胺碘酮、甲氨蝶呤、糖皮质激素)、全胃肠外营养、炎症性肠病、甲状腺功能减退、库欣综合征、无β脂蛋白血症,以及与先天性胰岛素抵抗综合征等相关的脂肪肝。

【附3】 非酒精性脂肪性肝病诊疗指南(2010年修订版)

(1)NAFLD的诊断需具备以下3项条件:①无饮酒史或饮酒折含乙醇量小于140g/W(女性<70g/W)。②除外病毒性肝炎、药物性肝病、全胃肠外营养、肝豆状核变性等可导致脂肪肝的特定疾病。③肝活检组织学改变符合脂肪

性肝病的病理学诊断标准。

(2)鉴于肝活检组织学诊断通常难以获得,NAFLD 的临床诊断依据为:①肝脏影像学表现符合弥漫性脂肪肝的诊断标准且无其他原因可供解释。②代谢综合征及其相关组分患者出现不明原因的血清转氨酶和(或)谷氨酰转肽酶(GGT)持续增高半年以上。

(3)影像学诊断标准:具备以下 3 项腹部实时超声(B 超)异常表现中的至少 2 项者诊断为弥漫性脂肪肝:①肝脏近场回声弥漫性增强(明亮肝),回声强于肾脏。②肝内管道结构显示不清。③肝脏远场回声逐渐衰减。CT 平扫诊断脂肪肝的依据为肝脏密度普遍降低并且低于脾脏或肾脏,肝脾 CT 值之比≤1。弥漫性肝脏密度降低,肝/脾 CT 比值≤1.0,但>0.7 者为轻度;肝/脾 CT 比值≤0.7,但>0.5 者为中度;肝/脾 CT 比值≤0.5 者为重度。

(4)病理学诊断标准:NAFLD 病理特征为肝腺泡 3 区大泡性或以大泡为主的混合性肝细胞脂肪变,伴或不伴有肝细胞气球样变、小叶内混合性炎症细胞浸润,以及窦周纤维化。与成人不同,儿童 NASH 汇管区病变(炎症和纤维化)通常较小叶内严重。推荐 NAFLD 的病理学诊断和临床疗效评估,参照美国国立卫生研究院 NASH 临床研究病理工作组指南,常规进行 NAFLD 活动度积分(NAS)和肝纤维化分期。

NAS(0～8 分):①肝细胞脂肪变。0 分(<5%);1 分(5%～33%);2 分(34%～66%);3 分(>66%)。②小叶内炎症(20 倍镜计数坏死灶)。0 分,无;1 分(<2 个);2 分(2～4 个);3 分(>4 个)。③肝细胞气球样变。0 分,无;1 分,少见;2 分,多见。NAS 为半定量评分系统而非诊断程序,NAS<3 分可排除 NASH,NAS>4 分则可诊断 NASH,介于两者之间者为 NASH 可能。规定不伴有小叶内炎症、气球样变和纤维化但肝脂肪变>33% 者为 NAFL,脂肪变达不到此程度者仅称为肝细胞脂肪变。肝纤维化分期(0～4):0:无纤维化;1a:肝腺泡 3 区轻度窦周纤维化;1b:肝腺泡 3 区中度窦周纤维化;1c:仅有门脉周围纤维化;2:腺泡 3 区窦周纤维化合并门脉周围纤维化;3:桥接纤维化;4:高度可疑或确诊肝硬化,包括 NASH 合并肝硬化、脂肪性肝硬化,以及隐源性肝硬化(因为肝脂肪变和炎症随着肝纤维化进展而减轻)。不要轻易将没有脂肪性肝炎组织学特征的隐源性肝硬化归因于 NAFLD,必须寻找有无其他可能导致肝硬化的原因。

(六)治疗

对 NAFLD 的处理包括基础治疗、针对肝病的药物治疗,以及防治肝病并发症等方面,应遵循"早期干预、长期坚持,整体治疗与个体化用药相结合"的方案。改变生活方式,治疗伴发病和相关危险因素是整体治疗的基本前提。成功的基础治疗可逆转单纯性脂肪肝及其伴随的全身病变,提高保肝药物治疗脂肪性肝炎的效果,并可防止肝移植术后 NAFLD 的复发。鉴于糖尿病和动脉硬化对 NAFLD 患者远期预后的影响远超过肝硬化,NAFLD 的防治重点已变为改变生活方式,有效控制体重增加,保持腰围、血脂、血糖、血压在安全范围。NAFLD 的疗效评估指标不再仅限于肝脏(ALT 复常、脂肪肝减轻或逆转),而更看重代谢紊乱及其并发症的控制情况。遗憾的是,至今尚无调整饮食结构和增加体育锻炼有效防治 NAFLD 的随机对照试验。

1. 一般治疗 尽管推荐 NAFLD 患者接受低热能及低饱和脂肪酸饮食,但是至今尚不清楚膳食脂肪组成的改变对 NAFLD 患者肝组织学损伤有何影响。在缺乏相关证据情况下,推荐 NAFLD 患者接受糖尿病饮食或"健康心脏食谱"似应谨慎。现有的饮食干预措施包括控制总的热能摄入,膳食脂肪以不饱和脂肪酸为主,并限制饱和脂肪酸摄入;碳水化合物以慢吸收的复合糖类和纤维素为主,并限制快吸收的碳水化合物(高糖指数)的摄入。一项分析表明,饮食指导确实可使肥胖症患者的体重有不同程度的下降,在 3~12 个月的饮食干预试验中,体重指数(BMI)平均每月下降 0.1 单位(kg/m^2)。然而在停止饮食干预后,患者体重常常逐渐反弹。74 例重度肥胖症患者接受了详细的饮食评估和肝活体组织学检查,结果显示:高碳水化合物摄入量与肝组织学炎症程度严重呈正相关,而高脂肪摄入与肝组织学炎症程度轻微密切相关;并且未发现膳食总热能或蛋白质摄入量与肝脂肪变、炎症和纤维化之间有相关性。另一项对为期 6 个月的节食疗法的研究表明,与低脂饮食相比,低碳水化合物饮食(富含低糖指数饮食)在短期内降低 BMI 和改善胰岛素抵抗的效果更好,然而该研究未评估饮食干预对 NAFLD 的治疗效果。

2. 西医(内科、外科) 自从 NAFLD 被认为是一种进展性肝病以来,针对 NASH 患者肝病的药物治疗一直是研究的热点,旨在阻止肝病进展及减少肝硬化的发生。然而,至今尚无推荐用于 NAFLD 常规治疗的中西药物,事实上近期内也不可能发现这类特效药物。

胰岛素增敏药、抗氧化剂和抗感染治疗,以及有可能减少肝脏脂质含量的药物在 NASH 防治中的作用及安全性引人关注。

(1)胰岛素增敏药:包括二甲双胍(改善肝脏胰岛素抵抗)、噻唑烷二酮(改善外周胰岛素抵抗),以及糖苷酶抑制药(改善餐后血糖)。多项非对照的临床试验结果显示,二甲双胍可显著降低 NAFLD 患者血清 ALT 水平。一项开放的有治疗前后肝活体组织学检查资料的随机对照试验结果显示,二甲双胍组部分病例肝脂肪变、炎症坏死及纤维化程度显著改善,但是二甲双胍组与维生素E组、安慰剂组在肝组织学改善方面均无显著差异。另有研究报道,24例接受二甲双胍治疗的NASH患者肝组织学改善率接近50%,所有肝组织学改善者均伴有体重下降,提示二甲双胍对NASH的治疗效果至少部分来自其不良反应(胃肠道反应)和辅助减肥。噻唑烷二酮(匹格列酮和罗格列酮)是过氧化物酶增殖物激活受体γ的激动药,主要通过作用于前脂细胞而改善胰岛素抵抗。多项小型开放试验表明,噻唑烷二酮改善NASH患者血清ALT和肝组织学的结果令人鼓舞。一项为期6个月的随机双盲安慰剂对照试验结果显示,匹格列酮能改善55例合并糖耐量异常的NAFLD患者的胰岛素敏感性及血糖水平;并且治疗组较对照组肝脂肪变和炎症坏死程度明显改善,但是两组间肝纤维化的改善作用不明显。延长疗程能否观察到抗肝纤维化效果有待进一步研究。罗格列酮治疗NASH的有效率接近50%,作用机制为改善胰岛素抵抗。该类药物的缺点主要为增加体重(治疗1年体重可增加4%)和潜在的增加心血管疾病危险性,以及治疗费用高。为此,在推荐噻唑烷二酮用于NASH常规治疗之前,需认真考虑治疗费用、长期治疗的效果等。

(2)抗氧化及抗感染治疗:包括抗氧化剂(维生素E、维生素C、谷胱甘肽前体D-甜菜碱),针对肿瘤坏死因子的抗感染药物(己酮可可碱、依那西普、英夫利昔单克隆抗体、反应停、米索前列醇),以及益生元和益生菌(预防肠道细菌过度生长,从而减少肠道内源性乙醇和内毒素的产生及其相关肝脏氧应激和炎症损伤)。此外,亦有研究探讨非特异性保肝药物(熊去氧胆酸)和Pan-caspase抑制剂(预防凋亡)等对NASH的治疗效果。虽然许多小型开放试验显示,这些药物可使血清ALT水平下降,甚至使肝组织损伤减轻,然而至今尚无大样本、长疗程、有安慰剂对照的随机试验证实某药对NASH有肯定的疗效。一项有组织学证实的166例NAFLD患者的随机安慰剂对照试验结果显示,为期2年的熊去氧胆酸治疗在改善生物化学指标和组织学方面并不优于安慰剂组。另一项有关甜菜碱的大型对照试验结果亦显示药物的疗效并不优于安慰剂对照组。

(3)他汀类降脂药物:鉴于目前针对NASH患者肝脏损伤的药物治疗效果有限,针对其并存疾病的治疗(包括药物治疗)就显得非常重要。根据多数NAFLD患者的基础疾病通常有用减肥药、降糖药、降压药、降脂药等治疗的适应证;另一方面,NAFLD患者常常存在血清ALT异常和肝脏损伤,其对某些药物的处理能力下降,药源性肝损害的发生率有可能增加。为此,临床医师常常因为NAFLD患者的肝酶增高而不敢使用他汀类药物降低血清低密度脂蛋白胆固醇。事实上,肝酶异常和肝功能不全并不是一回事,肝酶增高者使用标准剂量的他汀并不增加其肝毒性,他汀治疗中出现的肝功能异常,通常是一过性无症状性孤立性 ALT 增高,并不代表存在他汀相关的显著肝脏损伤,他汀相关肝衰竭的发生率仅为 1/1 000 000 左右。目前认为,他汀类药可安全用于 NAFLD 或 NASH 患者血脂紊乱的长期治疗且无须加强肝酶监测,他汀类药治疗中即使出现无症状性孤立性 ALT 轻度增高(<120U/L)亦无须减量和停药。

(4)减肥手术:对于严重肥胖症患者,减肥手术是最为安全有效的治疗措施。早期开展的空-回肠短路手术因使体重在短期内急剧下降导致肝脏炎症和纤维化加剧,现已不再应用。目前开展的胃成形术等减肥手术可使体重缓慢下降且不易导致营养不良及其相关并发症,合并 NASH 的患者在减肥手术后其肝脂肪变和炎症甚至纤维化程度显著改善。此外,减肥手术还可减轻和缓解与肥胖相关的糖尿病、高血压、血脂紊乱等并发症。减肥手术将会更多地用于减肥药物治疗无效的重度肥胖症患者。总之,肥胖及其相关 NAFLD 在最近 10年已成流行趋势,其对东西方人群的健康均已构成严重威胁。为此,对于肥胖和糖脂代谢紊乱患者,需通过肝酶检测和肝脏 B 超等检查明确有无 NAFLD,而对 NAFLD 患者亦须加强代谢紊乱的监测及处理。尽管缺乏随机对照试验的结果,改变生活方式至今仍被认为是处理 NAFLD 及其相关代谢紊乱的基本措施。最近,一些针对 NASH 患者肝病的小型临床试验虽已产生了令人鼓舞的结果,但在推荐用于 NASH 的常规治疗之前尚需积累更多的证据和临床安全性资料。治疗与 NASH 并存的疾病对于改善患者的预后非常重要,根据临床需要可安全使用他汀等药物。减肥药物治疗无效的重度肥胖症患者可考虑做减肥手术治疗。

3. 中医   中医对脂肪肝尚无统一认识,其病名划分、病因病机的认识尚未统一,辨证分型因人而异,涉及方药繁杂多样。中医古代文献中没有非酒精性脂肪肝这个病名,根据其可能有肝区胀痛、乏力、腹胀、食欲缺乏、肝脾大等临床表现,可归属于"胁痛""痞满""瘀血""痰湿"和"积聚"等范畴。以肝区胀痛、胀痛或肝区不适为主要表现多辨证为"胁痛",以腹胀、食欲缺乏为主要表现多辨证为"痞满",以肝脾大为主要表现多辨证为"积聚"。多数学者结合临床经验,针对不同的病因病机,采用相应的辨证分型;治疗上多采用虚则补之,实则泻之的治则;临证时于辨证基础上结合具体情况灵活运用,其中行气疏肝、活血化瘀、化痰利湿、健脾补肾为基本治法。

4. 其他治疗(饮食养生指导)

(1)饮食疗法:饮食疗法主要包括估算标准体重、估算热能、估算份数及选择食物。合理控制热能的摄入是治疗脂肪肝的首要原则。热能来源于蛋白、脂肪、糖类。根据患者的体重估算每天所需热能:标准体重(kg)=身长(cm)-105(身高160cm以下者100)。以轻体力劳动或脑力劳动的中老年患者为例,标准体重者每天30kcal/kg,超重者每天20~25kcal/kg,消瘦者每天35kcal/kg。年轻人或中度以上生活活动时,应增加相应的热能摄取。世界卫生组织和美国糖尿病协会推荐,在总热能中,一般蛋白质占15%~20%(其中1/3以上为动物蛋白),豆类及豆制品等植物蛋白生物利用度低,应以动物蛋白为主,如鱼类、瘦肉、脱脂牛奶、鸡蛋清、鸡、鸭、飞禽等。鱼以鲫鱼、鲶鱼、比目鱼、鲈鱼、鳝鱼低脂肪类为主,少食高脂肪的鲥鱼、鳗鱼、鲳鱼、带鱼等。脂肪占20%~25%,脂肪肝患者应以植物性脂肪为主,尽可能多摄取单不饱和脂肪酸,限制饱和脂肪酸的摄取。单不饱和脂肪酸的食物有橄榄油、菜籽油、茶油。多不饱和脂肪酸的食物有豆油、花生油、鱼油等。富含饱和脂肪酸的食物有猪油、牛油、羊油、奶油等。蛋黄及脑髓、鱼子等动物内脏胆固醇含量最高,必须限制食用。糖类占50%~60%,主要来源于米、面。不吃或少吃精制糖类,如冰淇淋、糖果、蜂蜜、果酱、蜜饯、水果罐头和各类甜点心。脂肪肝患者应增加纤维素的摄入,因为水溶性纤维素可减慢胃排空时间,延缓肠道糖类吸收,可以改善脂肪肝患者餐后血糖升高,降低血脂浓度。因此,脂肪肝患者纤维可从20~25g/d,增至40~60g/d。富含水溶性膳食纤维的食物有:玉米麸、粗麦粉、糙米、硬果、豆类、香菇、海带、木耳、鸭梨、魔芋等。

脂肪肝患者要多进食蔬菜和水果,它们富含维生素和矿物质,可以加速肝细胞修复,多食香瓜、西瓜、樱桃、生梨、山楂、柠檬等含糖量低的水果,少食苹果、香蕉、橘子等含糖量中等的水果,必要时可用萝卜、西红柿、黄瓜代替水果。进食水果最好在饥饿时或两餐之间以减少主食的摄入,从而保证每天总热能的控制。

脂肪肝患者应注意充分合理饮水,促进机体代谢及代谢废物的排泄。一般成人每日需饮水2 000ml,老年人1 500ml,肥胖者因体内水分比正常人少15%~20%,故每日饮水2 200~2 700ml,平均每3小时摄入300~500ml。饮用水的最佳选择是白开水、矿泉水、净化水及清淡的茶水等,切不可以各种饮料、牛奶、咖啡代替饮水。饭前20分钟饮水,使胃有一定的饱胀感,可降低食欲,减少进食量,有助于减肥。另外,脂肪肝病人可以多食香菇、木耳、芹菜、山楂、绿豆芽、茭白、番茄、黄瓜等有助于降血脂和促进肝脏沉积脂肪消退的食品。

脂肪肝患者应改变不良的饮食习惯,三餐分配应"朝四暮三",即按早4、中3、晚3的比例分配三餐,重点控制晚餐,不吃消夜,不吃零食。在烹饪方法上,最好采用蒸、煮、烩、炖、熬、焖等方法,忌油炸、煎、炒的方法。每日食盐量应控制在 5g 以下,因为盐能增加胃液分泌,促进食欲。忌辛辣和刺激性食物,如洋葱、蒜、姜、辣椒、胡椒、咖喱等。

(2)运动疗法:脂肪肝的运动疗法主要适用于伴有胰岛素抵抗和体重超重的脂肪肝患者,即常见的 NAFLD 患者。在肥胖症、2 型糖尿病、高脂血症等所致的营养过剩性脂肪肝,以及肝炎后脂肪肝的治疗中,运动疗法的重要性仅次于饮食控制。营养过剩性脂肪肝如合并严重的心脑血管疾病、肾病或已发展为肝硬化亦应限制活动量。另外,运动疗法仅适用于原发性肥胖症,而继发性肥胖症则不宜运动。因此,运动疗法开始前应实施各种检查,并设定各自的标准体重,肥胖度 70% 以上的肥胖者可先给予药物减肥治疗,待体重减至肥胖度 50% 以下时再开始运动疗法。

运动疗法主要由 5 个基本因素组成,即运动方式、运动强度、运动持续时间、运动实施时间带、实施的频率。运动疗法的制定应遵循个体化、循序渐进、持之以恒的原则。脂肪肝病人适宜的运动方式是持之以恒的、低中等强度较长时间的有氧运动。

①运动方式。运动方式包括慢跑、中快速步行、骑自行车、上下楼梯、爬山、打羽毛球、跳绳、跳舞、游泳等运动。个人可以根据自己的兴趣、生活习惯及体力情况选择适合自己的运动。身体健壮的中青年人宜选用运动强度较大的项目,如游泳、跑步等。体弱的中老年人宜选用强度小的项目,如步行、做操等。

②运动强度。运动强度是否适当对于达到减肥降脂的目标是至关重要的,过小或过大的运动量均不能取得理想的效果。若运动量过小,不能消耗多余的热能,达不到减肥降脂的效果;运动强度过大,超过自身的承受能力,不但会造成运动性损伤,而且此时机体以无氧代谢方式运动,所以脂肪组织减少不佳,并且可能会造成血中过氧化脂质增加。运动强度可通过主观感觉和客观指标进行判定。主观判定:运动锻炼时有轻度的呼吸气促、心悸等症,但应在休息后 5～10 分钟内恢复到运动前水平,并且运动后睡眠及食欲良好,虽然觉得稍有疲劳,但疲劳感在半小时内即会消失。客观判断:运动强度以最大耗氧量 60% 的脉率为靶心率,简易的估算方法:脉率＝170－年龄。

③运动时间及频率。有氧运动时,运动初期糖原分解比例高于脂肪酸,约 20 分钟时,两者分解比例接近,运动持续时,脂肪分解比例增加。所有以减肥降脂为目的的锻炼,每次至少持续 20 分钟以上,而从机体承受能力考虑,运动时间不应超过 1 个小时。从抑制饭后血糖升高角度考虑,餐后 60～120 分钟的时间带运动量锻炼最为有效。据研究,同样的运动项目和运动强度,下午或晚上

锻炼要比上午锻炼多消耗 20 ％的能量。因此运动锻炼时间最好选择在下午或晚上。运动实施频率以每周 3～5 次较合适。

运动疗法与减重：肥胖是脂肪肝最常见的危险因素,合并重度肥胖的 NAFLD 患者发展至 NASH 及肝纤维化的概率分别为 25％及 10％。因此,减肥是防治体重过重和肥胖性脂肪肝必不可少的手段。运动时,肌肉对血液内游离脂肪酸(FFA)和葡萄糖的摄取及利用增加,一方面可使脂肪细胞释放出大量 FFA,导致脂肪细胞缩小,另一方面可消耗多余的血糖,使之不能转变为脂肪,结果体内脂肪减少,体重下降。

(七)预后

NAFLD 患者肝病进展速度主要取决于初次肝活组织检查(简称肝活检)组织学类型。NAFLD 进展很慢,随访 10～20 年肝硬化发生率低(0.6％～3.0％),而 NASH 患者 10～15 年内肝硬化发生率高达 15％～25％。年龄＞50岁,肥胖(特别是内脏性肥胖),高血压,2 型糖尿病,丙氨酸氨基转移酶(ALT)增高,天门冬氨酸氨基转移酶(AST)与 ALT 比值＞1,以及血小板计数减少等指标是 NASH 和进展性肝纤维化的危险因素。在 NAFLD 漫长的病程中,NASH 为 NAFLD 发生肝硬化的必经阶段。与慢性丙型肝炎和酒精性肝炎相比,NASH 患者肝纤维化进展相对缓慢,失代偿期肝硬化和肝细胞癌通常发生于老年人。对于 IR 个体,NAFLD 是发生 NASH 和肝硬化的前提条件;脂肪变的肝脏对肝毒物质、缺血/缺氧耐受性下降,NAFLD 作为供肝用于移植易发生原发性移植肝无功能。更为严峻的是,为数不多的前瞻性队列研究发现,NAFLD 患者[包括不明原因血清 ALT 和 γ-谷氨酰转肽酶(GGT)增高者]预期寿命缩短,死因主要为恶性肿瘤、动脉硬化性心血管疾病和肝硬化。NAFL 患者全因死亡率并不显著低于 NASH,但后者肝病病死率较对照人群显著增加。NAFLD(包括 NAFL)与代谢综合征互为因果,NAFLD 可能比 BMI 所反映的总体肥胖和腰围所提示的内脏性肥胖更能预测危险因素聚集。即使是体质量正常的 NAFLD 患者,随访 6～15 年代谢综合征、2 型糖尿病和冠心病发病率仍显著增高。

(八)非酒精性脂肪性肝病诊疗新进展

目前更加关注 NAFLD 患者 2 型糖尿病、冠心病、心脑血管疾病,以及代谢综合征相关肿瘤的发生率是否增高,NAFLD 能否被认为是代谢综合征的重要组成部分。尽管 2 型糖尿病和代谢综合征患者 NAFLD 的发生率高且肝病进展快,但是 NAFLD 患者发生肝病残疾和死亡的概率远比慢性病毒性肝炎、酒精性肝病、原发性胆汁性肝硬化要低且需时更长,在其发生失代偿期肝硬化之前可能早已出现致死性的心脑血管事件或恶性肿瘤。代谢应激对肝病影响的研究从无明确肝损害因素的个体向有肝损害因素的群体转变:IR 和代谢综合征对肝病影响的研究最初主要以无过量饮酒并能排除其他已知肝损害因素个体作为观察对象,所报道的病例均为经典的狭义 NAFLD 患者。然而,临床上越来越多的肥胖症、糖尿病患者同时有过量饮酒、药物或肝毒物质接触史,以及嗜肝病毒现症感染等情况存在,IR、代谢应激及其相关肝脂肪变对这些疾病的发生、发展及其对药物治疗反应的影响越来越引人关注。有关肝脂肪变对慢性丙型肝炎肝纤维化进展,以及抗病毒治疗应答影响的研究越来越多,糖调节受损和糖尿病在慢性肝炎肝纤维化进展,以及肝硬化和肝癌发病中的作用逐渐得到重视。

(九)典型病例

1. 病历摘要

女,52 岁,因"间断乏力 15 年,加重伴肝区不适 1 年余"入院。

现病史:缘于 1997 年无明显诱因出现轻度乏力,无发热、咳嗽、咳痰,无胸痛、胸闷、心悸,无恶心、呕吐、厌食,无腹痛、腹胀、腹泻等症状,于当地医院查肝功能轻度异常,ALT 50U/L,常见肝炎病毒系列指标均阴性,腹部超声提示"脂肪肝",自服保肝、降酶类药物治疗(具体不详),此后不定期复查肝功能,ALT 波动在 20~60U/L,乏力不适症状时有反复。2011 年 2 月,患者无明显诱因自觉乏力不适症状加重,伴肝区不适,无发热、黄疸,无恶心、呕吐、厌油,无皮肤瘙痒等不适症状,于当地医院查 ALT 116U/L,给予双环醇口服,肝功能逐渐恢复正常遂于 2012 年 3 月停药。此后仍间断自觉乏力,肝区不适症状时轻时重,未再复查肝功能。2012 年 10 月于当地医院复查 ALT 约 240U/L,AST 70U/L,复查肝炎病毒系列、自身抗体系列均阴性,诊断为"脂肪性肝炎",住院并给予多烯磷脂酰胆碱、甘草酸二铵等药物保肝、降酶治疗,1 个月后复查 ALT 110U/L,自觉乏力症状有所缓解,仍有肝区不适症状。为求进一步诊治而住院。

既往史:否认高血压、糖尿病病史。否认结核病史。否认药物及食物过敏史。

查体:一般情况可,生命体征平稳,面色如常,全身皮肤及巩膜未见黄染,肝掌阴性,蜘蛛痣阴性,查体心肺无异常,肝肋下未及,剑突下未及,莫菲征阴性,脾肋下未及,肝上界位于右锁骨中线第 V 肋间,肝、脾及双肾区无叩痛。

辅助检查：ALT 82U/L(5～35)、AST 41U/L(8～40)、ALP 114U/L(40～150)、GGT 17U/L(7～32)、TBIL 正常；GLU 5.1mmol/L；TC 4.73mmol/L(2.8～5.2)、TG 1.61mmol/L(0.56～1.7)、HDL-C 0.85mmol/L(1.14～1.91)、LDL-C 3.39mmol/L(2.1～3.1)；血 Ig 定量：IgA 2.08g/L(0.69～3.28)，IgM 0.55g/L(0.63～2.77)，IgG 11.05g/L(7.23～16.6)；HBV-M：HB-sAb 阳性，余均阴性；HAV IgM-H、HEV IgM-H、K-HEV-H、ANTI-HCV：均阴性。自身抗体五项：均阴性。甲状腺功能：未见异常。腹部超声：肝回声密集增强并轻度脂肪肝。超声引导下肝穿刺活检病理：(肝脏)非酒精性脂肪性肝炎，Brunt 评分 F2-3G1S2。免疫组化：HBsAg(－)，HBcAg(－)；α-SMA(＋)；CK7/CK19 示：胆管上皮阳性。铜染色(－)。

2. 诊断　非酒精性脂肪性肝炎。

3. 治疗

(1)饮食宣教：建议低糖、低脂的平衡膳食，减少含糖饮料及饱和脂肪和反式脂肪的摄入，并增加膳食纤维含量。避免接触肝毒性物质，慎重使用可能有肝毒性的中西药物和保健品，严禁过量饮酒。

(2)保肝、抗炎药物治疗：异甘草酸镁、还原型谷胱甘肽、水飞蓟宾。

4. 小结　该患者经治疗 2 周后，复查肝功能 ALT 52U/L、AST 35U/L 后出院，院外坚持口服六味五灵片、还原型谷胱甘肽、水飞蓟宾胶囊。3 个月后来我院住院复查，ALT 30U/L，AST 34U/L。此后长期于我院门诊随访，肝功能持续正常，无明显自觉症状。

三、肝脏淀粉样变性

淀粉样变性是一组临床症候群，其特点为多种原因所诱导的以淀粉样变性的纤维蛋白为主要形式的物质在血管管壁及组织和器官中沉积，主要累及心、肝、肾、脾、胃肠、肌肉及皮肤等组织，影响正常细胞功能，导致正常细胞破坏的一种进行性、预后不良的疾病。当淀粉样物质沉积于肝脏而导致肝脏病理改变及相关临床表现时，称之为肝淀粉样变性，肝脏是淀粉样变性最常侵犯的部位之一。

(一)发病原因及发病机制

1. 根据病因　可将其分为 3 类。

(1)原发性：无相关病因，常累及肝、脾、肾和心血管系统，以及皮肤、舌、甲状腺和肠道。

（2）继发性：常与某些慢性疾病有关，如获得性或感染性疾病（结核、支气管扩张、骨髓炎和麻风），或炎症性疾病（类风湿关节炎、肉芽肿回肠炎），可累及脾、肝、肾、肾上腺及淋巴结，心脏受累少见。

（3）其他：遗传性（或家族性）或与肿瘤（骨髓瘤和霍奇金病）有关的淀粉样变性。

2. 发病机制　虽然本病确切发病机制尚未完全阐明，但可以肯定，前体蛋白形成是起病前提，致病蛋白异常折叠是发病关键，致病蛋白与局部组织中附加成分及环境因子间的相互作用是疾病发展的必备条件。淀粉样物沉积在细胞外，能对抗蛋白溶解酶的作用，这种异常沉积导致了正常组织成分的丢失及功能的障碍，同时淀粉样纤维有一定的细胞毒性，能促进细胞凋亡，形成不同组织器官的淀粉样变性和临床表现。

（二）病理

各种类型淀粉样变性在超微形态结构上均为可被刚果红染色，刚果红染色是诊断淀粉样变性的金标准，被刚果红染色的淀粉样物质在偏振光显微镜下呈苹果绿。淀粉样变性物质在肝脏的沉积部位多在动脉、小动脉管壁及狄氏间隙，较少见于门静脉及肝静脉。

肝淀粉样变性有 3 种病理类型：①肝小叶内浸润型。沉积于狄氏间隙和肝窦间隙，常见肝细胞索受挤压或扭曲，仅剩少量的正常肝细胞。②汇管区和血管周围浸润型。浸润汇管区的血管壁，肝实质可以不受侵犯，或仅有少量淀粉样物浸润到狄氏间隙和窦间隙。③混合型。兼有上述两型的改变。

（三）分型

临床上根据淀粉样变性累及器官情况可分为全身性（系统性）和局限性。根据原疾病的有无可分为原发性、继发性和遗传性。

淀粉样物质由 3 种成分组成：非纤维性糖蛋白-血清淀粉 P 成分（SAP），葡糖聚氨酶（黏多糖）及各种纤维样蛋白，其中 SAP 是构成淀粉样沉积的主要成分。将淀粉样变性物质做氨基酸序列分析发现有 3 种蛋白类型（表34）。

表34　淀粉样变性常见类型及其蛋白前体

类　型	淀粉样物质前体		临床综合征
AL	单克隆免疫球蛋白轻链	全身性	与多发性骨髓瘤、单克隆丙种球蛋白病等相关的系统性淀粉样变性
		局限性	局限于泌尿生殖道、胃肠道、皮肤、眼、呼吸道等处的淀粉样变性
AA	血清淀粉样 A 蛋白		与遗传或获得性慢性炎症性疾病相关的继发性系统性淀粉样变性
ATTR	正常转甲状腺素蛋白		心脏显著受累的老年系统性淀粉样变性
	遗传性转甲状腺素蛋白		常染色体显性遗传淀粉样变性;家族性淀粉样多发神经病,常有显著的心和/或肾受累
Aβ	β 蛋白		老年性痴呆
Aβ2M	β2 微球蛋白		与肾衰和长期透析相关的系统性淀粉样变性
AapoA-Ⅰ	载脂蛋白 A-Ⅰ		肾衰竭
AFib	纤维蛋白原		内脏病变

1. AL 型蛋白来源于免疫球蛋白的轻链(特别是可变区),N-端序列和免疫球蛋白轻链的部分区域同源,包括 κ 型及 λ 型,λ 型轻链比 κ 型更易形成淀粉样纤维,见于原发性淀粉样变性及多发性骨髓瘤伴发的淀粉样物质沉积症。

2. AA 型蛋白形成的淀粉样纤维似与免疫球蛋白的轻链无关,而是与非免疫性球蛋白有相同的 N-末端序列,主要的淀粉样纤维由一种非免疫球蛋白的 A 蛋白组成,其可能是由于浆细胞产生的免疫球蛋白经吞噬细胞溶酶体酶的蛋白水解作用转变而成,见于继发性及家族性地中海热伴发的淀粉样物质沉积症。

3. AF 型蛋白淀粉样纤维主要为正常或异常的前白蛋白复合物,通常为转甲状腺素蛋白的单个氨基酸置换产物,其次为 β₂ 微球蛋白,主要见于家族性淀粉样物质沉积症。

(四)临床表现

淀粉样变性临床症状无特异性,主要决定于原有疾病及淀粉样物质沉积的部位、沉积量,以及所受累的器官和系统,而且常被原发疾病所掩盖。肝淀粉样变性发病率很低,发病年龄＞40 岁,男性多于女性。肝淀粉样变性为全身性淀粉样变性的一部分,仅见于肝脏的淀粉样变性目前尚未见报道。

肝淀粉样变性常见的临床表现可分为 3 个方面:①一般表现。腹胀、食欲缺乏、乏力、双下肢水肿、体重下降等,均为非特异性。②肝脏相关表现。肝大、脾大、黄疸、肝掌和蜘蛛痣等,严重者可出现门静脉高压、腹水及曲张静脉出血。肝脏体积增大最为常见,也往往增大显著,极少数可有严重肝大伴肝破裂。③肝外淀粉样变性。肝淀粉样变性患者大多有肝外受累,肾脏、心脏受累最常见。除此之外,皮肤、甲状腺、舌受累也不少见。临床表现为肾病综合征、充血性心衰、直立性低血压、周围神经病变、腕管综合征、蜡样皮肤、甲状腺肿大、舌体肥厚。

(五)实验室检查

1. 大约 30％的肝淀粉样变性病人可有肝功能轻度异常,如 ALT、AST、ALP、GGT 及胆红素升高,以 ALP、GGT 升高较明显,且升高程度与肝脏大小不成正比为特点。胆红素超过 85.5μmol/L 罕见,常提示疾病晚期。但若确诊肝脏淀粉样变,ALP 和胆红素的水平具有重要意义,后期指标的升高预示着生存期的缩短。

2. 肝肾同时受累时可有低蛋白血症及蛋白尿。血白蛋白下降,与肝脏合成减少、尿液中丢失有关;尿蛋白阳性,且部分病人可查出本-周蛋白尿。

3. 血常规提示中度贫血,血沉增快,血脂升高。

4. 血清免疫球蛋白电泳异常。可出现单克隆免疫球蛋白或低免疫球蛋白血症。血或尿免疫固定电泳:轻链检测阳性。60％的患者周围血涂片可发现H-J 小体(Howell-Jolly Bodies),H-J 小体是脾功能减退的表现,脾功能减退也是脾脏淀粉样物质沉积的结果。

5. 骨髓穿刺提示浆细胞增多或多发性骨髓瘤。

(六)影像学检查

影像学检查缺乏特异性,多数提示肝、脾体积增大,性质不明,门静脉可增宽,有时可见腹水形成。

1. 超声检查主要表现为肝脏体积增大,肝实质呈粗大点状均匀回声。

2. CT 检查主要表现为肝脏体积增大,肝脏弥漫性低密度区,增强不明。CT 平扫淀粉样物质沉积部位表现为灶性低密度改变,称为"淀粉样假瘤"。

3. MR 检查无特异性改变。

(七)诊断

不明原因的肝大、肝损害及胆汁淤积、碱性磷酸酶增高、大量的蛋白尿、血或尿中检测到单克隆免疫球蛋白；出现肝外淀粉样变性的表现，如肾病综合征、充血性心衰、周围神经病变、不明原因的舌肿大、不明原因的肢体麻木，肌力降低，肌电图显示神经源性损害等，尤其是 40 岁以上者，都应考虑到肝淀粉样变性的可能。

根据症状、体征及辅助检查可对肝淀粉样变性做出初步诊断，确诊需靠组织活检，"金标准"是肝组织活检进行刚果红染色。因肝淀粉样变性是全身淀粉样变性的一部分，对于肝脏症状表现明显，高度怀疑肝淀粉样变性且存在出血或肝破裂风险时，应考虑其他部位活检，所以腹部皮下脂肪针吸和直肠黏膜活检是筛查肝淀粉样变性最常用的方法，其他活检部位有牙龈、神经、肾脏等。用刚果红染色的组织在可极化显微镜下可观察到淀粉样变性的绿色双折射特征。放射性核素标记的 SAP 能特异性地检测肝淀粉样变性，可用此方法作为病理诊断的辅助手段。

肝脏穿刺活检术对于淀粉样变性患者存在出血风险，且肝穿后引起的出血以多种内、外科方法止血无效，主要原因是：①血浆中淀粉样纤维与 X 因子特异结合并使之减少，机体凝血功能下降。②肝脏被淀粉样物质浸润后变脆，经皮肝穿活检后不易止血。故建议：淀粉样变性患者不要轻易肝活检；对已明确诊断全身性淀粉样变性的患者，不需要再确定有无肝淀粉样变性的存在（继发性、全身性淀粉样变性 95% 以上有肝脏受累）；对疑为全身性淀粉样变性患者，也尽量不要做肝活检。肝淀粉样变性往往合并身体其他部位淀粉样物质沉积，常用腹部皮下脂肪针吸和直肠黏膜活检进行诊断；如确需肝活检时，建议输完新鲜冰冻血浆或凝血酶原复合物后即刻穿刺为宜，术后 48 小时内必须给予一定量的 X 因子维持，以免发生致命性大出血。

(八)鉴别诊断

肝淀粉样变性须与引起肝大的各种肝脏疾病做鉴别诊断，如急性肝炎、酒精性肝病、肝血管病变、各种原因所致肝硬化、原发或继发性肝癌、肝豆状核变性等。

肝淀粉样变性是一种少见病，由于其临床表现、实验室检查和影像学检查缺乏特异性，容易造成误诊。但只要对该病有充分认识，提高警惕，及时进行活检，就可以避免误诊。

（九）治疗

治疗目的是通过减少前体蛋白的合成，抑制淀粉样物质的产生和异常沉积，促进或加速已沉积的淀粉样物质的吸收。

1. 原发性淀粉样变性治疗

（1）治疗方案：经典治疗方案是美法仑（苯丙氨酸氮芥）联合泼尼松方案，现在多用地塞米松代替泼尼松，以美法仑联合地塞米松为一线标准治疗方案。此方案长期治疗能使肝淀粉样变性逐渐消退，增大的肝脏恢复正常，质地变软，升高的血清碱性磷酸酶水平显著下降。

（2）用法：美法仑 0.15mg/(kg/d)，分 2 次口服；地塞米松 40mg/d，1 周为 1 个疗程，第 1~4 天静脉滴注，每 4 周重复 1 个疗程，可长达数月至数年；美法仑每个疗程增加 2mg/d，直至出现中等程度的白细胞或血小板减少，如发生严重的白细胞或血小板减少，美法仑的剂量亦要相应减少。此方案治疗期间可并发严重的病毒感染。

2. 继发性淀粉样变性治疗

（1）控制基础疾病：如慢性骨髓炎、结核病、类风湿关节炎等。基本病因控制较好，淀粉样变性可停止发展甚至消退。

（2）二甲亚砜：二甲亚砜对原发性淀粉样变性无效，对继发性淀粉样变性患者能使肾功能改善，增大的肝脏恢复正常，淀粉样物质轻度减少，生存期也有改善。用法：每 15g 配成 10% 溶液分 3 次在餐前与果汁同服，至少应用 6 个月。病情控制后逐渐减量，并以合适剂量维持，疗程可长达数年。减量过早、过快或骤然停药均可导致病情恶化。二甲亚砜无毒性，长期应用安全。不良反应：仅有轻度恶心，但呼出气味难闻，许多患者因此而中止治疗。

（3）秋水仙碱：用于治疗家族性地中海热伴发淀粉样变性，效果明显，且显示经其治疗后无新的淀粉样物质出现，常用剂量为 1~1.5mg/d，分次给予，注意可引起血白细胞减少。

3. 遗传性或家族性淀粉样变性治疗　肝移植对遗传性或家族性淀粉样变性能够明显改善病情和预后，也是目前认为对于遗传性淀粉样变性唯一有效的治疗方法。

（十）预后

淀粉样变性的类型及所累及脏器的不同决定了不同的预后。影响病人生存期限的因素依次为：充血性心力衰竭、肝大、蛋白尿、合并肿瘤。晚期多死于继发感染、肾衰竭、心衰竭、肝衰竭等多脏器衰竭。

　　此病整体预后较差,自然病程1~5年,原发性淀粉样变性患者的平均生存期为2年。肝脏显著增大者预后欠佳,平均存活不到9个月;累及心脏的预后亦差,主要因心律失常或难治性心衰而死亡;透析和肾移植会改善肾淀粉样变性的预后;家族性淀粉样变性的预后因家系而异,肝移植可明显改善此类型的病情和预后。

第四章 自身免疫性肝病

自身免疫性肝病(ALD)是一组病因不明,以慢性、进展性为特征的与自身免疫异常有关的肝胆疾病。包括自身免疫性肝炎(AIH)、原发性胆汁性肝硬化(PBC)、原发性硬化性胆管炎(PSC)及重叠综合征。本组疾病起病隐匿,临床表现无明显特异性。

一、自身免疫性肝炎

自身免疫性肝炎就是自身免疫系统去攻击或残害自身的肝组织,使肝脏发生炎性病变的慢性肝炎综合征。在欧美国家发病率较高,占慢性肝病的 $10\%\sim15\%$ 。临床上部分自身免疫性肝炎与病毒性肝炎表现相似,但该病没有传染性,所以大家不用担心传染的问题。以往由于对该病的认识不足,使一部分患者治疗上走了弯路,接受正确治疗时已进展为肝硬化。

(一)病原学及流行病学特点

1. 病因 通常人体的免疫系统对自身的蛋白组织具有耐受性,而对外来组织却没有耐受性。外来的蛋白组织(如病毒、细菌等)进入人体,免疫系统就会主动攻击它们。但有些时候因为某些原因(如遗传、药物、营养障碍及其他因素),使人体自身的免疫系统不能识别自身的蛋白质组织,这部分蛋白组织便会受到免疫系统的攻击,并产生损伤,这称为自身免疫损伤,或自身免疫病,自身免疫性肝炎就是这样发生的。有证据显示麻疹病毒、肝炎病毒、巨细胞病毒和EB病毒可能是疾病的诱发因素。某些药物,包括英夫利西单抗、甲基多巴、干扰素,以及他汀类药物可诱发类似自身性肝炎的肝细胞损伤。最近有证据显示,某些中草药也有诱发 AIH 的可能。

AIH 是一种多病因性疾病,病毒、细菌、化学物质诱发遗传敏感个体自身参与炎症性疾病过程,但免疫调节功能的缺陷常常是导致 AIH 的基本原因。

(1)与遗传基因相关:一般来说,AIH 与人类白细胞抗原(HLA)相关。HLA 表型不仅提示了人群对 AIH 的易感性,同时也与患者的临床特点相关。Ⅰ型 AIH 常发生于 HLA-DR3 和(或)DR4 阳性的人群,DR3 阳性多见于女孩和年轻妇女,而 DR4 阳性患者多见于成年人。Ⅱ型 AIH 常发生于 HLA-DR7 阳性者,常伴 Ig 缺陷。

(2)不能耐受自身抗原:当病原体感染机体时,由于病原体上的某些抗原表位与人体组织蛋白的抗原表位相同或相似,从而刺激机体激活淋巴细胞产生抗体,与组织抗原发生交叉反应,最终损伤组织器官。就是说机体逐渐不能耐受自身抗原,从而导致出现疾病特异性的自身抗体并在肝脏内出现免疫细胞浸润。

(3)免疫调节机制紊乱:大量研究表明,$CD4^+CD25^+$ 调节性 T 细胞作为一个具有独立功能的 T 细胞亚群在 AIH 发病中的作用引起了人们的重视。Sakaguchi 等发现,给小鼠输注了 $CD4^+CD25^+$ 双阳性 T 细胞亚群的 $CD4^+$ 细胞会引起器官特异性自身免疫性疾病的发生;而同时输注 $CD4^+CD25^+$ T 细胞可以避免这种自身免疫性疾病的发生。

(4)肝细胞受到破坏:AIH 肝细胞损伤的主要机制至今未明,细胞介导的和抗体介导的路径都可能牵涉在内。由于自身抗原致敏细胞毒 T 细胞对主要组织相容性复合体(MHC)Ⅱ类分子提呈的自身抗原敏感,通过黏附分子与靶细胞相连,黏附分子诱导了前炎性细胞因子,且肝细胞损伤导致了淋巴因子的释放。

2. 流行病学特点 任何性别、年龄、种族均可能患病,在女性中的发病率明显高于男性,男女比例在 1:3.6;发病年龄呈 18～29 岁和 40～60 岁双峰分布。据文献报道,在挪威、瑞典和高加索人群中,平均发病率是 1～2 人/10 万/年,时点患病率是 11～17 人/10 万/年。有研究提示:AIH 以更年期及绝经期女性为主,推断该病可能与雌激素有关,但尚无直接的证据。目前,还没有系统阐述我国不同年龄 AIH 患者发病特征的资料,等待各位临床工作者的努力。

(二)临床表现

1. 起病情况 AIH 起病比较隐匿,部分患者进展到失代偿期肝硬化后才有临床表现。越来越多的 AIH 是因体检或其他疾病就诊时发现肝脏生化指标异常才进一步检查而诊断的。少数可能发生急性重型肝炎和肝衰竭,部分患者尤其是老年人可能无症状。2 型 AIH 常见于儿童,约 20% 成人患者 60 岁后发病,发病率为 0.1‰～0.2‰,但不幸的是还常常合并其他自身免疫性疾病。

2. 临床类型 AIH 根据血清自身抗体检测分为 2 型:①Ⅰ型,以抗平滑肌抗体(SMA)和(或)抗核抗体(ANA)阳性为特征,约占 AIH 的 80%,最常见。②Ⅱ型,以抗肝肾微粒体抗体(LKM-1)阳性为特征,主要发生于儿童,该型成人罕见;大约有 10%的患者血清自身抗体可呈阴性(表 35)。

表 35 AIH 临床分型特点

变 量	1 型 AIH	2 型 AIH
自身抗体情况	ANA,抗-SMA	抗-LKM1,抗-LC
地域分布	世界范围	世界范围,北美少见
发病年龄	任何年龄	青少年
性别	75%左右为女性	95%左右为女性
伴随其他自身免疫性疾病	常见	常见
病情严重性	不一	通常病情较重
发病时组织学特征	各异	通常处于进展期
治疗失败频率	不常见	常见
停药后反弹频率	不常见	常见
需要长期治疗	不需要	几乎 100%

3. 临床特征 自身免疫性肝炎善于伪装,常常不动声色地损害肝细胞。但该病临床表现复杂多样、缺乏特异性,进展一般比较慢。患者初期只是觉得乏力,检查发现转氨酶升高,发展到一定时期会有黄疸,此时可能已发展为严重肝炎,甚至肝硬化,而此时治疗上大多为时已晚。少数患者可呈急性发病,约占30%。急性 AIH 的临床表现为黄疸、关节疼痛、食欲缺乏和乏力,体格检查可能正常,也可能出现肝大、脾大、黄疸等慢性肝病表现。慢性患者常表现为乏力、黄疸、肝脾大、皮肤瘙痒、体重下降、闭经等症状。部分临床表现为急性肝炎的症状,但做肝活检为纤维化或肝硬化等慢性肝病的表现。病情发展至肝硬化后,可出现腹水、肝性脑病、食管静脉曲张出血等表现。由于自身免疫性肝炎和遗传因素密切相关,很难预防,但却可以控制,及早发现、及时治疗极为重要。尤其是在没有酒精、药物、病毒感染等危险因素而出现肝病表现的患者更应提高警惕。

自身免疫性肝炎的患者还可能出现其他系统受损害的表现,这些病变在医学上称为自身免疫性肝炎肝外表现。其原因可能是由于免疫细胞自相残杀,其他器官也受到株连。①对称性、游走性关节炎,可反复发作,无关节畸形。②低热、皮疹、皮肤血管炎和皮下出血。③内分泌失调、痤疮、多毛、女性闭经、男性乳房发育、甲状腺功能亢进、糖尿病等。④肾小管性酸中毒、肾小球肾炎。⑤胸膜炎、间质性肺炎、肺不张、纤维性肺泡炎。⑥溃疡性结肠炎、干燥综合征。

4. 实验室及影像学检查、病理检查 免疫学检查为高循环γ球蛋白和高滴度的自身抗体。AIH 患者血清中常可检测到多种自身抗体,自身抗体的出现是 AIH 的主要特征。①抗核抗体(ANA)。是 AIH 最常见的抗体,它不仅可见于 AIH,还可见于 PBC、PSC、病毒性肝炎、药物性肝炎等。特异性不强。15%的健康人可出现 ANA 阳性。②抗平滑肌抗体(抗-SMA)。成人超过 1∶40,儿童超过 1∶20 有诊断意义。③抗肝/肾微粒体抗体(抗-LKM)。抗-LKM 大于 1∶10 即有诊断价值。④抗可溶性肝脏抗原/肝胰抗体(抗-SLA/LP)。抗-SLA/LP 检测阳性率为 10%～30%,见于典型的Ⅰ型和Ⅱ型 AIH 患者。⑤抗肝细胞胞质抗体-1(抗-LC-1)。抗-LC-1 阳性的患者多同时伴随抗-LKM 阳性,滴度与疾病的活动度有良好的相关性。⑥抗中性粒细胞胞质抗体(P-ANCA)。主要见于Ⅰ型的 AIH 患者。生化改变主要表现为以血清转氨酶升高为主伴碱性磷酸酶轻度升高为特征。血清胆红素也可以升高,碱性磷酸酶和转肽酶可轻度升高,丙种球蛋白升高常见,主要为 IgG 升高为主,IgM 升高不明显,或呈轻度升高,但较 PBC 的升高水平低,红细胞沉降率可轻度升高,也可正常。

抗瓜氨酸肽抗体(CCPs)是类风湿关节炎诊断及预后判断的特异性指标。9%的 AIH 患者抗 CCPs 阳性。有报道认为,此类患者组织学肝硬化表现较多且因肝衰竭死亡的风险较高。其他自身抗体有去唾液酸糖蛋白受体和抗中性粒细胞胞浆抗体(ANCA)。约 20% AIH 患者自身抗体阴性,通常此类患者免疫球蛋白(IgG)升高,随访多年后可能出现自身抗体阳性。

B 超检查可见肝光点增强、增粗、光点分布不均匀,晚期患者可有肝硬化结节形成,门静脉增宽和脾大等表现。磁共振、CT 检查同其他肝病,无特殊影像学表现。

肝组织学检查:肝组织学活检对 AIH 的诊断至关重要,典型表现可支持其诊断。慢性 AIH 肝组织学典型表现为汇管区及门静脉周围浆细胞-单核细胞浸润,界面炎,常伴门静脉周围肝细胞气球样变和玫瑰花结形成,这些最终导致门静脉周围纤维化。40%～80%的 AIH 可进展为肝硬化,通常此类患者的炎症活动度会下降,肝组织学检查可见不同程度的肝小叶炎症坏死,即点灶状坏死、嗜酸性小体形成、融合性坏死或桥接坏死。急性重型 AIH 肝小叶炎症坏死较明显,急性暴发性 AIH 可见典型大面积全小叶坏死。多数急性肝炎表现的 AIH 组织学特征为慢性表现,即桥接样纤维化或肝硬化。通常界面炎对免疫抑制治疗有效,而桥接坏死更易进展为纤维化或肝硬化。

（三）诊断及鉴别诊断

不像乙肝、丙肝感染可以出现特异性的病毒标志物,目前无单一的临床或实验室指标可以确诊 AIH,诊断必须结合临床、实验室、肝组织学表现特点。国际自身免疫性肝炎小组(IAIHG),在 1993 年时提出了 AIH 的诊断标准,该标准明确规定:①肝炎病毒感染指标阴性、无过度饮酒及肝损伤药物服用史。②ANA、SMA 阳性或 LKM-1 抗体滴度大于或等于 1:80。③γ-球蛋白、IgG升高超过正常值 1.5 倍,IgG 正常者可做出 AIH 除外的诊断。④ALT 升高。⑤病理可见碎屑坏死或可伴小叶性肝炎。⑥无胆系病变,肉芽肿、铁铜沉积症等其他表现。但是该标准在临床应用中遇到较多问题,该评分系统的特异度和敏感度都较低,容易与其他慢性肝病的诊断相混淆,考虑主要是由于许多慢性肝病的表现都具有自身免疫的特征。所以,在 1999 年 IAIHG 对上述诊断标准提出修订,Alvarez 等对该评分系统进行了多中心研究,结果表明该诊断系统敏感性为 97%~100%,准确性为 89.8%,同时特异性也较高。在临床工作实践中,认为该评分系统也过于复杂、繁琐,不便于临床工作的开展,故在 2008 年IAIHG 再次修订并提出了简化的评分系统(表36)。该评分系统相对 1999 年版大大地减轻了临床工作的负担,虽然简化的评分系统特异性和敏感性均较1999 年版有所下降,但其可操作性仍为大量临床工作者所接受。

表 36　AIH 简化诊断评分系统

参　　数	标　　准	积　　分
ANA 或 SMA	≥1:40	+1
ANA 或 SMA	≥1:80	
或 LKM1	≥1:40	+2
或 SLA/LP	阳性	
IgG	≥正常值上限	+1
≥1.1 倍正常值上限	+2	
肝组织学	符合 AIH	+1
典型 AIH	+2	
排除病毒性肝炎	是	+2

注:总分≥6 为可能 AIH；≥7 为确诊 AIH

在诊断 AIH 的过程中,除了肝组织活检的重要性,免疫学指标同样是指导诊断思路的重要方向标。研究中发现,特异抗体的抗体滴度与该疾病有关,抗体滴度越高越可能诊断为自身免疫性疾病。由于 AIH 是一个可以发病于任何种族、任何国家、无论男女的疾病,而研究过程中,各实验室、实验设备、检验方法等多方面参差不齐,均未达到一个统一的标准。除了免疫学方面及肝穿刺活检,其他辅助检查仍然可以帮助临床医师早期发现 AIH。临床上常用的 B 超、Fibroscan 等检查对于中晚期肝硬化的诊断比较明确。

AIH 的诊断除了需考虑是否有重叠综合征的存在外,尚须与药物诱导的自身免疫性肝炎和 IgG4-相关 AIH(血清 IgG4 水平增高,肝组织内有丰富的 IgG4-浆细胞浸润和对激素应答良好)进行鉴别。

对于重叠综合征的情况,早在 1976、1977 年时由 Geubel、Kloppel 等报道过。在其发展过程中,许多学者认为要至少满足两个疾病各自的诊断标准 2 项以上才考虑为重叠综合征的可能(表 37)。此标准到现今仍较适用。

表 37　AIH-PBC 重叠综合征诊断

PBC 诊断标准	AIH 诊断标准
ALP>2ULN 或 GGT>5ULN	ALT>5ULN
AMA>1∶40	IgG>2ULN 或 AMA 阳性
肝组织活检有典型的胆管损伤周围或小叶周围的淋巴细胞浸润	肝组织活检有中-重度的门静脉高压

注:ULN 为正常值上限

(四)治疗

临床上 1/3 左右的 AIH 患者可能无临床症状,大部分的患者病情较轻,对于这些患者是否给予糖皮质激素治疗还存在一定争议。有研究显示,这些患者即使未经治疗,其 15 年生存率也超过 80%,部分患者还可出现自发缓解。但同时也有无症状患者随着疾病的进展逐渐出现相关临床症状,其 10 年死亡率超过 10%,近半数的轻症患者在 15 年内发展为肝硬化,部分轻症患者最终甚至可发展为肝衰竭、肝癌,未经治疗的患者缓解率较接受治疗的患者要低,且出现更慢,其 10 年生存率也低于治疗后的患者。鉴于上述原因有专家建议对于病情较轻的患者也可应用糖皮质激素联合硫唑嘌呤治疗,以避免未知的疾病进展。若患者已发展为肝硬化失代偿期则更适合行肝移植。对于无临床症状、实验室和组织学轻度异常的患者,建议根据其具体情况权衡治疗风险后制定治疗方案。即使暂不给予治疗,也须密切随访(每 3～6 个月 1 次),对于慢性疾病定期检查、随访和规范治疗在某种程度上一样重要。

治疗目标:减缓和停止免疫系统对肝脏的攻击。

治疗方式:通过药物控制免疫系统。

大多数 AIH 患者对免疫抑制治疗应答良好,免疫抑制治疗可显著改善重症 AIH 患者的预后。

1. 一般治疗 患者良好的依从性是获得良好疗效的关键。定期复查非常重要,包括饮食调理、营养支持、减轻症状、心理疏导综合治疗。

2. 西医 治疗中应根据疗效和患者的耐受性,制定个体化的 AIH 治疗方案;需依据临床医师经验,肝功能、免疫球蛋白/γ-球蛋白及肝组织学病变的改变,个体化、酌情治疗。实验室指标(血清 AST、ALT、γ 球蛋白、IgG 水平)恢复正常和肝脏炎症活动度的组织学缓解(肝组织病理检查正常),是理想的治疗终点。AIH 治疗的平均疗程为 $18\sim24$ 个月。

免疫抑制药治疗,即激素或(和)硫唑嘌呤。治疗中需注意预防和治疗糖皮质激素的不良反应;积极预防和治疗肝硬化相关并发症。

【AIH 免疫抑制药治疗绝对适应证】

(1)AST≥10ULN。

(2)AST≥5ULN,且 γ 球蛋白或 IgG≥2ULN。

(3)组织学上显示桥接坏死或多腺泡坏死。

【AIH 免疫抑制药治疗的相对适应证】

(1)血清 AST 和(或)IgG 低于绝对适应证标准。

(2)具有乏力、关节痛 、黄疸的患者。

(3)组织学显示界面性肝炎的患者。

(4)骨质减少、精神异常、高血压、糖尿病、血细胞减少症患者。

【AIH 免疫抑制药治疗的禁忌证】

(1)血清 AST 和 IgG 正常或接近正常的无症状患者。

(2)静止期肝硬化或轻度的门脉区肝炎。

(3)有椎体压缩、精神病、脆性糖尿病、未控制的高血压患者。

(4)已知不能耐受泼尼松或硫唑嘌呤治疗的患者。

(5)硫唑嘌呤不能用于患有严重血细胞减少症的患者(如白细胞低于 2.5×10^9/L 或 PLT 低于 50×10^9/L),或已知硫唑嘌呤甲基转移酶活性完全缺乏的患者。

【成人 AIH 醋酸泼尼松(龙)单药治疗方案】

第 1 周泼尼松 60mg/d。

第 2 周 40mg/d。

第 3 周 30mg/d。

第 4 周 30mg/d。

第 5 周以后 20mg/d，酌情减少每次 2.5mg 直至最低缓解维持量。

优先选用单一泼尼松或等剂量泼尼松龙治疗的患者包括：血细胞减少症；硫唑嘌呤甲基转移酶缺陷的患者；孕妇，肿瘤患者及要求短期治疗的患者。

【醋酸泼尼松(龙)与硫唑嘌呤联合治疗方案】

第 1 周泼尼松 30mg/d ＋ 硫唑嘌呤 50mg/d。

第 2 周泼尼松 20mg/d ＋ 硫唑嘌呤 50mg/d。

第 3 周泼尼松 15mg/d ＋ 硫唑嘌呤 50mg/d。

第 4 周泼尼松 15mg/d ＋ 硫唑嘌呤 50mg/d。

第 5 周以后泼尼松 10mg/d ＋ 硫唑嘌呤 50mg/d 维持治疗。

泼尼松(龙)减量方法同单药治疗，硫唑嘌呤(或巯嘌呤)维持服用原剂量。

优先选择联合治疗的患者包括：绝经后妇女，骨质减少，脆性糖尿病；肥胖症，高血压，痤疮，情绪不稳定患者。

治疗过程中注意药物不良反应。糖皮质激素长期使用有严重不良反应。除常见的"Cushing 体征"(满月脸、痤疮、水牛背、向心性肥胖)外，还有骨质疏松和脊柱压缩、缺血性坏死、2 型糖尿病、白内障、高血压、感染(包括已有的结核恶化)和精神病。患者由于无法接受外貌变化及肥胖是造成中断治疗的最常见原因(47%)，其次为骨质减少造成的脊柱压缩(27%)和脆性糖尿病(20%)。糖尿病、骨质疏松症、情绪不稳或有精神病史及难治性高血压的患者，其糖皮质激素相关不良反应更明显。虽然这些并非糖皮质激素的禁忌证，但仍需严密监测不良反应的发生。

硫唑嘌呤的不良反应包括胆汁淤积性肝炎、静脉闭塞性疾病、胰腺炎、严重恶心、呕吐、皮疹和骨髓抑制。10% 的患者使用硫唑嘌呤 50mg/d 时出现上述不良反应，但可减量或停用而改善。部分患者因服用硫唑嘌呤产生剧烈恶心和上腹疼痛，可用硫唑嘌呤类似物 6-MP 代替。若肝硬化继续发展或患者合并乙型或丙型病毒性肝炎，理论上会增加 HCC 发生率。

免疫抑制药治疗后完全缓解的定义：肝功能、血清 γ 球蛋白/IgG 恢复正常和肝组织学恢复正常或无活动性病变。复发的定义：血清转氨酶在药物减量或停药后，ALT 上升≥3×正常上限值和(或)γ-球蛋白＞2 g/dl。

3. 中医 在我国中医学文献中无 AIH 的病名记载，但中医诊断常根据患者的主症来确定。该病临床表现复杂多样，难于以一个中医病名涵盖，在病程的不同阶段或根据其并发症不同，分别归属于黄疸、胁痛、积聚、痞满、鼓胀、水肿、血证、痹证、虚劳等中医病证。AIH 既可表现为某一单独病证，又可同时兼有数个病证。

中医药治疗 AIH 总体开展虽然较少，但也取得了一定的成果，有一定的启示意义。施伯安等认为，AIH 的治疗上滋补肝肾之阴应贯彻始终，拟以滋肾柔肝方治疗。将 60 例随机分为治疗组 30 例以滋肾柔肝联合胸腺肽及甘草酸二铵治疗，对照组 30 例予以胸腺肽及甘草酸二铵治疗，疗程均为 3 个月。结果治疗组能明显改善肝功能，明显改善肝脏纤维化指标（$P<0.05$），阻止肝硬化进展，明显改善肝脏炎症。高丽英等将本病分为脾虚湿蕴、肝郁脾虚、瘀血内阻 3 型，脾虚湿蕴型以二陈汤合三仁汤加味，肝郁脾虚型以柴胡疏肝散合甘麦大枣汤加味，瘀血内阻型以血府逐瘀汤合四君子汤加味。郭英君等重视活血通络法的应用，同时在临床组方中重用甘草，借助其"类激素"样作用来抑制机体的自身免疫反应，从而提高临床疗效。临床结果初步显示，可明显提高疗效，缩短激素治疗的疗程，并降低激素的不良反应。李超认为，治疗 AIH 应以疏肝解郁为基本大法，根据证型的不同而分别配合健脾、养阴柔肝、活血行瘀、清热利湿等法。运用中医辨证治疗 7 例患者，辨证分为肝胆湿热型、肝郁脾虚型、肝阴不足久病入络型，分别治以清热利湿、疏肝健脾、养阴柔肝活络之法。金实教授治疗 AIH 以疏气和络为主要大法，疏（疏肝解郁），清（清热解毒、清肝泻火、清热凉血、清热燥湿），化（芳香化湿、淡渗利湿、活血化瘀），补（柔养肝阴）为具体治法。临证时，在宏观辨证前提下，根据检测指标，结合现代药理研究成果，加入调节机体免疫功能的药物，取得了较好的临床效果。吕霞等认为，AIH 属中医学黄疸范畴，治则清热利湿退黄。

4. 生物疗法 理论上免疫调节性生物制剂对 AIH 是有效的，且已用于 AIH 和其他自身免疫性疾病，其疗效可能是诱导免疫重建而不仅是抑制自身抗体产生。尽管多数患者可耐受且使用安全，但长期应用可能有免疫功能下降及机会性感染等不良反应。抗细胞因子治疗的经验在不断增加，尤其是抗 TNF-α 治疗类风湿关节炎和 IBD。AIH 是由 T 细胞介导的肝损伤，小鼠注射刀豆蛋白 A（Con A）可以引发 TNF-α 触发、T 细胞介导的肝炎。这些证据提示，抗 TNF-α 治疗可能对 AIH 患者有效。然而，新近研究结果正好相反，英夫利昔单抗治疗其他疾病时引发了严重的 AIH。

已开发出多种细胞因子的生物制剂，常用于治疗类风湿关节炎。所有生物制剂都处于不同的临床试验阶段，可能对 AIH 有一定作用。芬戈莫德（FTY720）是一种新型免疫调节剂，可通过竞争鞘氨醇-1 磷酸受体抑制二级淋巴组织和胸腺中淋巴细胞的输出。体内试验表明,FTY720 和新近开发的 S1P 拮抗剂-KRP203,均可促进次级淋巴结中淋巴细胞的输出,并可大大减少在 Con A 肝炎模型中肝内 CD4＋T 细胞浸润数目。将来,这些生物治疗都有可能用于 AIH 的治疗。调节性 T 细胞功能缺陷导致 AIH 患者自身耐受的打破,因此调节性 T 细胞可能是一种治疗选择。2 型 AIH 可产生自身抗原特异性 T 细胞,提示其可能是 Treg 细胞治疗的一种较好类型。然而,这种治疗价格贵且有风险,即在长期炎症环境下,过急回输的 Treg 细胞可能无功能或分化成分泌 IL-17 的细胞,因此需慎重。

5. 饮食与养生指导

(1)饮食原则:新鲜、清淡、富含维生素的饮食。糖类比例以 60%～70% 为宜。①富含维生素 A 的食物,如动物肝脏、牛奶、鸡蛋黄、韭菜、包心菜、菠菜等,但不可过多;富含维生素 C 的食物,如各种新鲜蔬菜、水果、豆芽等;富含 B 族维生素的食物,如豆类、花生、新鲜蔬菜、肉类、肝脏;富含维生素 D 的食物,如奶、咸水鱼和蛋黄。②蔬菜和水果亦是矿物质、纤维素及微量元素的重要来源。有研究证明,肝病患者每天至少食用 500 克蔬菜或水果。水果应削皮食用。③保证一定量的优质蛋白质摄入,如鱼、瘦肉、蛋、虾、奶及豆制品。④长期应用免疫抑制药,易造成骨质疏松,饮食中加强钙的摄入,如奶和奶制品、豆腐,养成睡前喝奶的习惯。钙的摄入 1～1.5g/d。⑤戒烟、酒。肝硬化患者慎食生、冷、硬、辛辣、腌制食物。⑥如患者出现高血压,钠水潴留,应低钠饮食,可用低钠盐调味。少食咸菜及酱类。⑦体重增加、肥胖者,应低脂饮食。

(2)休息及锻炼:①保证充足的休息及睡眠。②循序渐进地活动。有规律的锻炼,不必进行大量的运动,最主要的是持续进行适量的运动。锻炼可以减少骨质疏松的发生率,如果已有骨质疏松,不必停止锻炼,只需加倍小心,防止骨折。

(3)加强心理疏导:多数患者因病情反复,诊断不明确,表现出紧张、焦虑、恐惧、烦恼等心理问题,护理人员应主动与患者沟通,解释该病经过及治疗方案,指导患者放松心情,减少心理压力。良好的精神状态可提高免疫功能,增强抵抗外来疾病能力。

(4)其他:定期监测血压、血常规、血糖。眼科检查,及时发现青光眼及白内障;注意观察激素的不良反应,如大便颜色,有无腹泻、关节痛等;忌用对肝脏有损害的药物,如对乙酰氨基酚等,服药前仔细阅读药品说明书或咨询医生,不擅自用药;严重的自身免疫性肝炎可引起妇女停经,导致不能妊娠。但经激素和硫唑嘌呤治疗,月经可恢复正常,并能妊娠。但鉴于母亲和胎儿的风险,妊娠期间应接受医生的严密监测。在医生指导下按时复诊具有多方面的意义,如观察药物疗效、不良反应,以调整药物剂量等。

肝脏失代偿或药物治疗无效的患者,应考虑肝移植术。终末期肝病患者有肝移植指征,特别是难治性或对免疫抑制疗法不能耐受的患者均可考虑肝移植。肝移植术后的 AIH 患者预后好。移植后 5 年生存率在 $83\%\sim92\%$,10 年生存率高达 75%。但复发率高达 42%,复发可能与肝移植后使用的免疫抑制治疗方法有关。

(五)预后

血清 AST 水平$>10\times$ULN,或 AST$>5\times$ULN 同时血清 γ 球蛋白$>2\times$ULN 者,如不治疗,其 6 个月的死亡率高达 60%。组织病理学检查显示桥接坏死或多小叶坏死者,若不治疗,82%会进展为肝硬化,5 年死亡率为 45%。

治疗失败或治疗不良反应大时,应该及时调整治疗方案;无法耐受不良反应要及时考虑更换治疗方案。现已提出多种替代治疗方案,但均为小样本、无对照组的试验,且无前瞻性研究、缺乏足够证据。

【AIH 治疗的替代药物】

(1) 布地奈德:是一种二代糖皮质激素,具有首过效应,90%的药物可被肝脏清除。与泼尼松龙相比,其优点为局部组织的浓度高且无全身性的不良反应。缓解期和维持期患者,布地奈德均有效。

(2)环孢霉素和他克莫司:是两种化学性质不同的磷酸酶抑制药(CNIs),成功用于 AIH 治疗的诱导期和缓解期。不良反应包括神经毒性、高血压和高血脂,其中神经毒性是最大的不良反应。若这两种药物用于治疗 AIH,则应密切监测肾功能,并应用最低有效剂量。

(3)环磷酰胺:是一种细胞毒药物,常用于血管炎的治疗。尽管治疗 AIH 的经验仅限于小样本且无严格对照组的试验,但结果提示治疗效果不错。缓解期可用环磷酰胺 1.5mg/kg 联合小剂量的糖皮质激素,即泼尼龙初始剂量 1mg/kg,缓解后减至小剂量(2.5~10mg/d)联合环磷酰胺 50mg/d。

(4)甲氨蝶呤:对恢复肝脏生化指标和改善肝组织学有效,并可减少维持期糖皮质激素用量。但是,甲氨蝶呤可致胎儿畸形,治疗银屑病时发现可致肝纤维化。

(5)熊去氧胆酸(UDCA):可改善肝脏生化指标,但不能减少糖皮质激素用量,不能改善结局和组织学病变,因此不推荐常规应用。对有胆管改变的 AIH 患者 UDCA 治疗可能有效,但目前无系统研究。

(6)麦考酚吗乙酯(MMF)：是一种霉酚酸(MPA)的乙酯化产物。MMF 口服吸收后转化为 MPA。MMF 的耐受性较好,白细胞减少和腹泻是其主要不良反应。可对动物有致畸作用,因此育龄期妇女需慎用。研究表明,MMF 可用于不能耐受硫唑嘌呤和难治性的 AIH 患者。

(六)自身免疫性肝炎诊疗新进展

随着对该病发病机制的逐渐深入研究,一些具有靶位特异性的免疫抑制药进入实验阶段,已知的干预试剂如封闭肽、可溶性 T 细胞抗原、细胞因子调控、T 细胞疫苗等,以期为临床提供更多有效治疗线索。

部分学者建议,AIH 患者在开始应用硫唑嘌呤前应检测自身巯基嘌呤甲基转移酶基因型或表现型,从而避免出现硫唑嘌呤相关不良反应。

近年来基因分型技术证实,HIA 的易感基因主要定位于 HLA-DR 区。DRB10401 和 DRB30101 所编码的 HLADRβ 链第 67~72 氨基酸残基(亮-亮-谷-谷氨-赖-精),此肽段出现在 94% 的 AIH 患者中,而且有这一肽段的人群 AIH 的危险性是其他人群的 9 倍。进一步研究表明,71 位点赖氨酸是 AIH 易感性的关键因素,由于每个 HLA 分子结合和递呈某一抗原的能力是由有序排列的多肽凹槽氨基酸残基决定的,DRβ 多肽链赖氨酸残基的替换使 HLA-DR 分子与自身抗原肽亲和力降低,不利于自身抗原的递呈,从而导致自身反应淋巴细胞不能清除,引发 AIH。

基因的多态性在自身免疫性肝炎中的作用备受关注。目前已发现,TNF-α 启动子基因有 4 个位点(-163、-238、-308 和 -376)发生鸟嘌呤(G)向腺嘌呤(A)的突变,但仅在 -238 和 -308 位点的核酸替换直接影响 TNF-a 的体外表达量。

【AIH 小结】 女性多见;临床表现为乏力,消化道症状,黄疸,肝脾大;生化检查:ALT、AST、TBIL 升高,γ 球蛋白增加等;自身抗体:ANA,SMA,抗 LKM1,抗 SLA/LP,pANCA 以及抗 LC1 肝活检病理:界面性肝炎,汇管区浆细胞浸润,玫瑰花结形成;AIH 治疗:醋酸泼尼松(龙)单用或联合硫唑嘌呤治疗。

(七)典型病例

1. 典型病例一 患者女性,60 岁,因间断乏力、恶心、皮肤瘙痒 1 年半入院。既往史、个人史、家族史无特殊。

(1)体格检查:T 36.3℃,P 79 次/分,R 20 次/分,BP 144/89mmHg。营养中等,查体合作。神志清楚,精神可,面色如常,全身皮肤、巩膜未见黄染,肝掌阳性，未见蜘蛛痣。全身浅表淋巴结未扪及肿大。心肺未见异常。腹部平坦，未见腹壁静脉曲张，全腹软，无压痛、反跳痛，肝肋下未及，剑突下未及，莫菲征阴性，脾肋下未及，肝上界位于右锁骨中线第V肋间，肝、脾、双肾区无叩痛，移动性浊音阴性，肠鸣音 3 次/分，不亢进。双下肢无水肿。生理反射存在，病理征未引出。扑翼样震颤阴性。

(2)实验室检查：血尿便常规正常。ALP 200U/L、GGT 206U/L、TBA 125μmol/L、TC 6.32mmol/L；免疫球蛋白 IgA、IgG 正常，IgM 5.31g/L 高，血沉 33mm/60min。乙肝、丙肝病毒标志物均阴性。EP γ 球蛋白(17.7%)，自身抗体五项：抗核抗体核少点并核膜型(1∶320)，抗线粒体抗体阴性，抗平滑肌抗体阴性，抗胃壁细胞抗体阴性，抗肝/肾微粒体抗体阴性，anti-AMA-M2-IgG 阴性。腹部 B 超示：肝回声增粗。

(3)诊断依据：中年女性；病史一年余，主要临床表现为乏力、皮肤瘙痒；查体无异常表现。化验检查排除乙肝、丙肝、药物所至肝损害。肝功能异常以 ALP、GGT 升高为主，有血沉增快、IgM 增高，抗核抗体核少点并核膜型(1∶320)。

(4)诊断：自身免疫性肝炎。

(5)治疗：口服 UDCA、甘草酸苷。随访 4 年，现 ANA 阴转，ALP、GGT 正常。患者无不适症状。

2. 典型病例二 患者女性，40 岁。

(1)主诉：间断肝区不适 1 年，加重伴乏力、食欲缺乏、皮肤黄染 2 月余。过去史、家族史、个人史无特殊。

(2)查体：T 36.5℃，P 78 次/分，R 19 次/分，BP 104/68mmHg。营养中等，神志清楚，精神可，面色晦暗，全身皮肤、巩膜重度黄染，未见瘀点、瘀斑，肝掌阳性，未见蜘蛛痣。全身浅表淋巴结未扪及肿大。心肺腹部未见异常，双下肢无水肿。生理反射存在，病理征未引出。扑翼样震颤阴性。

(3)化验检查：A/G 33/42g/L，BIL 148.7/110.3μmol/L、ALT 1 064U/L、AST 2 017U/L、ALP 132U/L、GGT 150U/L、TBA 211mol/L，TC 3.39mmol/L、TG 3.08mmol/L，免疫球蛋白 IgG 32.05g/L 高，血常规、尿常规正常。蛋白电泳：γ 球蛋白(31.9%)，乙肝、丙肝病毒标志物阴性。血沉 31mm/h。抗 ANA(1∶100 核仁型)。Fibroscan：75.0kPa。胸片示：双肺未见明确病变。超声汇报：肝实质弥漫性损害。腹部磁共振检查汇报：肝实质弥漫性损害，融合性肝纤维化表现，伴肝门淋巴结肿大；病理结果回报：自身免疫性肝炎；不除外重叠药物性肝损伤，病变程度相当于 G4S4。诊断为自身免疫性肝炎。给予

UDCA、甘草酸铵长期口服。随访 3 年肝功能完全正常。

二、原发性胆汁性肝硬化

原发性胆汁性肝硬化(PBC)是一种慢性肝内胆汁淤积性疾病,该病的病因目前还不清楚,研究表明可能与免疫异常有关。

(一)病原学及流行病学特点

1. 病原学、传播途径、易感人群　病因至今不明,现在认为本病是自身免疫性疾病的一种类型,患者有细胞免疫及体液免疫的异常,还常合并其他自身免疫性疾病。目前认为,病因可能与免疫、环境、遗传等因素有关。

(1)有遗传倾向:研究表明,PBC 患者的一级亲属之间的发病率明显增加,通常母女和姐妹均发病,据报道 PBC 家庭成员间患病率在 $1‰\sim7.1‰$ 之间,反映出有一定的家庭聚集性现象,提示该病可能具有遗传易感性;其次,研究表明 PBC 与 HLA I、HLA II、HLAIII 及其他基因如 CTLA-4、CK19 等相关。

(2)环境因素不可忽视:环境中的毒素、化学物质、微生物(细菌、病毒)进入人体均可引起自身连续性免疫反应。就是在正常情况下不致病的微生物,在某种情况下可引起免疫系统不正常的免疫反应,使肝脏成为自身免疫的场所,导致肝细胞和胆管细胞的损伤。这与机体对线粒体抗原的自身耐受被打破并产生抗线粒体抗体(AMA),而 AMA 与发生凋亡的胆管上皮细胞释放的 PDC-E2 结合,形成免疫复合物有关。

(3)免疫因素推波助澜:PBC 的发病与体液免疫、细胞免疫和某些细胞因子有关。

PBC 患者的血清中几乎都存在 AMA,胆管上皮细胞具抗原递呈细胞的潜能,能吞噬抗线粒体抗体和 PDC-E2 形成的复合物,并将其加工处理降解成肽段,与 MHC 分子结合成复合物,并将其递呈给 T 淋巴细胞识别,胆管上皮细胞是特异性 T 淋巴细胞作用的靶抗原免疫损伤和随后的胆汁淤积,最终使胆管上皮细胞和肝细胞发生凋亡和坏死,并形成纤维化及肝硬化。目前认为,小胆管损害是针对自身线粒体抗原的免疫反应所致。

2. 流行病学特点(发病率、性别、发病高峰)　PBC 在世界范围内分布,年发病率为 $(0.4\sim3)/10$ 万人,且呈逐年增长的趋势,该病发病平均年龄 50 岁,主要集中在 $40\sim60$ 岁的中年女性,男女发病比率 1∶10,也可以说与自身免疫性肝炎比较女性患 PBC 的可能性更大。虽然男性发病较少,但男性更容易并发肝细胞癌是一种更大不幸。高加索人种(白种人)、亚洲人、非洲人及犹太人均可患 PBC,但在西方白种人中发病率较高,在世界范围内该病患病率在 40～400/100 万。各地流行率的不同与医生对疾病的熟悉程度、警觉性和诊断方法有关。我国对该病的报道多在 2000 年以后,文献中报道的 PBC 例数不断增加,由此推断该病在我国并非少见,但遗憾的是目前尚无确切的流行病学资料,相信随着对该病的认识不断深化,我国的 PBC 研究一定会有突破。

(二)临床表现

临床上 PBC 患者早期并无症状或症状轻微,组织学上也无肝硬化的表现,由于病情逐渐进展最终才导致肝硬化的结果,所以该病初期也经历肝炎期,这一点很重要,避免患者看到肝硬化就认为很严重而丧失治疗信心。PBC 的主要临床表现为乏力、黄疸、皮肤瘙痒和血清碱性磷酸酶(ALP)及 γ-谷氨酰转肽酶(GGT)升高,AMA 阳性是本病的重要特征,95％的患者可出现该抗体。PBC的组织学特征是非化脓性胆管炎和中、小胆管的破坏,随后胆汁淤积,进而发展为肝硬化。

1. 起病情况　PBC 起病隐匿、缓慢,是一种慢性进展性肝内胆汁淤积性疾病,病程通常分为无症状肝功能正常期,无症状肝功能异常期,症状期及肝功能不全期 4 期。临床前期的特征为血清及胆管上皮细胞存在 AMA,但是无症状,肝功能生化指标也正常;继而发生肝功能生化指标异常,但可保持多年无症状;绝大多数未经治疗的患者会逐渐发生乏力、皮肤瘙痒,以及食管-胃底静脉曲张、腹水、外周水肿等症状;最终可发展至肝功能不全,表现为黄疸进行性加重,肝性脑病等。各期的持续时间因人而异,相继发生,但相邻各期难以截然分开。近年来,更多患者在疾病早期即得以诊断,并应用 UDCA 治疗,预后显著改善。自然进程约 20 年。

2. 临床特征　PBC 主要临床表现为乏力、皮肤瘙痒和黄疸。乏力没有特异性,见于 40％～80％的 PBC 患者。乏力的存在及严重性与年龄、病程、疾病严重程度、血清胆红素值及 UDCA 使用无关,乏力常伴有睡眠质量下降及抑郁。瘙痒是较乏力更为特异的 PBC 症状,以前见于 20％～70％的 PBC 患者,目前因患者常在疾病早期得以诊断故少见。在 90％以上的 PBC 患者,瘙痒要较黄疸早数月甚至数年出现。与乏力相似,瘙痒的程度与 PBC 的严重程度及病情进展无关。黄疸代表存在胆汁淤积,而胆汁淤积可导致有害代谢产物入胆汁酸、胆固醇在肝脏内堆积。疾病晚期胆小管的损害是不可逆的,所以一旦出现黄疸提示肝内胆管受损严重,胆红素可作为判断预后的指标。也有少数患者在整个病程中不出现黄疸。体征有色素沉着（55%）、肝大（50%）、脾大（30%）、黄色瘤（20%）、角膜色素环。病情进展至肝硬化后可出现食管静脉曲张破裂出血、腹水、肝性脑病、门脉高压、肿瘤等。PBC 患者还可出现骨质疏松、高脂血症及脂溶性维生素缺乏。骨质疏松是 PBC 最常见的骨骼疾病，见于 20%~90% 的患者，通常没有症状，需通过骨密度检测来诊断。年龄与疾病严重程度是骨质疏松的主要危险因素。

PBC 常伴有 AIH、干燥综合征（70%~90%）、风湿性关节炎（15%~20%）、皮肌炎等其他自身免疫性疾病，还可伴有胆结石（30%）、甲状腺疾病（15%~25%）、炎性肠病、雷诺病、肾小球肾炎、脂肪泻、溃疡性结肠炎、肝癌等。

3. 实验室及影像学检查、病理　肝功能试验主要表现为血清 ALP 及 GGT 升高。PBC 早期或无症状患者血清 ALP 升高率可达 96%，ALP 增高的水平与 PBC 胆管破坏和炎症的程度明显相关。ALP 和 GGT 是早期诊断和观察治疗反应的指标，在疾病的早期升高可至正常值上限的 10 倍。丙氨酸氨基转移酶和天门冬氨酸氨基转移酶可保持正常或一般升高，一般不超过正常值上限的 5 倍。随着病程的发展胆红素尤其是直接胆红素升高，胆红素升高显著者预后差，易进展至肝纤维化，且药物治疗应答差。

（1）免疫学指标：①免疫球蛋白。PBC 患者体液免疫异常，表现为高 γ 球蛋白血症，特征表现为 IgM 的增高，达正常值上限的 1.5~10 倍，IgA 通常正常，合并其他自身免疫病如干燥综合征（SS）较易出现 IgG 升高。②AMA 是 PBC 主要的血清学指标。约 95% 患者 AMA 阳性，此抗体的出现可早于临床表现多年，对早期诊断有重要价值。AMA 至少有 9 种亚型（M1~M9），与 PBC 相关的有 4 种亚型，其中 M2 亚型对 PBC 有更高的特异性和诊断价值。

（2）影像学检查：超声、CT、MRI（MRCP）无特异性，但可以明确是否存在胆汁淤积、有助于排除胆道梗阻性疾病。有研究显示，肝大、肝脏被膜回声、肝实质回声细颗粒样均匀一致增粗、有无明显高回声及低回声再生结节、肝内 2~3 级胆管显示不清、门静脉血流速度明显减低的超声表现，对诊断 PBC 具有较大意义，对临床诊断具有重要参考价值。如果诊断不确定，那么可能需要进行 MRI 胆管造影或内镜检查以排除 PSC 或其他胆管疾病。

（3）FibroScan：目前已在多个地区被用于诊断、研究 PBC 患者。这项检查评估肝纤维化程度的临床应用价值在慢性乙型、丙型肝炎等患者中已经得到验证并广泛开展。有多项研究表明，肝脏弹性测定对于诊断 PBC 的肝纤维化也具有重要价值，诊断重度纤维化或肝硬化的 ROC 曲线下面积均达 0.80 以上。与肝脏病理组织学比较，肝脏硬度值预测肝纤维化分期的准确性可达 72.6%。

多元回归分析表明,肝脏硬度值和血清 HA 水平与肝纤维化程度独立相关。

(4)肝活检组织学检查:PBC 的特征性病变为非化脓性破坏性胆管炎,其组织学分 4 期。

Ⅰ期(胆管炎期):炎症局限于汇管区,表现为胆管上皮细胞肿胀,偶尔胆管会破裂、胆管周围炎细胞浸润、病变胆管附近可发现肉芽肿。

Ⅱ期(胆管增生期):汇管区炎症延伸至周围实质,正常胆管数目减少,原受损的胆管逐渐消失,甚至造成胆汁流通阻碍,导致胆汁淤积,并有小胆管增生。

Ⅲ期(纤维化期):相邻汇管区被纤维隔连接,汇管区胶原含量增多而炎细胞及胆管减少。纤维分隔自汇管区向另一汇管区伸展,或向肝小叶延伸,由于碎屑样坏死的并存,以及淤胆、铁、铜的沉积,引起肝细胞损伤,以致界板模糊不清。

Ⅳ期(肝硬化期):特征为明显的肝硬化伴再生结节,汇管区纤维间隔互相扩展和连接,将肝小叶分割形成假小叶,PBC 通常为小结节性肝硬化。肝活检见肝纤维化和肝硬化提示预后不良。

尽管 PBC 在组织学上明确分为 4 期,但在同一份标本可同时显示多期表现。PBC 的组织学进展与临床进展有时不一定同步。

(三)诊断及鉴别诊断

2009 年美国肝病协会制定的指南,PBC 诊断基于 3 条标准:血清 AMA 阳性,胆汁淤积酶 ALP 升高,以及肝脏组织病理特点为非化脓性胆管炎和中、小胆管的破坏。一般符合 2 条标准则高度提示 PBC,符合 3 条标准则可确诊。诊断时需排除其他胆汁淤积性肝病,对疑似患者进行肝穿刺活检。需考虑到无症状 PBC 及 AMA 阴性的 PBC。

需要注意 PBC/AIH 重叠综合征:通常指 AMA 阳性的 PBC 患者同时患有 AIH,而不指 AIH 患者同时具有 AMA 阳性。目前认为,PBC 患者具有以下 3 条中 2 条可诊断为 PBC/AIH 重叠综合征:①ALT>5ULN。②IgG≥2ULN 和/或抗平滑肌抗体阳性。③肝活组织检查有中到重度的汇管区周围炎和(或)小叶性肝炎。

(四)治疗

治疗的关键是抑制免疫反应的糖皮质激素等免疫抑制药及减轻胆汁淤积的 UDCA 治疗。

1. 一般治疗

(1)乏力:研究表明,莫达非尼 100～200mg/d 对于 PBC 相关的乏力是有效的。因乏力症状缺乏特异性,可能与贫血、甲状腺功能减退、抑郁或睡眠障碍有关,故应同时治疗相关的疾病。

(2)瘙痒:瘙痒的原因现在尚不明确,所以对皮肤瘙痒无非常有效的治疗方法。UDCA 可能减轻瘙痒,除此之外应首选口服考来烯胺(消胆胺),是一种不被吸收的树脂,在肠道内通过与胆汁酸、胆固醇螯合,降低血液胆汁酸盐浓度,减轻胆汁淤积。剂量为每次 4g,最好在 UDCA 使用前或使用后 2～4 小时口服。若瘙痒仍无改善或不能耐受考来烯胺的不良反应,可考虑利福平(150～300mg, Bid)或纳洛酮(50mg/d)。透析和血浆置换疗法可能对瘙痒症状的控制有效。如瘙痒非常严重并难以控制,可考虑进行肝移植。

(3)脂溶性维生素缺乏和骨质疏松:维生素 A、维生素 D、维生素 E 或维生素 K 等缺乏,应根据病情和实验室检查及时给予补充。PBC 患者应警惕骨质疏松,定期检测骨密度,可补充维生素 D 和钙。如果骨质疏松明显,可应用双膦酸盐治疗。

(4)甲状腺疾病:建议诊断 PBC 时应定期检查甲状腺的功能,对已存在的甲状腺疾病要及时治疗。

2. 西医 UDCA 被认为是现今治疗 PBC 最有效的药物,是美国 FDA 唯一批准用于 PBC 治疗的药物。作用机制包括促进内源性胆酸分泌、免疫调节、提高膜稳定性、细胞保护和抑制疏水胆酸引起的肝细胞和胆管细胞凋亡。推荐剂量为(13～15)mg/kg•d,病情严重时剂量可以加大。UDCA 治疗对乏力及黄疸无改善。UDCA 治疗似乎可减少门脉高压的发生及严重性,明显减少腹水的出现。在药物相互作用方面,活性炭、蒙脱石、考来烯胺及氢氧化铝等能与胆汁酸结合,这些药物与 UDCA 联用时,会阻碍其吸收,降低疗效,因此 UDCA 不能与这些药物同时服用。需要联合应用时,服药时间应间隔 4 小时以上。

(1)布地奈德:是第二代糖皮质激素,与其他糖皮质激素相比,其受体活性和肝脏首过效应更强,不良反应相对少见。2009 年欧洲肝病协会指南建议可给予无肝硬化 PBC 患者 UDCA 联合布地奈德(6～9mg/d)治疗。但 Angulo 等报道,22 例对 UDCA 治疗不应答的 PBC 患者在加用布地奈德(9mg/d)1 年后,反映疾病预后的 Mayo 风险评分却显著增高,患者腰椎骨质疏松程度也加重。因此,UDCA 联合糖皮质激素仍需长期随访资料的积累,以明确其安全性,以及是否真能使 PBC 患者远期受益。

其他免疫抑制药包括硫唑嘌呤、甲氨蝶呤、青霉胺、环孢素、苯丁酸氮芥、霉酚酸酯等,都被证实对 PBC 疗效甚微或无效,且长期应用有许多不良反应,不能推荐作为 PBC 的标准治疗。

(2)降脂类药物:他汀类或贝特类药物主要用于高脂血症的治疗,因 PBC 患者常伴有脂代谢异常,近年来有学者开始关注降脂药在 PBC 治疗上的作用。若 PBC 患者伴有高脂血症或合并有脂肪性肝病时,联合降脂药治疗也可能成为最佳的选择方案。

(3)肝移植:肝移植是治疗晚期 PBC 唯一有效的方法,术后患者症状缓解、生化指标改善、生活质量提高、生存期延长。在欧美,PBC 已成为肝移植的主要指征之一。一些研究资料显示术后有一定复发率,但总体上症状较轻。值得注意的是当血清胆红素大于 10mg/dl 时,接受肝移植的风险明显加大。

3. 中医 中医对 PBC 的临床研究没有统一的病症标准,但可根据病程发展的不同阶段将其分别归属于黄疸、胁痛、鼓胀、虚劳等中医病证。蒋健等将本病分为肝肾亏虚证、脾胃虚弱证和肝胆湿热证。所用方剂主要有六味地黄汤、杞菊地黄汤、知柏地黄汤;参苓白术散、六君子汤;茵陈蒿汤、龙胆泻肝汤(去木通)。并认为,在运用中医中药治疗本病时,采用中医辨证与中医辨病相结合的方法,较之单纯中医辨证治疗效果更好。卢殿强认为本病由湿、毒、瘀、虚导致,由此制订活血利湿、清化瘀毒、补虚祛瘀 3 法。常占杰认为本病无论早期瘙痒、乏力,还是中晚期黄疸、臌胀均与脾胃关系密切。"瘙痒"的病机是血虚风盛、血虚皮肤失于濡养,风盛则燥,症见皮肤瘙痒,血虚之因责之于脾胃虚弱,不能化生气血。"乏力"究其原因是由于气血亏虚,同样责之于脾胃。"黄疸"多认为是湿热内蕴、熏蒸肝胆致胆汁外溢,浸淫肌肤而成,形成原因不外乎感染疫毒、饮食不节或脾胃虚弱,其病机均为脾胃运化失常,肝失疏泄,胆液不循肠道。可根据西医分期予以辨证论治。肝功能正常无症状期,治以健脾疏肝,方药选用黄芪四君子汤合柴胡疏肝散;肝功能异常期,治以健脾活血,方药选用黄芪四君子汤合膈下逐瘀汤;症状期,治以健脾养血或健脾养血利湿退黄,方药选用黄芪四君子汤合四物汤加减;失代偿期,治以健脾利湿(水)、健脾养血止血为主,方选黄芪四君子汤合归脾汤。金实认为,PBC 的病因病机关键为肝脾受损、湿阻瘀滞、胆络失畅,基本治则为利胆和络,基本治法为疏、清、化、运、补 5 法,自拟茵芍二金汤为基本方,茵陈苦泄下降,性寒清热,善清脾胃肝胆湿热,使之从小便而出;赤芍苦寒入肝经血分,有活血散瘀止痛之功;郁金性寒入肝胆经,能清利肝胆湿热;金钱草入肝、胆、肾、膀胱经,既能清肝胆之火,又能除下焦湿热,有清热利胆退黄之效。随证施治,药随证变,经验独特,效果显著。国内中医药学界对于 PBC 的治疗取得了一些可喜的成果,但也存在许多问题。中医药学界对于 PBC 的研究尚处于探索阶段,有待于进一步深入。

4. 其他 利妥昔单抗是一种人鼠嵌合的单克隆抗体,该抗体与 CD20 抗原特异性结合。此抗原位于前 B 和成熟 B 淋巴细胞,利妥昔单抗与 B 淋巴细胞上的 CD20 结合,引发 B 细胞溶解的免疫反应,目前利妥昔单抗已成功用于治疗淋巴瘤。Tsuda 等对 6 名 UDCA 应答不佳的 PBC 患者使用利妥昔单抗治疗,显示 ALP 水平显著下降。但利妥昔单抗治疗 PBC 的研究较少,其安全性及有效性尚待证实。

骨髓间充质干细胞或脐血干细胞移植:应其具有免疫调节及定向分化能力,有学者进行了异体骨髓间充质干细胞移植治疗 PBC 的动物研究,结论为间充质干细胞移植的安全性好,疗效维持时间较长,可以改善生化指标,下调外周血 CD8+T 淋巴细胞比例,上调 CD4+CD25+Foxp3+T 细胞比例和升高外周血 IL-10 浓度。因此,干细胞移植可能对控制和延缓疾病进展有一定的疗效。但脐带间充质干细胞移植治疗 PBC,在国内乃至国际上目前尚属空白。

5. 饮食指导治疗 注意饮食,注意休息,戒酒,避免使用致肝脏损害药物。

(五)预后

PBC 进展因人而异,一些临床、组织学和血清学等指标有助于预测疾病进展和预后。若不进行治疗干预,有症状的 PBC 患者中位生存期为 7.5 年,血清胆红素水平持续超过 10mg/dl 的 PBC 患者平均生存期仅为 17 个月。已发生门脉高压或肝硬化的患者预后差,组织学纤维化程度是生存率的独立预测因素,组织学存在界面性肝炎者病情进展较快。胆红素是众多血清学指标中预测临床转归最有用的单一指标,低白蛋白血症也是高死亡率的独立预测因素。AMA 资料不能预测患者预后,与单纯 PBC 患者相比,伴系统性硬化症的 PBC 病程较慢,而 PBC/AIH 重叠综合征患者更易发生食管静脉曲张、胃肠道出血、腹水等,更多死亡和(或)需要肝移植。PBC 最终可能发展成肝细胞癌(HCC),但发生率和生存率尚不清楚。Shibuya 等收集了 396 名 PBC 患者,随访时间为 6~271 个月,结果发现除外病毒感染因素后,14 人发展成 HCC;同时发现 Scheuer 分期Ⅲ~Ⅳ患者累计 HCC 发生率明显高于Ⅰ~Ⅱ期者。该文章总结出 3 个发生 HCC 的独立影响因素:诊断时间、男性和输血史。Wong 等对 1 021 名经肝穿确诊的 PBC 中国患者进行了在平均 44(5~112)个月的随访,发现 14 人(35.9%)发生了肝失代偿或肝细胞癌,5 年生存率为 81.4%。在诸多预后影响因素中,低蛋白血症是唯一独立影响因素,蛋白水平>35g/L 患者 5 年存活率明显高于<35g/L 患者。大多数研究证明,组织学分期越高,疾病越到晚

期生存期越差,低蛋白血症、高胆红素血症、高血肌酐者病死率较高。

PBC 小结:PBC 是一种多见于女性的慢性胆汁淤积性疾病。实验室特征:包括血清 ALP 及 GGT 升高,血清 IgM 升高及抗线粒体抗体阳性;病理学特征:小叶间胆管非化脓性炎症;治疗:熊去氧胆酸是唯一被美国 FDA 批准用于治疗 PBC 的安全有效药物;UDCA 的生化应答与预后相关。

(六)典型病例

1. 病历介绍　患者,女,61 岁,主诉反复乏力、食欲缺乏。既往曾因剖宫产手术,输血 800ml。

患者无明显诱因出现明显乏力,休息后不能缓解,伴轻度食欲缺乏,进食稍有下降,无恶心、呕吐,无腹痛、腹泻等表现,至北京地坛医院查:ANA(+),核浆颗粒型 1∶320,AMA:(+),1∶640,M2 亚型(++++),M4 亚型(+),ALT64U/L,AST83U/L,BIL25.9/4.7µmol/L,A 均阴性,明确诊断为"原发性胆汁性肝硬化",给予熊去氧胆酸胶囊等,仍反复有乏力、食欲缺乏症状。

2. 体格检查　体温:36.3℃,脉搏:78 次/分,呼吸:16 次/分,血压:126/78mmHg,神志清楚,全身皮肤及巩膜无黄染,肝掌阳性,可见蜘蛛痣,皮肤无出血点,心肺未见异常,腹饱满,下腹部可见长约 7cm 手术瘢痕,愈合好,张力可,无压痛及反跳痛,肝肋下未及,脾肋下 6cm,质韧,无压痛。莫菲征阴性,肝上界右锁骨中线第 V 肋间,肝脾区无叩痛,移动性浊音阴性,双下肢轻度水肿,无扑翼样震颤。

3. 实验室及辅助检查　WBC:2.74×10⁹/L、HGB:128.00g/L、PLT:60.00×10⁹/L,生化:ALB:38g/L、BIL:29/8.7µmol/L、ALT:15U/L、AST:27U/L、CHE:5 820U/L、Fe:7.7µmol/L,ALP、GGT 正常。乙肝、丙肝病毒标志物阴性。大便常规、尿常规、肝癌早期预警、肿瘤标志物均正常。抗平滑肌抗体、抗肝肾微粒体抗体阴性。抗 52KD 核颗粒蛋白抗体(+++)、线粒体 M2 抗体(+++)、抗重组 M2 融合蛋白抗体(+++)、RO-52 弱阳性、抗线粒体 M2 亚型 IgG 抗体阳性、抗线粒体抗体(++)、抗核抗体(荧光法)核点型(1∶100)。腹部 MRI:①肝硬化、脾大、副脾、食管及胃底静脉曲张,附脐静脉开放,脾静脉曲张,胃脾分流,动脉期肝顶部结节状强化影,考虑为灌注异常。②胆囊炎。电子胃镜:食管静脉曲张(中)伴胃静脉曲张(Lmi,F2,CB,RC++,E—,GOV2),非萎缩性胃炎(出血糜烂型),十二指肠球炎,幽门螺杆菌尿素酶快速检查(—)。

4. 诊断　原发性胆汁性肝硬化。

5. 治疗　UDCA 及保肝对症治疗。随访 9 年病情平稳。

三、原发性硬化性胆管炎

原发性硬化性胆管炎(PSC)以肝内和(或)肝外发生胆管炎症、纤维化或增生等为主要病理变化,以胆管管腔狭窄为主要病理特征的一种病因不明的慢性胆汁淤积性肝病。患者常表现为胆管壁增生、纤维性缩窄,或为慢性进行性纤维化,最终发展为胆汁性肝硬化、肝衰竭、门静脉高压症等,部分患者可发展为胆管癌。PSC 治疗困难,缺乏特效的治疗方法,患者远期预后不佳。目前尚无有效的治疗药物,肝移植为终末期 PSC 的唯一有效治疗手段。

(一)病原学及流行病学特点

1. 病原学、传播途径、易感人群　PSC 的病因至今未明,多数学者认为与下列因素有一定相关性。

(1)感染因素为可能的罪魁祸首:综合多个报告,PSC 有 50% 左右的患者合并溃疡性结肠炎及克罗恩病,认为细菌及其毒素能通过炎性病变的肠壁经门静脉至胆管周围,使胆管壁发生慢性炎症改变。但也有不支持此学说的证据:不少 PSC 患者门静脉内并无细菌性炎性改变,汇管区很少见到中性白细胞浸润,未发现细菌性肝脓肿等,有些慢性结肠炎患者是在 PSC 发生后数年才患病。

(2)免疫因素协同"犯罪":细胞免疫研究发现,PSC 患者肝门管区及胆管周围的炎性细胞均以 T 淋巴细胞为主,如 CD4、CD8 等。体液免疫方面的证据多为非特异性,PSC 患者血中各种免疫球蛋白水平不同程度升高,抗细胞核因子及抗平滑肌抗体阳性,血清和胆汁中的免疫复合物水平增高,血中多能发现抗中性粒细胞质抗体(ANCA)。还有研究发现,一种位于肝外胆管上皮和结肠上皮的肽类物质,在 16 例 PSC 中 2/3 的该肽类物质血清检测为阳性,而其他肝病及继发性肝外胆管狭窄者检测均为阴性。

(3)遗传无法摆脱的联系:PSC 有家族集中发病现象,并与人类白细胞抗原(HLA)密切相关,60%～80% 的 PSC 患者 HLA-β8 等位基因明显增多,对 PSC 的发生发展起着重要作用。另外,PSC 与 TNF-α 受体基因的多态性有关,TNF-α 基因第 308 位上的碱基 G 取代 A 与 PSC 易感性明显相关。还有研究发现,基质金属蛋白酶(MMP-3)的多态性可能同时影响本病的易感性和疾病的发展。以上研究均提示 PSC 的发生和发展有其内在因素。

(4)胆管缺血性病变不可忽视:胆管缺血时可致胆管壁坏死、纤维化和硬化,出现淤积和 PSC 的组织学改变,常见于介入治疗、肝移植和胆囊切除术后。

从严格意义上讲,胆管缺血不属于 PSC,但有时 PSC 的发生可能是多种致病因素作用的结果。

(5)癌前病变需要长期关注:临床上有些 PSC 患者经过一段时间的随诊,最后确诊为胆管癌。所以有人认为,该病是一种发展缓慢的胆管癌,或者该病会转化为胆管癌。有报告称 PSC 与原发性胆管癌在组织学上不易区分。

(6)与环境因素息息相关:英国发现一水库供水地区居民 PSC 患病率是其他地区的 10 倍以上,因此怀疑 PSC 的发病可能与环境污染有关。

(7)其他因素:该病与先天性胆道畸形、类圆线虫感染、酒精中毒等有一定关系。

2. 流行病学特点(发病率、性别、发病高峰) 1924 年,法国医生 Delbet 首先报告本病。20 世纪 80 年代前,PSC 被视为是一种罕见疾病,PSC 的流行病学研究报道较少,主要来自西方国家。北欧地区、加拿大和美国明尼苏达州的 PSC 发病率为 0.9~1.3/10 万,患病率为 8.5~13.6/10 万,而南欧、亚洲和美国阿拉斯加州的 PSC 发病率和患病率均低于上述地区。该病是自身免疫性疾病中重男轻女的代表,男女比例为(1.5~2)∶1,患者确诊时的平均年龄为 40 岁左右。有 2/3~3/4 的 PSC 患者伴发有炎症性肠病(inflammatory bowel disease, IBD)。在伴发 IBD 的 PSC 患者中,48%~86%为溃疡性结肠炎,约 13%为克罗恩病。随着经皮肝穿胆道造影,ERCP 和 MR-CP 的广泛应用,发现 PSC 患者越来越多。至今我国尚无 PSC 的流行病学报告,过去认为此病在我国并不多见,然而近年来的报告逐渐增多,医务工作者任重而道远。

(二)临床表现

1. 起病情况

(1)起病缓慢呈隐匿性,黄疸初期呈间歇加重,后期呈慢性持续性或进行性梗阻性黄疸伴瘙痒。

(2)间歇性上腹部钝痛,很少见腹部剧痛及发热征象。

(3)消化道症状为食欲缺乏,消化不良,乏力,恶心,呕吐,消瘦。偶有腹泻,脓血便似结肠炎表现。

(4)晚期可出现持续性黄疸,肝脾大,腹水及上消化道出血,肝性脑病及胆汁性肝硬化和门静脉高压症。

(5)可伴有与免疫相关的疾病,如硬化性甲状腺炎、红斑狼疮、风湿性关节炎、腹膜后纤维硬化、类肉瘤病等。体征可有黄疸、肝脾大等。

2. 临床类型 根据病变部位和范围,Thompson 等将其分为 4 型:Ⅰ型,胆总管远端硬化性胆管炎;Ⅱ型,继发于急性坏死性胆管炎的硬化性胆管炎;Ⅲ型,慢性弥漫性硬化性胆管炎;Ⅳ型,合并有肠道炎性疾病的慢性弥漫性硬化胆管炎。

3. 临床特征 PSC 患者比较典型的症状有右上腹不适,乏力、皮肤瘙痒和体质下降,发热,寒战等急性胆管炎的表现很少见,约有一半的患者可出现异常体征,最常见的是黄疸和肝脾大。约 45% 的 PSC 患者并无症状,仅在体检时因发现血清碱性磷酸酶(ALP)升高而就诊。由于 60%~80% 的 PSC 患者伴 IBD,对肝功能异常 IBD 患者的筛查,使越来越多的无症状 PSC 患者获早期诊断。

有研究发现,PSC 患者的 TBIL、GGT、ALT 等均明显高于 PBC 患者,临床症状有黄疸等,AST 的升高更为常见。可能的解释是:PBC 主要以肝内胆管上皮细胞损害为主,而 PSC 可合并大、小胆管(周围胆管炎)原发性硬化性炎症,致肝内、外胆管局限性或弥漫性狭窄,因此有更为严重胆汁淤积,进展更快。

4. 实验室及影像学检查、病理

(1)血液生化检查:PSC 患者最常见的血生物化学指标是 ALP 异常升高。但 ALP 正常并不能排除 PSC 诊断。大部分初诊患者的 ALP 可升高至正常值上限的 2~3 倍,但血清胆红素水平多在正常范围。约 60% 患者的血清 IgG 水平中度升高。①血清碱性磷酸酶常显著增高,部分病例无明显临床症状,仅出现顽固性碱性磷酸酶升高。②血清胆红素及转氨酶可不同程度增高。③75% 的患者血浆铜蓝蛋白升高,晚期可出现低蛋白血症及凝血功能障碍。

(2)免疫学检查:①血清 IgA、IgG、IgM 均增高。②PSC 患者的血清中可检测到多种自身抗体,包括抗中性粒细胞胞质抗体(ANCA)、抗核抗体、抗平滑肌抗体、抗内皮细胞抗体、抗双磷脂酰甘油抗体等,其检出率分别为 50%~80%、7%~77%、13%~20%、35%、4%~66%。自身抗体(ANA,AMA,SMA)可以阳性,但一般滴度不高。需要注意的是,上述自身抗体对 PSC 并无诊断价值,但 ANCA 阳性通常提示患者伴发有结肠病变。③抗中性粒细胞抗体(ANCA)阳性率可达 60%~80%,但不具有特异性。

(3)影像学检查:经皮肝穿刺胆道造影术(PTC)、逆行胰胆管造影(ERCP)、磁共振胰胆管造影(MRCP)是诊断 PSC 的最主要方法,确诊率可达 90% 以上。内镜下逆行胰胆管造影(ERCP)目前仍然是诊断 PSC 的金标准。它们均可显示胆管呈普遍性或局限性狭窄,或呈多处节段性狭窄及串珠状改变。PTC、ERCP 的影像学特征:①病变部位胆管呈不规则的多发性狭窄,而胆管膜表面光滑。②狭窄病变呈局限性或弥漫性,也可呈节段性改变。③狭窄胆管近端轻度扩张。④病变累及肝内胆管时,可见肝内胆管分支减少,僵硬变细似枯树枝状或串珠状、半球状扩张,内径 2～3mm。MRCP 影像学特征数个肝叶内,不与中心胆管相连的外周胆管轻度扩张,是 PSC 的特征表现。磁共振胰胆管造影(MRCP)因具有非侵入性和良好的操作性而越来越多地被应用于 PSC 诊断。MRCP 可特异性发现胆管节段性纤维化狭窄伴囊状扩张。MRCP 诊断 PSC 的准确性与 ERCP 相当,其敏感性和特异性分别为≥80%和≥87%。MRCP 能发现肝脏周边高度狭窄处远端扩张的胆管,因此更易显示肝内胆管扩张,而ERCP 因充盈较差而无法显示,但其更易显示肝内胆管狭窄。MRCP 因无侵入性而可作为 PSC 诊断和随访的良好选择,但其影像学表现的严重性与 Mayo 风险评分并无直接关联。此外,MRCP 检查可能会漏诊部分早期 PSC 患者。

(4)B 超的影像学特征:①胆管管腔明显狭窄,多呈均匀一致。②胆管壁明显增厚,一般为 4～5mm。③肝内胆管回声增强。④累及胆囊可见壁增厚,功能减弱。⑤声像图无结石及肿瘤。B 超、CT 可作为辅助检查方法,但不具备诊断意义。腹腔淋巴结肿大在 PSC 患者很常见,当 B 超或 CT 显示腹腔淋巴结肿大时,应注意结合临床与肿瘤转移相鉴别。

PSC 的基本病理改变是胆管黏膜下层和浆膜下层的炎症和纤维化,而后逐渐导致胆管壁的增厚、硬化、管腔狭窄,其特征性病理改变是管壁呈"洋葱皮样"改变,肝内汇管区和胆管周围炎性细胞浸润,主要是淋巴细胞,少许多核白细胞,偶尔可见巨噬细胞和嗜酸性粒细胞。随病变发展而有局灶的小点状坏死和纤维组织增生,管壁硬化,不光滑增厚,最终出现管腔异常狭窄呈串珠样改变。根据病变程度,肝脏病理组织学检查将病理改变分为 4 期:第一期,汇管区炎症和胆管异常;第二期,汇管区周围炎症和胆管增生;第三期,纤维间隔形成,桥接样坏死;第四期,胆汁性肝硬化。但肝穿刺活检的获取率仅 10%左右,且继发性硬化性胆管炎也可出现这种病理特征。此外,早期 PSC 患者的肝组织病理学检查仅能发现一些非特异性的改变。一项包括 138 例 PSC 患者的回顾性研究结果提示,当 PSC 患者经胆管造影检查诊断后,肝组织活检并不能提供更多的诊断信息。因此,对于胆管造影有异常发现的患者,并不需要进一步进行肝组织穿刺活检。然而,如果胆管造影无明显异常,患者疑诊为小胆管 PSC,或考虑患者有重叠综合征,尤其是患者伴有血清 ALP 升高、抗核抗体和(或)抗平滑肌抗体阳性、IgG 显著升高时,肝组织穿刺活检有助于确定诊断和鉴别诊断。

(三)诊断及鉴别诊断

原发性硬化性胆管炎主要以临床症状、体征、生化检查、胆管造影(MRC、

ERCP)、病理学检查进行综合诊断。诊断缺乏特异性试验,目前主要依赖典型的淤胆表现和胆道造影表现来确诊,同时排除各种因素引起的继发性硬化性胆管炎。目前诊断 PSC 多采用 Myens 标准指引。

2010 年 2 月,美国肝病研究协会制定的 PSC 诊疗指南中建议:①对于有淤胆生物化学表现的患者,应行 MRCP 或 ERCP 检查以明确 PSC 诊断。②当 MRCP 或 ERCP 发现典型的 PSC 表现时,不推荐对患者进行肝穿刺。③如果 MRCP 和 ERCP 无明显异常发现,建议对患者进行肝组织穿刺活检以明确有无小胆管 PSC。④如果患者伴有转氨酶异常,建议行肝组织穿刺活检以明确有无重叠综合征。⑤对于所有疑诊 PSC 的患者,建议检测血清 IgG4 以排除 AIP。

PSC 的诊断依据:①年轻男性,起病缓慢。②无胆管手术史,无胆管结石病史。③无先天性胆管异常。④无原发性胆汁性肝硬化。⑤长期随访能排除胆管癌。⑥与炎性肠病,尤其溃疡性肠炎有关。⑦影像学检查显示肝内或肝外胆管呈节段性狭窄或不规则"球形"征象或串珠状改变。⑧肝组织学检查显示胆管周围纤维化、炎症及可见的胆汁淤积。⑨血生化检查,碱性磷酸酶升高,血浆铜蓝蛋白多有升高,嗜酸性粒细胞及抗核抗体升高。⑩除外其他原因所致的硬化性胆管炎(如结石、外伤、手术、肿瘤等)。

(四)治疗

尚无 PSC 特效治疗方法,原则上无症状、无黄疸的患者可密切进行监测,不用治疗,也不需反复胆管造影,对有症状者可采取以下治疗方法。

最常用的药物是熊去氧胆酸(UDCA),但尚未证明其能逆转 PSC 病程。内镜介入治疗和外科手术可在一定程度上缓解胆道梗阻、减轻肝脏损害。对于终末期 PSC 患者,肝移植是唯一有效的治疗方法,5 年生存率接近 90%,但复发问题仍是一个难题。

1. 一般治疗 对症治疗:PSC 最常见的症状为乏力和瘙痒(治疗见前节)。

2. 西医

(1)药物治疗:UDCA 可改善肝脏酶学水平,并能缓解乏力、瘙痒等症状,但尚缺乏证据表明其可逆转 PSC 病程。

目前,UDCA 治疗 PSC 的剂量尚无定论。既往有多项研究显示用 13～15mg/kg·d 的 UDCA 治疗 PSC 患者,能明显改善患者的生化和组织学指标,但可能不能改善患者症状,也不能改变患者的病程进展和病死率。还有多项研究加大 UDCA 剂量,结果显示患者的肝功能得到了显著提高,但发现大剂量 UDCA 增加了患者的病死率和肝移植率,以及严重的不良反应而终止了研究。

由此提示，大剂量的 UDCA 有可能对 PSC 患者有害。

糖皮质激素和多种免疫抑制药曾被尝试用于 PSC 的治疗，然而，目前无任何证据表明其对 PSC 有明确的治疗作用。因此，这些药物不能被推荐用于经典 PSC 的治疗。但当 PSC 患者重叠有 AIH 时，可考虑使用免疫抑制药。

(2)内镜介入治疗：内镜介入治疗的目的主要是缓解 PSC 患者的胆管闭塞。当胆管严重狭窄引发胆管炎、黄疸、瘙痒、右上腹痛或血生化指标显著异常时，即可考虑行内镜介入治疗。常用的方法包括 Oddi 括约肌切开、探条或气囊管扩张胆管狭窄处、胆管取石、冲洗或引流、狭窄处放置内支架等。最好的治疗策略仍存在争议，单独切开 Oddi 括约肌或球囊扩张狭窄胆管均有一定疗效。内支架置入的并发症显著高于单独球囊扩张，因此仅当狭窄处难以扩张时才考虑放置支架。目前仍缺乏临床随机对照研究评估内镜介入治疗的有效性，但有多项回顾性研究间接表明，内镜介入治疗可改善 PSC 患者的临床症状、延长生存期。内镜介入治疗时的胆管插管或造影剂注入可能引发化脓性胆管炎，建议在围手术期使用抗生素进行预防。

肝内外胆管进行性纤维化是 PSC 的一大特征。近年来，多种抗纤维化药物治疗 PSC 的效果被纳入研究之列，但结果不甚乐观；己酮可可碱、秋水仙碱等药物也均未显示出能够改善 PSC 患者的症状、减轻纤维化程度。Mizuno 等应用苯扎贝特(400mg/d)治疗 7 例 PSC 患者，结果显示 6 个月后 3 例生化指标明显改善，其中 ALP 水平较基线下降 40%。

(3)外科手术：胆管闭塞无论是良性还是恶性，均是外科手术指征。手术方法包括胆管旁路术(胆肠吻合术)和狭窄胆管切除、肝管空肠吻合术。由于 PSC 患者的胆管狭窄呈脐样，并伴有不同程度的肝内胆管狭窄，单纯的胆管旁路术已较少使用。尤其是当患者进展至肝硬化时，胆道旁路术即失去了治疗价值。目前常用的是肝外胆管切除、肝管空肠吻合术。对于尚未进展至肝硬化的 PSC 患者施行肝外胆管切除、肝管空肠吻合术，患者术后的 5 年和 10 年生存率分别为 83% 和 60%[301]。当患者存在肝硬化、血清胆红素水平高于 20mg/L 时，术后生存率显著下降。但是，目前仍无证据表明外科手术能够改变 PSC 的自然病程和疾病进展。

(4)肝移植：肝移植是目前治疗 PSC 最有效的方法，也是 PSC 终末阶段惟一的治疗方法。PSC 肝移植的适应证与其他肝病相似，主要为门脉高压并发症、慢性肝衰竭、生活质量减低。但是，有些 PSC 特异性的指征，包括难治性细菌性胆管炎、皮肤瘙痒、早期胆管癌，术后患者的瘙痒、疲劳等症状可迅速缓解，免疫状况显著改善，生活质量明显提高。肝移植后 PSC 患者的 5 年生存率可达

83%~88%,但有 20%~25% 的患者在术后 5~10 年内复发。已经明确的复发危险因素包括活动性 IBD、男性、移植前并发有胆管癌、移植后曾发生急性排异反应等。目前尚无有效措施防治肝脏移植后 PSC 的复发。

3. 中医 中医中药治疗以清热利湿、活血化瘀、理气开郁、健脾扶正为主,常用药物有黄芩、牡丹皮、金钱草、桃仁、红花、丹参、柴胡、党参、白术等。但缺乏大宗、系统的研究。

(五)预后

PSC 的自然病程 6 个月~15 年,从发现症状到死亡平均为 7 年。最近报道 75% 的 PSC 患者可存活至诊断后 9 年,但在有症状的 PSC 患者中,近半数平均在 6 年之后出现症状,约 31% 的患者最终导致肝衰竭或需行肝移植手术。有研究显示 PSC 患者的预后较差,10 年生存率仅 65%。由于病因不明、发病机制不清,所以目前尚无针对病因及发病机制的治疗,目前 PSC 的治疗目的以减轻症状、早期发现并发症,以及延长生存期为主,有效治疗方法的发现还有待于其发病机制的阐明。目前,对 PSC 的认识尚不足,且 PSC 属于少见疾病,临床研究是一项需要长期进行的工作。

(六)典型病例

1. 典型病例一

(1)一般情况:男性,26 岁,汉族,已婚。

(2)主诉:尿黄、皮肤巩膜黄染 1 年。

(3)现病史:2009 年底尿黄及皮肤巩膜黄染;2010 年 6 月 服用中药后全身皮肤、巩膜黄染明显,轻度肝区不适;2010 年 11 月查肝功能:BIL 59.14/42.39μmol/L、ALT 453U/L、AST 312U/L。2010 年 12 月行腹部 MRCP 提示:胆囊切除术后改变、胆管末端变细、脾大。

(4)既往史:2000 年,因胆囊结石行胆囊切除术;2002 年,因胆管结石行胆管内镜取石;无其他慢性病史。

(5)查体:神志清、精神可,营养一般,面色晦暗,全身皮肤、巩膜轻度黄染,肝掌、蜘蛛痣阳性。余查体无明显阳性体征。

(6)化验

①血常规。WBC2.41×10^9/L、HGB121g/L、PLT46×10^9/L。

②肝功能。BIL50.4/36.7μmol/L、ALT145U/L, AST233U/L、ALP 446U/L、GGT662U/L、TBA34μmol/L、CHE3 378U/L;IgA1.61g/L、IgG8.44g/L、

IgM1.39g/L。

③抗 CMV IgM 阳性，CMV DNA 阴性；其他常见病毒阴性。

④自身抗体五项及九项均阴性。抗中性粒细胞胞浆抗体（ANCA）阳性。

⑤腹部 B 超示肝硬化、脾大、腹水；胆囊切除术后；胆总管扩张；脾静脉扩张。

⑥MRCP 提示胆囊切除术后改变；脾大；胆管末端变细，考虑为十二指肠缩窄性乳突炎；脾内含铁黄素沉积。

⑦LSM 检查为 69.1kPa；胸片、心电图检查无明显异常。

⑧电子肠镜检查为慢性结肠炎。

（7）肝脏活检提示：组织学表现为假小叶结构形成，汇管区内胆管上皮损伤、周围纤维化，甚至纤维性胆管管腔闭锁，伴小胆管增生，同时肝细胞散在点灶状坏死、凋亡，窦周及汇管区内混合性炎细胞浸润，轻度界面炎。

（8）诊断：①PSC（肝硬化期）重叠药物性肝损伤合并腹水。②慢性结肠炎。③CMV 感染。④胆囊切除术后。

（9）治疗：口服 UDCA 及利胆、保肝综合治疗。随访 4 年，病情平稳。

2. 典型病例二

（1）病史：患者，男，20 岁，主诉肝功能异常 2 年。

患者于 2 年前学校体检时发现肝功能异常，当时无恶心、呕吐，无腹痛、腹胀等不适，就诊于当地医院查 ALT 193U/L，AST 99U/L，GGT 547U/L；ALP 280U/L，抗 HAV-IgM、抗 HCV-IgG、抗 HCV-IgM、抗 HEV-IgG 均阴性；自身抗体提示：ANA 阳性 1：10，SSA（＋），B 超示：肝弥漫性病变，肝内胆管、胆总管壁回声增粗，胆囊壁轻度增厚并胆囊体积略小，脾脏轻度增厚，间断服用保肝药物，期间多次复查肝功能均有异常。

既往史、个人史、家族史无特殊。

（2）体格检查：体温：36.6℃，脉搏：78 次/分，呼吸：20 次/分，血压：120/78mmHg。发育正常，神志清晰，全身皮肤无黄染，肝掌阴性，未见蜘蛛痣，巩膜无黄染，扁桃体无肿大，未见异常分泌物，咽后壁无充血。双侧肺呼吸音清晰，未闻及干、湿啰音，未闻及胸膜摩擦音。心律齐，心音正常。腹软，无压痛及反跳痛，全腹未触及包块。肝、脾肋下未触及，肝区、脾区、双侧肾区叩击痛阴性。移动性浊音阴性。双下肢不肿。

（3）实验室检查及辅助检查：白细胞 3.75×10⁹/L、红细胞 5.42×10¹²/L、血小板 191.00×10⁹/L、血沉 7mm/60min、丙氨酸氨基转移酶 133U/L、天冬氨酸氨基转移酶 108U/L、γ-谷氨酰转肽酶 244U/L、碱性磷酸酶 338U/L、乙肝、丙肝病毒标志物均阴性。协和医院自身抗体回报抗中性粒细胞胞浆抗体阳性1：160。抗核抗体、抗线粒体抗体、抗平滑肌抗体、抗肝肾微粒体抗体均阴性。

MRCP回报：①上段胆总管管腔不均匀性增厚,符合硬化性胆管炎表现；伴肝内胆管轻度扩张,肝内胆管异常信号影,考虑胆汁淤积或结石可能；建议：随访观察。②符合肝实质弥漫性损害表现,脾大。③肝门区淋巴结增大。

病理：汇管区明显扩大,纤维组织增生,不典型纤维间隔形成,中等量以分叶核白细胞为主的混合性炎细胞浸润,可见吞噬色素颗粒的巨噬细胞,个别界板肝细胞坏死,小叶间胆管上皮萎缩、空泡变、少数管腔狭窄；肝细胞区域性水样变性,散在点灶状坏死,可见凋亡小体；肝窦内混合性炎细胞浸润。

印象：(肝脏)考虑：慢性胆管炎性阻塞性病变,不除外原发性硬化性胆管炎早期。免疫组化：HBsAg($-$),HBcAg($-$)；α-SMA($-$)；CK7/CK19示：小胆管增生,小部分管腔狭窄。铜染色($-$)。

(4)诊断：原发性硬化性胆管炎。

(5)治疗：给予UDCA、甘草酸苷口服。随访3个月病情平稳。

第五章　遗传性与先天性肝脏疾病

一、肝豆状核变性

肝豆状核变性(Wilson disease,WD)是一种常染色体隐性遗传的铜代谢障碍导致的肝脏和神经功能受损的疾病,病理特征是肝硬化和大脑基底节区的豆状核变性。

(一)病因及流行病学

肝豆状核变性的致病基因 ATP7B 定位于 13 号染色体,其功能主要是编码一种铜依赖性的 P 型 ATP 酶,将铜转运至高尔基体进而合成血浆铜蓝蛋白(CP)后随胆汁排出体外。ATP7B 基因突变导致 ATP 酶功能减弱和消失,继而引起排铜障碍,导致铜在肝脏、脑等组织中聚集,从而引起进行性加重的肝硬化、锥体外系症状、肾损害及角膜色素环(K-F 环)、骨质疏松症等。另外,铜代谢异常的机制还有胆管排泄减少、铜蓝蛋白合成障碍、溶酶体缺陷和金属巯蛋白基因或调节基因异常等学说。有文献报道,40%～78%的患者以肝功能损害为首发症状,而且肝脏表现也多种多样。

肝豆状核变性的世界范围发病率为 1/3 万～1/10 万,好发于儿童及青少年,发病年龄主要在 5～35 岁。据欧美流调统计,本病发病率为 0.2/10 万人口,患病率为 1/10 万人口,杂合子为 1/4 000 人口。日本资料研究表明,患病率为 1.9～6.8/10 万人口,杂合子高达 6.6～13/1 000 人口。我国虽缺乏本病的流行病学资料,但安徽中医学院神经病学研究所附属医院 1976 年 10 月至 2000 年 10 月间,收治来自全国各地的 WD 患者已近 3 000 例,可见本病在我国并不少见。

肝豆状核变性是少数几种可治疗的遗传性疾病之一,但是该病早期诊断困难,并且起病隐匿,患者多数发病时都已经处于终末期阶段,已错过药物治疗的最佳时机，而晚期内科治疗基本无效，最终需要肝移植手术治疗。因此，该病的治疗关键在于早期诊断、早期治疗。

(二)临床表现

1. 症状与体征　该病临床主要表现神经精神症状和肝脏症状两大方面。欧美报道，约 70％的 WD 患者以神经症状为首发症状，肝脏症状次之。

(1)神经精神症状

①震颤。早期常限于上肢，渐延及全身，多表现为快速、节律性、粗大似扑翼样的姿位性震颤，可并有运动时加重的意向性震颤。

②发音障碍与吞咽困难。多见于儿童期发病者，说话缓慢似吟诗，或音调平坦似念经，或言语断辍似呐吃；也可含糊不清、暴发性或震颤性语言，吞咽困难多发生于晚期患者。

③肌张力改变。大多数患者肌张力呈齿轮样、铅管样增高，往往引致动作迟缓、面部表情减少、写字困难、步行障碍等。

④癫痫发作。较少见，发病率约 2.6％。

⑤精神症状。早期病人智能多无明显变化，但急性起病的儿童较早发生智力减退；大多数 WD 具有性格改变，如自制力减退、情绪不稳、易激动等；重症可出现抑郁、狂躁、幻觉、妄想、冲动等，可引起伤人自伤行为。

(2)肝脏症状

①通常 5～10 岁发病，由于肝脏内铜离子沉积达超饱和，引起急性肝衰竭，即腹型肝豆状核变性，临床表现为全身倦怠、嗜睡、食欲缺乏、恶心呕吐、腹部膨胀及高度黄疸，病情迅速恶化，多于一周至一月死亡，常被误诊为重症病毒性肝炎而按"肝炎"抢救无效死亡，往往在其同胞被确诊为肝豆状核变性后，回顾病史时方考虑本病的可能。倘若能早期诊断，予以恰当、强力驱铜和护肝综合治疗，半数以上可获缓解。

②约半数患者在 5～10 岁内，出现一过性黄疸、短期丙氨酸氨基转移酶增高或/及轻度腹水，不久迅速恢复。数年后当神经症状出现时，肝脏可轻度增大或不能扪及，肝功能轻度损害或正常范围，但 B 超检查已有不同程度损害。倘若在神经系统症状出现前及时行系统驱铜治疗，常可长期防止肝脏和脑症状出现。

③少儿期缓慢进行性食欲缺乏、轻度黄疸、肝大和腹水，酷似肝硬化的表现。经数月至数年，消化道症状迁延不愈或日益加重，且渐渐出现震颤、肌僵直等神经症状。神经症状一旦出现，肝症状迅速恶化，多于几周至 2～3 月内陷入

肝昏迷。因此对原因不明的肝硬化少儿患者,如进行详细的神经系统检查,往往能发现肌张力改变或病理反射等中枢神经系统阳性体征,再进一步行铜代谢检查,可获得早期诊断和及时治疗。

④部分青少年患者可表现缓慢进行性脾大,并引致贫血、白细胞或(及)血小板减少等脾功能亢进征象,一般在脾切除或/及门脉分流术后不久,出现神经症状并迅速恶化,常于短期内死亡;少数患者因食管静脉破裂致上消化道出血而迅速促发神经症状。

⑤肝病症状发生于其他症状后,先出现神经症状,长期误诊或不规范驱铜治疗,神经症状迁延至晚期,渐发生黄疸、腹水乃至肝性脑病。以神经症状获得正确诊断,体检时才发现轻度肝脾大或/及肝功能异常。

(3)角膜色素环(K-F环):肉眼或裂隙灯在角膜后弹力层周边部可见棕色、灰色环。

(三)诊断及鉴别诊断

1. 肝豆状核变性诊断标准

(1)家族遗传史:父母是近亲婚配、同胞中有 WD 患者或死于原因不明的肝病者。

(2)缓慢进行性震颤、肌僵直、构语障碍等锥体外系症状、体征或/及肝症状。

(3)肉眼或裂隙灯证实有 K-F 环。

(4)血清铜蓝蛋白<200mg/L 或铜氧化酶<0.2 吸光度值(OD)。

(5)尿铜>1.6μmol/24h。

(6)肝铜>250μg/g(干重)。

2. 判断 凡完全具备上述 1～3 项或 2 及 4 项者,可确诊为临床显性型。仅具有上述 3～5 项或 3～4 项者属无症状型 WD。仅有 1、2 项或 1、3 项者,应怀疑 WD。

3. 凡具下列情况应高度怀疑 WD 都必须行裂隙灯检查有无角膜 K-F 环和铜代谢检测。

(1)已证实 WD 患者的同胞。

(2)同胞中有幼年死于急性重型肝炎或其他肝病(尤其病毒性肝炎血清抗原抗体阴性)者。

(3)儿童或少年发生原因不明的肝硬化、一过性黄疸、流涎、震颤、舞蹈样运动或精神错乱,均需注意与 WD 鉴别,必要时需进一步行裂隙灯和铜代谢检查。

4. 鉴别诊断 肝豆状核变性须与以下疾病相鉴别。

(1)肝型 WD 须与慢性活动性肝炎、慢性胆汁淤积综合征或门脉性肝硬化等肝病鉴别。但肝病无血清铜减低、尿铜增高、血清铜蓝蛋白和铜氧化酶显著降低等铜代谢异常;亦无角膜 K-F 环。

(2)假性硬化型 WD 须与帕金森病相鉴别,肝豆状核变性型 WD 须与特发性肌张力障碍相鉴别。但帕金森病、特发性肌张力障碍均无铜代谢异常及角膜K-F 环,可与 WD 区别。

(3)肝型 WD 还应与小舞蹈病、青少年性 Huntingtou 舞蹈病、精神病、血小板减少性紫癜、溶血性贫血、类风湿关节炎、肾炎及甲状腺功能亢进等相鉴别。

(四)实验室检查

1. 铜代谢相关的生化检查

(1)血清铜蓝蛋白降低:正常为 $200\sim500\text{mg/L}$,患者 $<200\text{mg/L}$,而$<80\text{mg/L}$是诊断 WD 的强有力证据。

(2)尿铜增加:24 小时尿铜排泄量正常 $<100\mu\text{g}$,患者 $\geqslant100\mu\text{g}$。

(3)肝铜量:正常 $<40\sim55\mu\text{g/g}$(肝干重),患者 $>250\mu\text{g/g}$(肝干重)。

2. 血尿常规 WD 患者有肝硬化伴脾功能亢进时,其血常规可出现血小板、白细胞和(或)红细胞减少;尿常规镜下可见血尿、微量蛋白尿等。

3. 肝肾功能 患者可有不同程度的肝功能改变,如血清总蛋白降低、球蛋白增高,晚期发生肝硬化。肝穿刺活检测定显示大量铜过剩,可能超过正常人的 5 倍以上。发生肾小管损害时,可表现氨基酸尿症,或有血尿素氮和肌酐增高及蛋白尿等。

4. 脑影像学检查 CT 可显示双侧豆状核对称性低密度影。MRI 比 CT特异性更高,表现为豆状核(尤其壳核)、尾状核、中脑和脑桥、丘脑、小脑及额叶皮质 T1 加权像低信号和 T2 加权像高信号,或壳核和尾状核在 T2 加权像显示高低混杂信号,还可有不同程度的脑沟增宽、脑室扩大等。

5. 基因诊断 WD 具有高度的遗传异质性,致病基因突变位点和突变方式复杂,故尚不能取代常规筛查手段。利用常规手段不能确诊的病例,或对症状前期患者、基因携带者筛选时,可考虑基因检测。

6. 肝豆状核变性的肝脏病理变化 一般呈小叶性肝硬化,表面有大小不等的结节,光镜示肝细胞严重坏死,肝纤维囊高度细胞浸润;萎缩的肝小叶内结缔组织明显增生,组织化学证明肝组织内不规则岛状分布的铜颗粒沉着。电镜下肝细胞浆内出现大而不规则、高电子密度的溶酶体,内含大小不一的致密颗粒和低密度脂滴,有界膜包绕,部分界膜不清,组化证实有大量铜沉积。大脑半球常呈现不同程度萎缩,基底节额断面见豆状核色素沉着加深,可见软化空洞灶;不少病例在额叶、丘脑、内囊等处出现软化灶。光镜:主要在基底节及其周围见小软化灶、脱髓鞘灶、异常血管增生灶及胶质细胞增生等,后者的特征变化是,出现变性星形细胞(Alzheimer Ⅰ型细胞)和 Opalski 细胞,尤以变性星形细胞Ⅱ型最为常见。

(五)治疗

饮食治疗:控制饮用水,饮用水及烹调用水禁用含铜高的水,有文献报道,一般水中铜含量达 0.2mg/L,若 1 天饮水 1 000ml,将有 0.2mg 铜摄入,因此建议用纯净水或蒸馏水。对输送饮用水的管道或水龙头,建议禁用铜制品,亦不能用铜制的锅、勺器具。至少在治疗的第一年中应当避免进食含铜量高的食物,如猪肥肉、动物内脏(猪肝、牛肝)、小牛肉等肉类、蟹、虾、乌贼、章鱼、贝类等鱼贝类、黄豆、青豆、黑豆、扁豆等豆类,花生、芝麻、胡桃等坚果类。低铜饮食可以推迟发病的时间并延缓病情进展,含铜量较低的食物有精白米面、萝卜、藕、芥蓝、芹菜、小白菜、猪瘦肉、鸡鸭(去皮去油)肉、马铃薯等。牛奶不仅含铜量低,长期服用有轻度排铜之效。但不推荐将饮食治疗作为唯一的治疗手段。

1. 内科治疗 内科治疗效果不佳,目前常用药物可减轻临床症状,但不能阻止病情进展。常见用药如下:

(1)二巯丙醇:是含双巯基的化合物,水溶液不稳定,故配成 10% 油剂溶液,仅供肌内注射。优点是价格低廉,经济负担小。缺点是不良反应多,如臀部脓肿、肝功能损害等使病人被迫停止治疗;长期连续应用,排铜作用逐渐衰减。故目前该药已趋向淘汰。

(2)二巯丁二酸(DMSA)和二巯丁二酸钠(Na-DMS):Na-DMS 静脉注射后,血浓度迅速达高峰,4 小时排泄 80%,无蓄积作用。优点为:①Na-DMS 排铜量较高,不仅尿排铜量较疗前平均增高 $7.7\pm1.4\mu mol/24h$ 且胆汁排铜平均增加 1.5 倍。②DMSA 除轻度胃肠反应及出血倾向外,不良反应较少,可作为长期维持用药。缺点为:Na-DMS 出血倾向较重,易引致严重鼻出血及皮肤紫癜,偶见上消化道出血。约 55% 病人在治疗早期可发生短暂脑症状加重。

(3)二巯丙磺酸钠(DMPS):DMPS 对重金属解毒作用与 BAL 相似,但毒性较 BAL 低约 20 倍,排铜效果远强于 BAL。优点为:在各种排铜药物中,尿排铜量最高,不良反应少。缺点为:偶见粒细胞缺乏症。

(4)D-青霉胺(PCA)：PCA 化学名为 β,β-二甲半胱氨酸(β,β-dimethyl cysteine)，它是青霉素的水解产物，临床主要应用右旋青霉胺和正-乙酰消旋青霉胺。优点为：尿排铜增加达 $24.4\mu mol/24h$，仅次于 DMPS，而强于 BAL、Na-DMS、DMSA 及锌制剂等。缺点为：①不良反应多，早期易发生过敏反应和白细胞减少，长期服药可发生 SLE、MG、穿通性匐行弹性组织变性、粒细胞缺乏症及再生障碍性贫血等严重不良反应。②长期服用，排铜作用逐渐衰减。因此，尽管国内外仍将 PCA 作为 WD 的首选和常规治疗，但由于多种不良反应，使需要终身服用排铜的肝豆状核变性患者往往被迫停药。因此，作者倡导以多种排铜药中西医结合综合治疗为佳。

(5)依地酸二钠钙($CaNa_2EDTA$)：口服吸收差，临床常采用肌内或静脉注射，于注射后 1 小时左右均匀地分布全身细胞外液，但不能进入红细胞内，药物属水溶性，故不易透过血-脑屏障，脑内浓度极低。优点为：价格低廉，不良反应小，尿排铜高于 BAL。缺点为：①因与锌、铁络合远高于铜，并难以通过血-脑屏障等，临床疗效甚微。②连续使用，尿排铜作用渐减弱。③长期大剂量应用，可引起肾脏损害。④排锌、铁远高于排铜，故易引起 EDTA 过度络合综合征。由于临床疗效极微，目前已较少单用 EDTA 治疗 WD。

(6)三乙烯羟化四甲胺(TETA)：TETA 是一种多胺类金属络合剂，1982年美国食品与药物管理局(FDA)指定为对不能耐受 PCA 的 WD 患者的治疗药物。本品极易吸收，迄今尚无有关 TETA 在体内代谢的研究报道。有人认为 TETA 在体内可能通过与球蛋白竞争与铜络合，使尿排铜增加。优点为：TETA 排铜效果较好。缺点为：价格昂贵，可能致肾脏损害、EPS 等严重不良反应。

(7)锌制剂：多数学者证明，食物中的锌抑制铜的吸收，血液中铜和锌的含量呈负相关，血浆锌浓度增高，铜含量相应减少。作者等(1986)对 49 例 WD 口服硫酸锌治疗，36 例于治疗 3 周后尿铜明显增高；1989 年观察 20 例 WD 口服葡萄糖酸锌，均于 4 周内尿排铜显著增高。表明锌制剂对体内贮积的铜有一定的清除作用。

2. 外科治疗 随着肝移植技术的越来越成熟，肝移植已成为伴随急性肝衰竭及对药物治疗反应性差的失代偿性肝病 WD 患者的唯一有效治疗措施。移植成功后 ATP7B 基因发挥正常的铜转运作用，铜代谢紊乱得以纠正，使肝脏排除多余的铜，并使铜沉积造成的角膜、脑及肾损害症状逐渐减轻，故目前肝移植被认为是 WD 的根治手段。但是，肝供体来源少、手术费用昂贵，并且术后需长期应用抗排异药物，均阻碍了肝移植治疗 WD 的推广；并且考虑到该病为遗传性疾病,不建议近亲提供肝源。

3. 中医治疗　大黄、黄连、姜黄、金钱草、泽泻、三七等由于具有利尿及排铜作用而对 WD 有效,少数患者服药后早期出现腹泻、腹痛。单独使用中药治疗 WD,效果常不满意,中西医结合治疗效果会更好。推荐用于症状出现前患者、早期或轻症患者、儿童患者、长期维持治疗者。

4. 基因治疗　目前尚处于动物实验阶段,基因治疗的主要方法是把正常的基因通过病毒载体的方式转入 ATP7B 基因变异的 WD 动物模型体内,并通过这些转入基因的表达来实现对基因缺陷动物的治疗,虽然铜蓝蛋白及铜氧化酶的改变很短暂,但是已经观察到正确的 RNA 及蛋白表达。

(六)预后

本病除少数患儿出现酷似暴发性肝的临床表现并于短期内死亡外,其自然病程大多呈缓慢进行性经过,于起病后 4～5 年死于肝衰竭,或陷入植物人状态,或死于肺炎等并发症,能生存 10 年以上者极少见,故预后不良。绝大部分早-中期患者通过驱铜、积极系统的中西医结合治疗,或进一步行肝移植手术治疗,往往能获得与正常健康人相似的工作、学习和寿命。

(七)典型病例

1. 病历介绍　患儿殷某,男性,10 岁,汉族,云南籍,因"发现肝功能异常、肝脾大 9 个月"收入院。

(1)病例特点:①患儿男性,病程短,主要表现为肝脾大。②患儿父亲为慢丙肝,其祖父因肝癌病故。无输血史、血制品应用史。否认家族其他成员有特殊遗传疾病史。

(2)病史:患儿于 2009 年 7 月因发热,当地医院进一步查肝功能异常:ALT 177U/l、AST 106U/L、BIL 25.6/11.4μmol/L;HBVM:HBsAb 阳性,余阴性,HCVAb 阴性、HCV RNA 阴性、抗 HEV IgM 阳性,B 超提示肝脾大,CT 提示肝脾大,门静脉主干增宽。经降酶保肝治疗 1 个月后,患儿发热、胸闷缓解,肝功仍有波动,肝脾大。2010 年 3 月 19 日复查 ALT 78U/L、AST 77U/l、BIL 27.4/17.1μmol/L,HEV IgM、HEV IgG 阴性、HAV IgG 阳性、IgM 阴性。自身抗体全阴性,CMV DNA、EBV DNA 均阴性。B 超提示肝右后叶稍低回声结节声像,性质待定,肝损伤、脾大。4 月 6 日复查血常规:WBC 3.94×10⁹/L、N 0.574、RBC 3.92×10¹²/L、HGB 126g/L、PLT 82×10⁹/L。骨髓细胞学检查:粒细胞系明显增生伴成熟欠佳,红细胞系统明显增生伴血红蛋白成熟不良,巨核细胞系统明显增生,血小板少见。血囊虫、包虫、血吸虫、旋毛虫、弓形虫抗体均阴性,为求进一步诊治来我院就诊。

2. 入院查体 生命体征平稳,发育正常,下肢近足部及双手臂皮肤干燥,可见部分皮肤苔藓化。全身皮肤、巩膜无黄染,肝掌阴性,未见蜘蛛痣,浅表淋巴结未触及。心肺无异常。腹肌对称、平坦,无腹壁静脉曲张,未见肠型及蠕动波,腹壁柔软,全腹无压痛、反跳痛,肝脏右肋下 2cm,质中、边缘锐、表面光滑、无触痛,胆囊右肋下未触及,脾脏左肋下 4cm 可触及、质中、边缘锐、表面光滑、无触痛。莫菲征阴性。肝区、脾区、肾区无叩击痛,肺肝界右锁骨中线第 5 肋间,移动性浊音阴性,肠鸣音正常。双下肢不肿。无扑翼样震颤。

3. 入院诊断 肝脾大待查:遗传代谢性疾病? 自身免疫性肝病? 病毒性肝炎?

4. 入院后化验结果回报 血常规 WBC 2.5×10^9/L,RBC 4.41×10^{12}/L,HGB 131g/L,PLT 70×10^9/L,N 0.40,L0.492。尿常规:白细胞 $25/\mu l$,酮体 0.5mmol/L,尿胆原 $17\mu mol$/L,尿胆红素 $17\mu mol$/L。生化全项:A/G 38/28.5g/L,BIL 27.2/19.5μmol/L,ALT/AST 83/88U/L,ALP 375U/L,GGT 198U/L,TBA $340\mu mol$/L,CHE 2 859U/L,LDH 172U/L,HBDH 117U/L,CK30U/L,CK-MB 10U/L,TC/TG 4.48/1.54mmol/L,肾功能:CRE $43\mu mol$/L,UREA 4.0mmol/L,UA $351\mu mol$/L;血糖 4.18mmol/L;电解质基本正常;AFP 5ng/ml。IgM 3.7g/L,余正常。PT 10.6s,PA 112.0%。EP:Alb 60.5%,A/G1.5。CER 0.45g/L。CMV IgG 阳性,EBV IgM、CMV IgM 阴性。甲、戊肝 3 项全阴性。HBVM:抗 HBsAb 阳性,HCVAb 阴性。TPHA、HIVAb 阴性。辅助性 T 细胞亚群:CD 372%,CD4 50%,CD8 18%,B 细胞 271 个/μl,NK 细胞 49 个/μl,CD4/CD8 2.78,大便常规正常。自身抗体:抗核抗体着丝点性 1:1000,抗胃壁细胞抗体(+)。心电图提示正常心电图。B超提示肝内多发低回声占位结节(性质待定,建议增强影像学检查,必要时占位结节穿刺活检)、肝内多发肿大淋巴结,脾大。骨髓细胞学检查:骨髓增生明显活跃,G:E=0.85:1,粒、红两系增生明显活跃,细胞形态未见明显异常,幼稚淋巴细胞占 0.5%,请结合临床分析。MR:①肝硬化、巨脾;门、脾静脉扩张、多发硬化结节;符合肝实质损害表现,建议:随访观察。②门静脉周围异常信号,考虑肿大淋巴结。协和医院查自身抗体全阴性。患者入院后完善相关化验检查,未发现明确肝脾大原因。

进一步行肝脏病理,回报:早期肝硬化 S4-,考虑慢性非嗜肝病毒性肝炎所致,组织学不除外重叠隐匿性 HCV 感染,组织学无自身免疫肝病证据。患者肝脏穿刺病理结果提示肝细胞有沉着颗粒,可疑为铜,为除外隐匿性肝豆状核变性,外院基因检查,提示 4 个变异位点,考虑肝豆状核变性的可能性大,立即化验 24 小时尿铜(排铜药治疗之前)121.6μg/ml,之后治疗上给予青霉胺、硫酸锌、二巯基丁二酸等排铜治疗,3 日后化验 24 小时尿铜(排铜药治疗后)1 196μg/ml,提示用排铜药物后尿铜明显增加,同时于协和医院查铜氧化酶吸光度 0.33。

5. 最后诊断 符合肝豆状核变性诊断。

6. 治疗 患者经规范驱铜、限制铜摄入,并给予保肝降酶、退黄及对症支持治疗,患者肝功能恢复,症状缓解,现仍在持续规范的驱铜治疗。

二、血色病

血色病又称原发性血色病或遗传性血色病(HH),是一种以铁沉积为病理特征的遗传病,铁过多沉积于实质性脏器中,导致脏器功能损害,基本发病机制为组织器官内铁过度沉积导致细胞病变,通常累及肝脏、胰腺及心脏,从而表现为肝硬化、肝癌、糖尿病及心脏病等严重并发症。

(一)流行病学

欧洲肝脏研究学会(EASL)的一项流行病资料显示,全世界 18～70 岁人口中 HH 的发病率为(1.5～3)/1 000 人,男:女比例为 2.2:1,女性发病年龄较晚,病情较轻,可能与月经及妊娠反复失血有关。最近一项血色病及铁过量筛查研究结果表明,HFE 变异频率因种族及地区不同而异,C282Y 及 H63D 基因型在白人中最为常见;C282Y 基因型以亚洲人最低;黑人 H63D 基因型发生最低,而野生型 HFE 基因最高;西班牙人发生 HFE 变异的地区差异最大。

(二)临床表现

HH 的常见症状包括乏力、右上腹痛、关节痛(典型者为第 2、3 掌指关节)、软骨钙质沉着病、阳痿、性欲减低,以及心功能衰竭或糖尿病的症状。体检可发现肝大、慢性肝病的肝外表现、睾丸萎缩、充血性心力衰竭、皮肤色素沉着、迟发性皮肤卟啉病或关节炎等。通过常规体检或筛查诊断的早期患者可无任何症状。

HH 按病程可分为 3 期:1 期为患者具有遗传易感性,但尚未发生铁过度沉积;2 期为患者具有铁过度沉积的典型证据,尚无组织或器官损害;3 期为患者铁过度沉积,导致组织和器官损害。

(三)诊断及鉴别诊断

具有铁过量证据和肝脏结构或功能受损是诊断 HH 的基本标准。

1. 空腹转铁蛋白饱和度(TS) 适用人群:①怀疑铁过量或年龄大于 20 岁、一级亲属中有确诊 HH 的患者。②用于筛选一般成人的铁过量状态。TS 用于诊断 HH 的截断值:女性空腹 TS>50%、男性空腹 TS>60%时,TS 诊断 HH 的敏感性为 0.92,特异性为 0.93,阳性预测值为 86%。为避免漏诊,一般降低 TS 的截断值至 45%,并根据情况进一步分析。

2. 血清铁蛋白 血清铁蛋白是非特异性指标,在炎症、慢性病毒性肝炎、酒精性肝病、肿瘤性疾病时均可升高。血清铁蛋白与 TS 合用,对 HH 的阴性预测值可达 97%,超过任何一项指标单独应用的准确性。在确诊的 HH 患者中,血清铁蛋白 1 000ng/ml 是准确预测肝纤维化的指标。

3. 血清铁 单独应用缺乏特异性,用于诊断 HH 的阳性预测值和阴性预测值分别为 61%和 87%。

4. 基因诊断 适用范围:

(1)空腹 TS<45%,且血清铁蛋白正常的患者可直接排除诊断。

(2)TS>45%、血清铁蛋白升高者,需行 C282Y 及 H63D 基因型的检测。

(3)一级亲属中有确证 HH 的患者,不论 TS 或血清转铁蛋白水平高低,均推荐进行基因变异分析。

①40 岁以下、血清铁代谢指标异常而血清铁蛋白<1 000ng/ml、没有临床肝病证据(转氨酶升高,肝大等) 的 C282Y 纯合子个体,可确诊并直接放血治疗而不必行肝活检。

②40 岁以上,或伴有转氨酶升高、存在临床肝病证据、血清铁蛋白 ≥1 000ng/ml 的 C282Y 纯合子,可确诊,但应行肝活检以明确肝纤维化的存在与否及程度。

③C282Y/H63D 杂合子,或铁沉积指标阳性的非 HFE 变异的患者,存在肝病临床或实验室检查证据时,推荐进行肝活检,以鉴别肝病病因。

5. 腹部 CT 和 MRI 扫描 可发现中至重度的铁过量,但这些影像学检查缺乏敏感性,因而限制了它们在早期发现疾病方面的应用。

6. 肝脏穿刺病理活检 曾经是诊断 HH 的金标准,但随着基因诊断的发展,肝脏穿刺病理活检,因具有创伤性,目前已经不作为 HH 必需的检查指标,但仍可以用来明确其肝硬化的程度,以及有无合并其他疾病等。

(四)治疗

1. 放血疗法　放血疗法是目前治疗原发性血色病较为有效的内科治疗方法。

(1)初始治疗:只要能耐受,每周放血 1～2 次,每次 1 个单位(根据红细胞压积,大约相当于 250mg 铁)。放血后红细胞比容(压积)应下降 10 个百分点或低于初始值的 20%。红细胞比容(压积)起初可能波动,随着铁的移除而持续下降。

(2)维持治疗:治疗初始阶段每进行 10～12 次放血治疗后检测血清铁蛋白水平,血清铁蛋白<50ng/ml,则停止常规放血,改为维持放血,频率宜个体化,使血清铁蛋白水平保持在 25～50ng/ml,终生维持治疗;低于 25ng/ml 表明铁缺乏,应暂停放血治疗,避免出现缺铁性贫血。

2. 驱铁剂治疗　目前有临床应用价值的驱铁剂只有去铁胺,它是一种强的去铁络合剂。在肝细胞内与铁形成稳定的复合物——铁羟酰胺酸,1 分子去铁胺能络合 3 个铁离子。它能络合铁蛋白和含铁血黄素中的铁,但对血红蛋白和细胞色素内的铁则无影响。口服吸收差,不到 15%,故多注射给药。肌内注射不如静脉注射效果好。由于血浆半衰期短,仅 5～10 分钟,为了获得最大排铁效应,最好持续静脉输注,每天 8～12 小时,或用便携式输注泵间断皮下给药。肌内注射首次 1g,以后每小时 0.5g,给药 2 次。此后,每 4～12 小时给 0.5g。静脉输注与肌内注射剂量相同。每天总量 0.5～4g,不超过 6g。

3. 人类重组红细胞生成素(γ-HuEPO)　γ-HuEPO 是利用 DNA 重组技术人工合成的激素,其生物活性、免疫学特点与自然红细胞生成素(EPO)完全相同。γ-HuEPO 可促进人体利用铁合成血红蛋白,临床上主要用于治疗肾性贫血。对于伴有铁负荷过量的肾性贫血病人,γ-HuEPO 不仅可减轻铁负荷,还可减少输血量,甚至不输血。过去 γ-HuEPO 应用剂量较大,150～300μg/kg,1 周 3 次,引起的不良反应较多。现趋向于减少用量,并将静脉用药改为皮下用药,使其安全性增加,作用时间延长,不良反应减少。一般 50μg/L 时应补充铁剂。

4. 抗氧化剂　维生素 E:在理论上,可以抑制铁所导致的脂质过氧化过程。动物实验证实,维生素 E 能有效抑制铁负荷过量导致的肝纤维化和肝硬化,但在人体尚缺乏研究。维生素 C:与铁代谢关系较密切。在南部非洲,居民自食物摄取大量铁,常导致维生素 C 缺乏,严重者发展为维生素 C 缺乏症。原发性血色病及输血性血色病营养良好的白人的白细胞中也有维生素 C 缺乏。因此,有补充维生素 C 的依据。

5. 肝移植　对于放血疗法无效的失代偿期患者,可考虑行肝移植治疗,但是 HH 患者的肝移植存活率低于其他原因肝病行肝移植的患者。多数 HH 患者在围手术期因为心脏病或感染等并发症而发生移植后死亡。

(五)预后

本病预后在很大程度上取决于放血及驱铁的早晚。未治疗的病人常死于糖尿病酸中毒和高渗昏迷、肝衰竭、食管胃底静脉曲张破裂出血、心力衰竭及冠心病等。有 14%～30% 的原发性血色病病人可并发肝癌。有研究表明.在肝硬化前期,肝脏病变尚可逆转。当放血等使多余的铁全部清除后,肝脏组织的实验检查可完全恢复正常,病人可望享有与正常人相同或相近的寿命。

(六)典型病例

1. 病历介绍　患儿张某,男性,5 岁 9 个月,汉族,出生地:天津市,因"HBsAg 阳性、肝功能异常 1 年余",门诊以"病毒性肝炎乙型"收入院。

(1)病例特点:①患儿男性,5 岁 9 个月,起病隐匿,病程长。②有明确肝炎病人接触史,患儿母亲为 HBsAg 阳性,无输血及血制品史。③缘于 4 岁多查体时发现 HBsAg 阳性,肝功能不详,无任何不适,其后在当地医院不定期复查肝功能异常,予保肝降酶等治疗(具体不详),未行抗病毒治疗,HBV DNA 阳性。2011 年 5 月 30 日天津传染病医院查肝功能:ALT 214.9U/L、AST 103.8U/L。为求进一步诊治来我院,门诊以"慢性病毒性肝炎乙型"收入我区。

(2)查体:T 36.3℃,P 96 次/分,R 20 次/分,BP 110/70mmHg,发育正常,营养良好,神志清晰,全身皮肤无黄染,肝掌阴性,未见蜘蛛痣,浅表淋巴结未触及。巩膜无黄染,双侧瞳孔等大等圆,对光反射正常。唇红,扁桃体不大,咽无充血。双侧肺呼吸音清,未闻及干湿啰音,未闻及胸膜摩擦音。心律规整,各瓣膜听诊区未闻及心音增强或减弱,未闻及杂音。腹对称、平坦,无腹壁静脉曲张,未见肠型及蠕动波,腹壁柔软,全腹无压痛、反跳痛,肝脏右肋下、剑突下未触及,胆囊右肋下未触及,脾脏左肋下未触及,莫菲征阴性,麦氏点无压痛,肝区无叩痛,脾区无叩痛,肾区无叩痛,肺肝界右锁骨中线第 5 肋间,移动性浊音阴性,肠鸣音正常,无振水音,无血管杂音。双下肢无水肿,无扑翼样震颤。

2. 入院诊断　病毒性肝炎乙型慢性。

3. 入院后相关化验检查　血常规:WBC 10.41×10^9/L,RBC 4.67×10^{12}/L,HGB 142g/L,PLT 342×10^9/L。PT(s)/PT(a) 11.7s/88%;尿常规正常;淋巴细胞亚群均正常;生化全项:ALB 43g/L、GLO 27g/L、BIL 6.9/1.9μmol/

L、ALT 279U/L、AST 141U/L、ALP 213U/L、GGT 19U/L、TBA 6μmol/L、CHE 7 279U/L、LDH 302U/L，肾功能：CRE 42μmol/L，UREA 3.5mmol/L，UA 307μmol/L；血糖、电解质正常。铁 39.3μmol/L，AFP12.2ng/ml。免疫球蛋白 M0.61g/L。蛋白电泳：α1 5%，α2 9.8%。HBVM：HBsAg、HBeAg、HBcAb(+)。甲状腺功能正常；抗-HCV 阴性。HBV DNA $2.15×10^6$IU/ml，HBV DNA 基因分型为 C 型；抗-HIV、ANTI-TP 阴性。CER 正常。抗核抗体：核颗粒型(1：320)。彩超提示：肝回声密集。心电图、胸片未见明显异常。进一步行肝穿，病理结果回报：遗传性含铁血黄素沉积症，重叠慢性病毒性肝炎乙型，综合病变程度相当于 G1S2。铁染色(++～+++)。肝穿免疫组化：HBsAg(+)、HBcAg(+)、α-SMA(+)。之后于北京大学第三医院查铁蛋白 2 000ng/ml(20～400)，铁 29μmol/L(7.9～35)，总铁结合力 52μmol/L(46.4～69.6)，不饱和铁结合力 23μmol/L(31～48)。

病理镜检：穿刺肝组织内见弥漫性水样变性，区域性肝细胞气球样变，少量肝细胞脂肪变性，大量肝细胞内色素颗粒沉着，以汇管区周围为著，肝窦内少量混合性炎细胞浸润，汇管区扩大，纤维组织增生，纤维间隔形成，中等量炎细胞浸润，未见明确界面炎。铁染色(++～+++)。诊断为遗传性含铁血黄素沉积症，重叠慢性病毒性肝炎乙型，综合病变程度相当于 G1S2。

4. 明确诊断 病毒性肝炎乙型慢性轻度 G1S2；血色病。

5. 治疗 嘱患者低铁饮食，治疗上给予注射用复方甘草酸苷、还原型谷胱甘肽、注射用门冬氨酸钾镁、注射用复合辅酶、六味五灵片、珠子肝泰胶囊保肝降酶；胸腺肽肠溶片等保肝、降酶、调节免疫等治疗。患者诊断病毒性肝炎乙型慢性明确，依据化验 HBV DNA 阳性，并且肝纤维化达到 S2 级，有抗病毒治疗指征，但患儿重叠血色病，对肝脏炎症及纤维化程度均有影响，长期抗病毒治疗效果可能不佳，患者家属表示暂时不接受抗病毒治疗，要求带药出院，治疗上继续给予保肝、降酶等治疗。

三、α₁-抗胰蛋白酶缺乏症

α₁-抗胰蛋白酶缺乏症(α₁-ATD)是一种蛋白代谢紊乱所致常染色体隐性遗传伴等显性表达的慢性疾病，α₁-AT 是肝脏合成的一种低分子量的糖蛋白，其作用是抑制胰蛋白酶和其他蛋白酶的作用。α₁-ATD 在不同人群中都有报道，包括非洲黑人、阿拉伯人、中东地区的犹太人、澳大利亚人、欧洲和北美地区的白人、中亚人、远东亚洲人和东南亚人。该疾病主要见于欧洲,是白种人常见的基因遗传病,各个国家之间仍有差异。北美新生儿和北欧普通人群 α_1-AT 缺乏的发生率分别为 1:1 600 和 1:2 000,在新生儿肝脏疾病中有 15%～20%可能由 α_1-AT 缺乏所致。

(一)临床表现

α_1-ATD 是一种全身性疾病,临床以婴儿期出现胆汁淤积性黄疸、进行性肝损害和青年期后出现肺气肿为三大主要表现。

由于遗传缺陷,血清中正常 α_1-AT 缺乏,而大量病理性的 α_1-AT 聚集在肝内,使肝细胞发生营养障碍、炎症破坏,甚至发展为肝硬化、肝癌。该病可发生在任何年龄,主要表现为新生儿肝炎、胆汁淤积性黄疸,后期呈肝硬化和门脉高压症特征。出生后第一周可有胆汁淤积性黄疸、大便不着色、尿色深。体检可见肝大。生化指标有梗阻性黄疸的指征,2～4 个月时黄疸往往消失,少数患儿在 2 岁以后可出现肝硬化,在 6 岁前由于肝衰竭或并发败血症而死亡。大部分病人临床缓解和进展互相交替出现,至青春期后发展成慢性活动性肝炎或肝硬化。有些病人到成人期虽有肝组织不同程度的纤维化,但不出现肝硬化的明显症状。在成年人,大多数 α_1-AT 缺乏症患者以突出的门脉高压症为首发表现,患者常死于上消化道出血和(或)肝性脑病,男性肝硬化和肝癌的发病率高于女性。

由于编码 α_1 抗胰蛋白酶(alpha 1-antitrypsin,AAT)的基因突变引起血浆中蛋白酶抑制剂 AAT 的缺乏,从而使中性粒细胞弹性蛋白酶与蛋白酶抑制药之间的平衡遭到破坏,中性粒细胞释放的弹性蛋白酶、组蛋白酶不断积累并降解肺组织的弹性蛋白,损伤肺泡的弹性纤维,破坏肺泡间隔,从而导致肺气肿。

临床主要通过检测血浆 AAT 水平、测定表型和基因型来确诊该疾病。

病理:本病多为小结节性肝硬化,显微镜下见肝细胞质内充满大小不等的球形红色小体,过碘酸 Schiff 染色阳性,称为 PAS 包涵体。

(二)治疗

该病目前无特效治疗手段,重在产前遗传学检查,对具有发病危险的胎儿须终止妊娠。治疗上对胆汁淤积症患者可口服苯巴比妥和考来烯胺(消胆胺),同时应补充脂溶性维生素 D 和 K。有效预防该疾病可减少并发症的发生,减轻患者的痛苦,甚至可延长患者的生命。接受肝移植的患者 1 年生存率已达

70％,未来基因治疗可能是一个有效的治疗方法。

(三)预后

由于该病目前尚无特效治疗,通常预后较差,有30％～50％的患者病死于进行性肝脏损害或肝硬化,肝衰竭多发生于肝硬化5～15年以后,临床应引起重视。

(四)典型病例

1. 病历介绍 患者,女性,17岁,学生,因"发现皮肤黄染10年"入院。患者10年前无特殊诱因被家人发现皮肤黄染,有轻度乏力不适,同时发现尿色发黄,开始未予以重视,但症状持续无改善,曾在当地医院就诊检查,查肝功能提示"转氨酶升高,胆红素升高",病毒相关血清标志物均为阴性(具体不详),给予口服药物保肝降酶退黄治疗1个月,但症状改善不明显,复查肝功能亦无改善,此后10年间患者以上症状无明显加重,故未再就诊治疗,近期患者学校体检时发现异常,就诊时查肝功能提示"胆红素升高"。此次病程中患者无白陶土样大便,无恶心呕吐,无气急胸闷,无畏寒发热等不适。患者既往曾有"新生儿黄疸"史,后经过治疗黄疸消退好转(具体不详),否认其他慢性病史。入院查体:神志清,精神佳,全身皮肤黏膜可见中度黄染,浅表淋巴结未扪及肿大,巩膜中度黄染,颈软,心肺听诊未闻及明显异常,腹部平软,肝脾肋下未扪及,无压痛、反跳痛,肝肾区无叩击痛,双下肢无水肿。

2. 入院检查 入院后实验室检查:血常规:白细胞计数$11.7×10^9$/L;中性粒细胞比例73.4％,淋巴细胞比例17.9％,嗜酸粒细胞比例2％,血红蛋白105g/L,红细胞计数$3.48×10^{12}$/L,血小板计数$383×10^9$/L;尿常规:尿胆原(＋＋);粪常规未见异常;肝功能:丙氨酸氨基转移酶8U/L,天门冬氨酸氨基转移酶32U/L,谷氨酰转肽酶10U/L,碱性磷酸酶83U/L,总胆红素104.1μmol/L,直接胆红素12.4μmol/L,总蛋白73.9g/L,白蛋白50g/L,总胆固醇2.82mmol/L,前白蛋白168mg/L。凝血常规:PT13.9s,PTINR1.08,PT活动度89％,APTT 41.3s;肿瘤指标:AFP 1.03ng/ml,CEA 0.4ng/ml,铁蛋白306.8 ng/ml;肝纤维化3项:HA 38.4 ng/ml,PIIIP 121.9μg/L,PIVP 50.4μg/L;CRP 2.26mg/L;乙肝两对半:HBsAb 阳性,余阴性;HBV DNA:<5E2拷贝/ml;丙肝抗体:阴性;溶血试验:Coomb's 试验(一),Ham's 试验(一);血型:A型 RH(＋)血清蛋白电泳:血清抗肝原抗体系列、ANA、ENA系列、抗线粒体抗体、抗平滑肌抗体、ANCA系列均为(一);B超:肝区光点回声增

粗,胰腺、脾脏、胆囊形态大小未见明显异常;肝活检病理提示,光镜:小叶结构存在,肝细胞呈单板样排列,肝细胞单核,部分肝细胞胞质疏松,内含嗜伊红小体,并可见淤胆,肝细胞间少许淋巴细胞,中性粒细胞浸润,局部见点状坏死。汇管区见少许淋巴细胞浸润,纤维组织增生不明显。免疫组化结果:HBsAg(一),HBcAg(一),HCV(一),特殊染色示嗜伊红小体 PAS(+),即 PAS 包涵体,Masson 染色(+),α₁-AT 免疫组化染色(+)。网染未见纤维组织无明显增生,铜反应(一),铁反应(一)。病理诊断:轻度慢性炎症(G2S0)。

3. 诊断　$α_1$-抗胰蛋白酶缺乏症。

四、肝糖原累积症

肝糖原累积症(GSD)是以糖原代谢障碍为特点的一组呈高度遗传异质性的遗传代谢病,病因是催化糖原合成和分解的某些酶先天性缺陷。依据其所缺陷的酶不同,可分为 13 型,各型的临床特点、治疗方法及产前诊断各有特点。肝糖原累积症又称葡萄糖-6-磷酸酶(G6P)缺乏症、Von Gierke 病,属于糖原累积症 I 型,系较常见的常染色体隐性遗传代谢病,主要表现为低血糖、肝大、酸中毒、身材矮小、高血脂、高尿酸等一系列症状。

(一)发病机制及流行病学

正常情况下,糖原分解和糖异生产生 6-磷酸葡萄糖,6-磷酸葡萄糖必须通过葡萄糖 6-磷酸酶系统分解为葡萄糖,由于葡萄糖 6-磷酸酶基因突变导致葡萄糖 6-磷酸酶活性缺乏,进而导致过多的糖原或异型糖原累积于肝、肾、肌肉、脑及小肠等脏器。葡萄糖-6-磷酸酶是所有参与糖代谢途径的酶中惟一存在于细胞微粒体(内质网)内的酶,其编码基因(G6PT)位于第 17 号染色体,葡萄糖 6-磷酸酶系统由以下成分组成:①分子量为 36ku 的多肽,是酶的活性单位。②分子量为 21ku 的有保护酶活性的稳定蛋白 sp。③使6-磷酸葡萄糖进入内质网腔的转运蛋白 T1。④使磷酸盐通过内质网膜的转运蛋白 T2β。⑤使葡萄糖释出内质网的转运蛋白 GLUT7。由遗传等因素导致的上述系统任一组分的缺陷即可使酶系统活力受损,造成 I 型糖原累积症,依次定名为 Ia、IaSPIb、Ic 和 Id 型。该病发病率是 1/10 万~1/40 万,占整个 GSD 的 25% 左右。

(二)临床表现

患者多为新生儿期发病,肝脏呈均匀性显著增大,肝大且坚实,表面光滑,无压痛，无黄疸。转氨酶异常增高，胆红素无异常。空腹血糖低，此为 GSD 主要表现，这是由于糖原不能分解为葡萄糖所致。高乳酸血症，由于葡萄糖产生障碍，代偿性乳酸增多造成的。脂肪代谢紊乱和血尿酸增多，主要以三酰甘油增多为主，胆固醇可无异常。特殊表现是"娃娃脸"，四肢细小，身材矮小和腹部明显膨隆，运动不耐受，乏力，生长发育迟缓，体重降低等。肾脏对称性肿大，肾功能异常或 Fanconi 综合征。可继发肝腺瘤、尿酸性关节炎，以及肾结石等。

(三)实验室检查

1. 化验检查

(1)生化检查：Ⅰ型患者空腹血糖降低至 2.24～2.36mmol/L，乳酸及血糖原含量增高，血脂酸、尿酸值升高。

(2)白细胞酶的测定：对Ⅲ、Ⅳ、Ⅵ、Ⅸ型病人可能有帮助。

(3)糖代谢功能试验：①肾上腺素耐量试验。注射肾上腺素 60 分钟后，O、Ⅰ、Ⅲ、Ⅻ型患者血糖均不升高。②胰高血糖素试验。O、Ⅰ、Ⅲ、Ⅳ型患者示血糖反应低平，餐后 1～2 小时重复此试验，O、Ⅲ型血糖可转为正常。③果糖或半乳糖变为葡萄糖试验。Ⅰ型患者在负荷果糖或半乳糖时不能使葡萄糖升高，但乳酸明显上升。④糖耐量试验。呈现典型糖尿病特征。

2. 分子生物学检查　目前研究较多的为葡萄糖-6-磷酸酶(G-6-Pase)基因，G-6-Pase 缺乏可引起Ⅰ型 GSD。G-6-Pase 基因位于第 17 号染色体，全长 12.5Kb，包含 5 个外显子，目前已检测出多种 G-6-Pase 基因突变，其中最多见于 R83C 和 Q347X，约占Ⅰ型 GSD 的 60%。但有地区差异，我国人群以 nt327G→A(R83H)检出频率最高，其次为 nt326G→A(R83C)，因此 G-6-Pase 基因第 83 密码子上的 CpG 似乎是突变的热点。应用 PCR 结合 DNA 序列分析或 ASO 杂交方法能正确地鉴定 88%Ⅰ型糖原累积症患者携带的突变等位基因。基因检测可避免侵害性的组织活检，亦可用于携带者的检出和产前诊断。

3. 影像学检查　肝糖原累积症早期影像学表现无异常，中后期可以出现典型肝脏脂肪改变影像特征，最终出现肝硬化改变。B 超可表现为肝脏体积增大，形态饱满，肝内光点细小密集，回声增强，分布不均，后场回声衰减，肝内血管显示不清。CT 主要表现为肝脏显著增大和肝实质密度改变，当肝细胞内糖原积聚到一定量时，肝密度增高，由于糖原累积症常并发弥漫性肝脂肪浸润，可部分或完全抵消糖原对肝实质密度影响，此时肝衰减值高低取决于糖原和脂肪的相对量，可表现为升高、正常或降低。

4. 病理检查　肝细胞染色较浅，浆膜明显，因胞质内充满糖原而肿胀且含有中等或大的脂肪滴,其细胞核亦因富含糖原而特别增大,细胞核内糖原累积,肝脂肪变性明显但无纤维化改变是本病的突出病理变化。

肝组织糖原测定和葡萄糖-6-磷酸酶活性测定及基因检测为确诊依据。

(四)治疗

肝糖原累积症目前无特殊疗法,基因治疗尚在研究中,饮食疗法仍是有效地减轻和缓解临床症状的方法。

由于本病的病理生理基础是在空腹低血糖时,胰高血糖素的代偿分泌促进了肝糖原分解,导致了患儿体内 6-磷酸葡萄糖累积和由此生成过量的乳酸、三酰甘油和胆固醇等一系列病理生化过程。因此,任何可以保持正常血糖水平的方法即可阻断这种异常的生化过程,减轻临床症状。目前广泛使用日间多次少量进食和夜间使用鼻饲管持续静滴高碳水化合物液体的治疗方法,以维持血糖水平在 4～5mmol/L,不仅可以消除临床症状,还可以使患儿获得正常的生长发育;另外,也可用每 4～6 小时口服玉米粉 2g/kg 混悬液替代治疗。

(五)预后

未经正确治疗的本病患儿因低血糖和酸中毒发作频繁,常有体格和智力发育障碍;伴有高尿酸血症的患者常在青春期并发痛风或高血脂,如有痛风性关节炎、痛风石,可用别嘌醇和碳酸钠片加丙磺舒治疗;患者在成年期的心血管疾病、胰腺炎和肝脏腺瘤的发生率高于正常人群,少数患者可并发进行性肾小球硬化症。

(六)典型病例

1. 病历介绍 患者杨某,女,1 岁 5 月 21 天,因"发现肝功能异常、肝大 2 个月"入院。

(1)患儿,女,1 岁 5 个月 21 天,起病隐匿,已知病程 2 个月。

(2)无明确肝炎病人密切接触史,无输血及血制品史;今日 5 月无诱因出现抽搐一次,表现为双眼圆瞪、呼之不应,四肢抽动,就诊于当地医院考虑"癫痫",后就诊于第四军医大学西京医院查动态脑电图、头颅磁共振检查均未见异常,诊断为"惊厥",未进一步诊治。

(3)缘于 2013 年 5 月因抽搐就诊于当地医院,查肝功能(ALT 133.3U/L,AST 199.1U/L),腹部彩超示:肝脏体积增大,化验 HBsAg、抗-HCV、抗-HIV、TPHA-H 阴性,后于 2013 年 5 月 20 日于第四军医大学西京医院住院查 ALT

91U/L,AST 128U/L,腹部彩超示:肝大、回声未见异常;双肾大小正常,双肾实质回声略增强;血筛、尿筛检查均未见异常,给予"复方甘草酸苷、多烯磷脂酰胆碱"等药物保肝、降酶治疗,转氨酶未见明显降低,且病因未明,于2013年7月6日北京儿童医院查腹部彩超示:肝大,实质回声致密增强,余腹部实质脏器未见异常,未见肿大明显的淋巴结;门诊初诊"肝功能异常原因待查"。

2. 查体 体温:36.6℃,脉搏:108次/分,呼吸:24次/分,身高:68cm,体重:7kg,BMI:15.13kg/m²,发育正常,营养良好,神志清晰,全身皮肤无黄染,肝掌阴性,未见蜘蛛痣,浅表淋巴结未触及。巩膜无黄染,双侧瞳孔等大等圆,对光反射正常。唇红,扁桃体不大,咽无充血。双侧肺呼吸音清,未闻及干湿啰音,未闻及胸膜摩擦音。心律规则,各瓣膜听诊区未闻及心音增强或减弱,未闻及杂音。腹对称、平坦,无腹壁静脉曲张,未见肠型及蠕动波,腹壁柔软,全腹压痛、反跳痛阴性,肝脏右肋下4cm可触及,质稍硬,边缘锐,胆囊右肋下未触及,脾脏左肋下未触及,肝区、脾区、双肾区叩击痛阴性,肺肝界右锁骨中线第五肋间,移动性浊音阴性,肠鸣音无亢进,双下肢不肿。

3. 入院诊断

(1)肝功能异常原因待查。拟诊为:①非嗜肝病毒性肝炎。②先天性遗传代谢性疾病。③自身免疫性肝病。④病毒性肝炎。

(2)惊厥。

4. 入院后相关化验检查 血常规:WBC 11.77×10⁹/L,RBC 4.18×10¹²/L,HGB 116g/L,PLT 393×10⁹/L,NE 4.86×10⁹/L,N 0.413,L 0.470;血型:AB型,RH阳性;网织细胞计数:绝对值0.140×10¹²/L,百分比:3.36%;生化全项:A/G 38/24g/L,BIL 2.9/1.3μmol/L,ALT/AST 48/77U/L,ALP 199U/L,GGT 73U/L,TBA 9μmol/L,CHE 7 466U/L,LDH 168U/L,CK 21U/L,TC/TG 5.64/11.15mmol/L,CRE 35mmol/L,血糖、电解质正常;PT/PA 10.4s/106.3%;HBVM:抗HBs阳性,HBsAg、HBeAg、抗HBe、抗HBc阴性;抗-HCV阴性;甲状腺功能:T3 3.00nmol/L,余正常;AFP 8ng/ml;免疫球蛋白IgA 0.39g/L,IgG 5.55g/L,IgM 0.5g/L;蛋白电泳:ALB 67.5%,α1 4.2%,α2 15.1%,β1 5.1%,γ 6.8%,A/G 2.08;铜蓝蛋白0.41g/L(0.25～0.63);AAT 0.96g/L;淋巴细胞亚群测定:CD3 76%,CD4 38%,CD8 34%,CD19 17%,CD4/CD8 1.12;自身抗体五项:阴性;甲、戊肝三项:阴性;抗-HIV、TPHA-H:阴性;抗CMV-IgM弱阳性,抗CMV-IgG阳性,抗EBV-IgM阴性;葡萄糖1.4mmol/L;胸片检查示:双肺纹理模糊,请结合临床;心电图未见明显异常。EB抗体四项检查:EB-NA-IgG、EB-VCA-IgG、EB-VCA-IgM阳性,余阴性;

EBDNA2.91E+05IU/ml;307 医院尿 CMV DNA 阴性;肝穿病理示:糖原累积症,考虑重叠非嗜肝病毒性肝炎(巨细胞感染可能性大),并肝纤维化形成,纤维化程度相当于 S2。外院病理专家会诊:糖原累积症。

5. 明确诊断　①糖原累积症。②EB 病毒性肝炎。③惊厥。

6. 治疗　患者肝功能明显异常,住院期间治疗上给予双环醇片、异甘草酸镁、还原型谷胱甘肽、复合辅酶保肝、降酶,匹多莫德分散片调节免疫治疗,之后患者家属要求出院,于协和医院进一步治疗。

五、遗传性酪氨酸血症

遗传性酪氨酸血症(Hereditary tyrosinemia),又称"先天性酪氨酸症",是一种因延胡索酰乙酰乙酸水解酶(FAH)缺乏引起酪氨酸代谢异常,导致酪氨酸在体液及组织中积聚,以引起肝损伤及肾小管缺陷为主的常染色体隐性遗传性临床综合征。

(一)发病机制

先天性酪氨酸血症发病率约为 1/10 万,FAH 的编码基因位于 15q23～15q25,含有 14 个外显子,长 30～50kb,FAH 缺陷时还使酪氨酸代谢途径中的 4-羟基苯丙酮酸二氧化酶活力降低,造成血中酪氨酸增高和尿中排出大量对-羟基苯丙酮酸及其衍生物,发生这种情况的机制尚不清楚。

根据其代谢途径中不同酶的缺陷可分为Ⅰ、Ⅱ、Ⅲ型。酪氨酸血症Ⅰ型最为常见,又称肝肾型酪氨酸血症,主要是由于肝、肾组织中酪氨酸代谢的终末酶延胡索酰乙酰乙酸水解酶缺陷所致。该酶缺乏时体内的马来酰乙酰乙酸、延胡索酰乙酰乙酸,以及它们的旁路代谢产物琥珀酰乙酰乙酸、琥珀酰丙酮发生堆积,后两者与蛋白质的 HS 结合可能是造成肝、肾损害的主要原因。Ⅱ型又称眼皮肤酪氨酸血症,由于酪氨酸转氨酶缺乏所致。Ⅲ型较为少见,是由于 4-羟基苯丙酮酸二氧化酶缺乏所致。

(二)临床表现

本病临床上可分为急性和晚发型。

急性患儿多在新生儿期或小婴儿期急骤起病,肝功能受累显著,病情进展迅速,早期症状有呕吐、腹泻、嗜睡、生长迟缓、肝脾大、水肿、黄疸、贫血、PLT 减少和出血症状等,急性患者有肝大、肝细胞脂肪浸润或坏死。

晚发型通常 1 岁以后发病,以生长发育迟缓、进行性肝硬化和肾小管功能受损等为主,并常有高磷酸盐尿、低磷酸盐血症及软骨病,不少患儿常有肝肿瘤,一般在 10 岁以内死亡。临床上急、慢性患者可发生在同一家庭,慢性患者可有肝纤维化、肝硬化,甚至发生肝癌,肾脏可有小管退变,胰岛增生,大脑基底核退行性变。

(三)实验室检查

可有高氨基酸血症,如酪氨酸、脯氨酸、苏氨酸及苯丙氨酸等,肝功能异常,低血糖、低血清蛋白及出血倾向等。

尿液中琥珀酰丙酮定量和肝活检组织、红细胞或淋巴细胞中延胡索酰乙酰乙酸水解酶活性测定可作为确诊依据。

不少国家和地区已开展本病的新生儿期筛查,以往应用 Guthrie 方法测定血中酪氨酸,由于其诊断阈值不易确定,假阳性率甚高,故亦有同时检测其样品中的 α-胎儿球蛋白或琥珀酰丙酮浓度以辅助诊断者;近年已有用血滴纸片检测 δ-ALA 脱水酶活力的取代方法,暂无相关资料。

(四)治疗

酪氨酸血症 I 型的治疗有饮食控制、酪氨酸代谢抑制药、支持治疗及肝移植。

目前国内尚无特制的低酪氨酸与苯丙氨酸奶方及酪氨酸代谢抑制药,可用大豆蛋白配方奶替代或母乳喂养,因大豆配方奶(大豆蛋白)和母乳中的酪氨酸及苯丙氨酸含量较牛奶低近一半或以上。

国外曾试用尼替西农,又名 2-(2-硝基-4-三氟甲基苯甲酰基)-1,3-环己二酮(简称 NTBC)治疗取得良好疗效。目前尼替西农作为新型治疗遗传性酪氨酸血症的药物疗效也取得初步进展。

目前该病唯一有效治疗是早期肝移植。

(五)预后

本病多数为急性发病,预后不良,常在数月内死亡,90% 在 3~9 个月龄死于肝衰竭。慢性型患儿最终都发展成肝硬化,存活 2 年以上的患儿约有 1/3 左右并发肝肿瘤。

(六)典型病例

1. 病历介绍 患儿,男,2个月,因皮肤黄染2个月入院。患儿为第一胎第一产,孕40周因羊水过少剖宫产娩出,出生体重2 300g。生后第二天皮肤黄染,逐渐加深,经白蛋白、蓝光照射等治疗后,皮肤黄疸消退。3天后无明显诱因皮肤再度黄染伴贫血,经输浓缩红细胞、蓝光等治疗后黄疸减轻,无呕吐,大便淡黄色,体重增长欠佳。病情反复,曾多次住院治疗。父母非近亲婚配,否认家族性、遗传性疾病史。体检:体重3.2kg,皮肤中度黄染,无皮疹,肝脏右肋下3cm,质软,脾脏左肋下3cm,质软。

2. 辅助检查 血常规:WBC 13.3×10^9/L,N 0.68,L 0.32,HB 82g/L,PLT 238×10^9/L。尿常规正常。血清总胆红素259.7μmol/L(117~17μmol/L),直接胆红素121.0μmol/L(0~314μmol/L),碱性磷酸酶1 401IU/L(<500IU/L),丙氨酸氨基转移酶46IU/L(1~32IU/L),天门冬氨酸氨基转移酶80IU/L(8~40IU/L),γ2谷氨酰转肽酶291IU/L(7~50IU/L),总蛋白38.4g/L(60~80g/L),白蛋白26.2g/L(35~55g/L),甲胎蛋白643μg/L,尿素氮2.32mmol/L,肌酐20μmol/L。血气分析电解质正常,血培养无细菌生长,血清巨细胞病毒IgM(—),巨细胞病毒抗原(—),弓形体IgM(—),微小病毒B19IgM(—),乙型肝炎病毒表面抗原(—),丙型肝炎病毒IgG(—),人类免疫缺陷病毒IgG(—),梅毒筛查试验(—)。红细胞葡萄糖6-磷酸脱氢酶(G6PD)活性测定示中度缺陷。B超提示肝大,肝门未见纤维块。尿液有机酸气相色谱质谱(GC-MS)分析:尿中检出大量4-羟基苯乙酸、4-羟基苯丙酮酸和4-羟基苯乳酸。

3. 诊断 结合临床及辅助检查结果,临床诊断:①遗传性酪氨酸血症Ⅰ型。②红细胞葡萄糖-6-磷酸脱氢酶缺陷症。

4. 治疗 给予低蛋白饮食治疗,并给予保肝、降酶、退黄等治疗。

六、先天性肝纤维化

先天性肝纤维化(CHF)是1961年由Kerr命名的常染色体隐性遗传性肝纤维化疾病,属少见病例,临床上往往容易被漏诊或误诊。本病多发于儿童,成人也可发病,但较少见。门脉高压是本病主要的临床表现,患者多以肝脏、脾脏增大,呕血、便血就诊。

（一）病因及流行病学

先天性肝纤维化是一种少见的先天性常染色体隐性遗传性疾病，常与Caroli病、多囊肾伴发存在。目前，多数学者认为先天性肝纤维化和常染色体隐性遗传性多囊肾是同一疾病的不同表现形式，与染色体6p12的基因PKHD1突变有关。

先天性肝纤维化发病率极低，有文献报道在1/2万～1/4万，其发病年龄分布较宽，据报道有30％～50％患者由于肾脏增大发育不良、羊水减少、肺发育不全，出生后不久就死于呼吸衰竭。存活下来的患者多于儿童期和青年期发病，发病无性别差异，可散发或有明显家族史，其发病年龄一般与门脉高压程度及有无合并肾脏病变有关。

（二）临床表现

CHF临床主要分为门脉高压型、胆管炎型、混合型和隐匿型。在我国门脉高压型较多见，主要表现为上消化道出血、腹水、脾大、脾功能亢进、门脾静脉扩张、侧支循环开放等。当合并Caroli病或肾病变时，可表现为胆管感染、尿路感染及肾衰竭。

（三）诊断要点

该病多见于幼儿及儿童，但也见于成人；临床表现各异，可伴有小脑血管瘤、肺气肿、浆果状动脉瘤、胆囊肿大或畸形、窦前性门脉高压，往往伴有巨大且坚硬的肝脏和脾脏，并门脉高压症出现食管静脉曲张及上消化道出血。腹水及黄疸罕见。部分患者有肝内胆管扩张、胆囊炎、胆管炎或胆囊癌时可出现黄疸；肝功能正常，但碱性磷酸酶可升高，门脉造影可示侧支循环及肝内门脉支变形；肝活检可确诊；静脉肾盂造影，半数患者显示呈髓性海绵肾或多囊肾表现。

肝脏病理活检是诊断先天性肝纤维化的金标准：不明原因的肝纤维化；炎症表现不明显或很轻；肝组织内呈现宽大致密的纤维性间隔，可明显胶原化，或纤维束弥漫穿插于固定的肝小叶内；肝细胞板排列基本正常，一般无肝细胞结节再生，纤维间隔可分割包绕肝实质形成类似假小叶结构，但中央静脉位置不变，仍位于肝小叶的中央，即肝小叶微循环保持不变，不形成典型的假小叶结构；纤维间隔内多含有许多形态各异的胆管，可伴有典型的肝内胆管发育畸形或交通性海绵状胆管扩张即Caroli病；一般纤维间隔内无明显炎症反应，但伴发胆管炎时，可见急、慢性炎症细胞浸润。

(四)治疗

该病代偿期主要以抗纤维化及对症治疗为主;失代偿期患者对于其并发症的治疗同其他肝硬化并发症治疗无特异性,出现上消化道出血者,可采取门-腔静脉分流术或经皮颈内静脉穿刺肝内门腔静脉支架分流术以解除门脉高压,如能有效控制门脉高压和感染,通常预后良好。

肝移植为最终的根治方法,存在复发性胆管炎或(怀疑)早期胆管恶性变者应考虑肝移植。同时存在肾脏疾病,必要时可选择肝肾联合移植。

(五)预后

先天性肝纤维化患者大多肝功能正常,故预后较其他肝硬化好。

(六)典型病例

1. 病历介绍 患儿王某,女性,儿童,6 岁,汉族,河南籍。因"发现肝脾大两年半"收入院。

(1)患儿女性,儿童,慢性病程。

(2)患儿足月顺产第三胎第三产。母亲孕期顺利,患儿出生顺利,无产后窒息,未出现明显生理性黄疸。生后人工喂养(三鹿牌奶粉喂养两年余),按时添加辅食。生长发育正常,智力正常。一个姐姐现年 12 岁,身体健康。一个哥哥生后 1 岁发现肝脾大,7 岁时因肝纤维化、腹水、消化道出血已去世。一个弟弟出生 1 岁时发现肝脾大,现 3 岁,出现腹水,同时住我院正在诊治中。患儿两年半前因"败血症"抗感染治疗,已治愈。

(3)患儿于两年半前(2007.6)因发热在河南科技大学第二附属医院检查化验血培养:中间葡萄球菌生长。HBV-M 阴性,肝功能基本正常(具体不详)。B超:肝大(肋下 5cm),胆囊壁增厚。以"败血症"给予抗感染治疗(头孢类)半个月,病情好转出院。以后患儿未再发热,无不适症状。曾于 2008 年 10 月 27 日在洛阳市妇女儿童医疗保健中心复查 B 超:肝大(剑下 5.4cm,肋下 2.2cm)。2009 年 12 月 22 日在河南科技大学第二附属医院复查肝功能 ALT 20U/L,AST 36U/L,ALB 46.2g/L。B 超:肝稍大(肋下 1.5cm),脾稍大(肋下 1cm),双肾多发小结石。2009 年 12 月 26 日在解放军 105 医院检查铜蓝蛋白正常。现为求进一步诊治来我院,门诊以"肝脾大待查"收入院。

2. 查体 T 36.6℃,P 88 次/分,R 20 次/分,BP 106/64mmHg。发育正常,营养良好,神志清晰,全身皮肤、巩膜无黄染,肝掌阴性,未见蜘蛛痣,浅表淋巴结未触及。口唇淡红,无发绀。双肺未闻及干湿啰音,腹对称、饱满,无腹壁静脉曲张,未见肠型及蠕动波,腹壁柔软,全腹无压痛反跳痛,肝脏剑下 7cm,右肋下 1cm,质韧缘钝,表面光滑,无触痛。胆囊右肋下未触及,脾脏肋下 3cm,质韧缘钝,表面光滑,无触痛。莫菲征测试无特殊哭闹,肝区、脾区、肾区无叩痛,肺肝界右锁骨中线第五肋间,移动性浊音阴性,肠鸣音正常。双下肢不肿。无扑翼样震颤。

3. 入院诊断

(1)肝脾大原因待查:遗传代谢病? 非嗜肝病毒性肝炎? 自身免疫性肝炎?

(2)双肾结石。

4. 入院后常规化验回报　生化全项:A/G35/27g/L,BIL10.9/5.2μmol/L,ALT/AST 70/58U/L,ALP 141U/L,GGT 43U/L,TBA 7μmol/L,CHE 5 012U/L,肾功能:CRE45μmol/L,UREA 3.9mmol/L,UA 179μmol/L;血糖、电解质、心肌酶正常。AFP 3ng/ml。抗胰蛋白酶 3.27g/L。HBV-M:HbsAb(+),余阴性。抗-HCV(−)。抗-HIV(−),TPHA(−)。EP:α1 球蛋白 5.0%,β2 球蛋白2.8%,A/G 1.2,余正常。PT/PA 14.6s/69%。抗 CMV-IgM(弱+)、抗 CMV-IgG(+)、抗 EBV-IgM(−)。自身抗体(−)。尿、便常规正常。B超:①肝、脾大。②肝实质弥漫性损害。③胆总管扩张,肝内胆管局限性扩张。④双肾实质弥漫性损害(请结合临床)。⑤右肾多发强光团(结石)、右肾积水。胸片:双肺未见明确病变。心电图:窦性心动过速,正常心电图,左心室高电压。

进一步行肝穿病理回报:先天性肝纤维化伴 Caroli 病。会诊结果:先天性肝纤维化伴胆管错构和 Caroli 病。

5. 明确诊断　①先天性肝纤维化。②双肾结石。

6. 治疗　患者未用特殊治疗,出院后,嘱患者定期复查肝功能、腹部 B 超、电子胃镜等检查。

七、先天性胆管闭锁症

先天性胆管闭锁症(BA)是一种以特发性、进行性、坏死性炎症为特征,主要临床表现为梗阻性黄疸,呈进行性加重,若不及时治疗,发展为胆汁淤积性肝硬化、门脉高压,最终肝衰竭死亡。

(一)病因及流行病学

先天性胆管闭锁症(BA)的病因到目前为止仍然不明,可能与以下 5 个方面有关:胆管形态发育畸形、胎儿胆管系统发育过程中血管发育异常、免疫系统异常、病毒感染、母体接触毒物等。该病是一种先天性疾病,但无家族发病及孪生发病,并且该病常合并多脾综合征、中肠旋转不良、门静脉及下腔静脉缺如或原位错位等畸形,故考虑该病与胚胎早期发育过程有关;临床发现患儿多为足月产,生后 1~2 周内表现多无异常,往往在生理性黄疸消退后又出现巩膜、皮肤黄染逐渐加重,粪便颜色逐渐变浅,最终呈陶土色,约有 15% 的患儿在生后一个月才排白色大便,并且肝穿刺病理检查发现肝门、胆管周围常见炎性细胞,提示不除外患儿于出生前或出生后由于病毒感染所致;另外,胰胆管合流异常也是可能的病因之一,由于胰管内压高于胆管,致使胰液进入胆管,当胰酶被胆汁激活后,可损害胆管,导致胆管狭窄或闭锁。

分型:早在 1963 年 Gross 按肝外胆梗阻部位将其分为 6 型,其中Ⅰ、Ⅱ、Ⅲ型(A、B、C)为不可吻合型,占 85%~90%,Ⅳ、Ⅴ、Ⅵ型(D、E、F)为可吻合型,占 10%~15%。目前最常用的葛西分类法:Ⅰ型为胆总管闭锁;Ⅱ为胆管闭锁;Ⅲ型为肝门部胆管闭锁。

BA 的发病率具有地区差异,欧美地区发病率为 1/5 000~1/12 000,中国台湾 1996~2003 年的调查显示,BA 发病率约为 1.46/万,我国发病率在出生存活的新生儿中占 1/8 000~1/15 000。女性较男性多见,胆管闭锁成为儿童肝移植的主要对象,约占儿童肝移植的 50% 以上,1 年存活率达 85%~90%。

(二)临床表现

常在出生后 1~3 周出现黄疸,持续不退,并进行性加重;胎粪可呈墨绿色,但出生后不久即排灰白便,严重病例由于肠黏膜上皮细胞可渗出胆红素,而使灰白便外表染成浅黄色;肝脏进行性肿大,逐渐变硬,多数有脾大,晚期可发生腹水;早期病儿食欲尚可,营养状况大都尚好,晚期由于脂肪及脂溶性维生素吸收障碍,体质逐渐虚弱,可发生维生素 A、维生素 D、维生素 K 缺乏而引起眼干燥症、佝偻病及出血倾向。

(三)实验室检查

1. 血生化

(1)血清胆红素升高,特别是以直接胆红素升高为主,血清胆红素可达 80~

350μmol/L,血清胆红素多进行性缓慢升高。

（2）丙氨酸氨基转移酶及天门冬氨酸氨基转移酶多增高,碱性磷酸酶全部病例均增高,并且随月龄的增加而增高。

（3）血浆低密度脂蛋白 L-X＞500mg/L 则胆管闭锁可能性大。

2. 病理 胆管闭锁肝脏组织病理改变从大体上看为肝脏体积增大、变硬,呈暗绿色。显微镜下最早期的改变是淤胆,包括肝细胞和小胆管中、后期肝内胆管增生,导致中央性和周围性纤维增生,最后形成胆汁性肝硬化、门脉高压症、腹水,可引起食管静脉曲张出血、肝衰竭而死亡。

（四）诊断及鉴别诊断

对于 BA 患儿的早期诊断仍存在诸多困难,如新生儿筛查的具体时间不确定及缺乏有效的筛查工具等问题。

目前,比较有前景的筛查手段是粪便彩色卡片(简称粪便彩卡),方法是将粪便颜色(共 7 种颜色)划分为正常和异常,异常组(第 1～3 种)包括白陶土色至浅黄色,正常组(第 4～7 种)包括黄色至绿色,粪便彩卡的敏感性约为 90％,特异性约为 99％,阳性预测值为 29％。

患儿一旦怀疑 BA,需进一步行剖腹探查术(或腹腔镜胆管探查)和术中胆管造影证实,这一直是诊断 BA 的金标准。最近研究显示,将肝胆管显影(HIDA)、超声及经皮胆囊胆管造影术（PCC）诊断 BA 与剖腹探查术(或腹腔镜胆道探查)和胆管造影术诊断 BA 比较发现,HIDA、超声、PCC 并不能达到外科诊断的敏感性和特异性,仅能作为辅助外科诊断的手段。因此,BA 的诊断仍依赖外科剖腹探查和术中胆道造影。

胆管闭锁症须与以下疾病相鉴别:

1. 新生儿肝炎 胆管闭锁早期与新生儿肝炎鉴别极为困难,是很多学者研究的重要课题。约 20％的新生儿肝炎在疾病发展过程中,胆管有完全性阻塞阶段,极似胆管闭锁。但此类病儿大部分肝外胆管正常,很少脾大,经一般治疗有80％可痊愈。多数新生儿肝炎经 4～5 个月后,由于胆汁疏通排泄,黄疸逐渐减退,所以通过长时间的临床观察,可做出鉴别诊断。但是,胆管闭锁要求于生后2 个月内手术,否则预后不佳。因此应尽早鉴别。

2. 胆汁黏稠症 该病病因不明,系黏稠的胆汁阻塞胆管所致的黄疸,症状似胆管闭锁,大便多呈淡黄色,肝大但质地不硬,B超可见发育良好的胆囊及胆管,可口服硫酸镁促使管稠胆汁排出,症状缓解,严重时需行手术冲洗,疏通胆道。

3. 先天性胆总管扩张症　本病亦可在新生儿时期出现黄疸,为间歇性黄疸,多有腹胀伴右上腹囊性包块,B型超声可见胆总管囊性扩张。

4. 哺乳性黄疸　约200个母乳喂养的新生儿中发生1例,病因是葡萄糖醛酸基转移酶的活力受到母乳中某物质的抑制。一般在生后4～7天黄疸明显加重,2～3周黄疸渐减维持低水平3～12周,停止哺乳2～4日后,高胆红素血症迅速消退,哺乳停止后6～9天黄疸消失,本病临床上无肝脾大及灰白色粪便。

除上述黄疸病儿外,亦应与感染性黄疸及代谢异常所引起的黄疸进行鉴别。

(五)治疗

1. 内科治疗　效果不佳,主要是对症处理、营养支持等治疗。

2. 外科治疗　小儿先天性胆管闭锁症目前以外科手术治疗为主,术后效果与手术的早晚有密切的相关性。1959年Kasai等开展首例肝胆管门空肠吻合术治疗BA,使越来越多的患儿获益,目前Kasai手术仍然是胆管闭锁的首选治疗措施,主要针对年龄<90d的婴儿,特别是<60d者,其病变较轻,胆管可能尚未完全纤维闭塞,因而黄疸消退较彻底,肝功能保留较好,手术疗效较好,生存期较长。胆总管闭锁型和胆管闭锁型效果较好,而肝门部闭锁型效果较差,超过3月龄则已发展为不可逆性胆汁性肝硬化,Kasai手术无效。另外,由于BA的病因不清,临床医师不能在其病变发展过程中及时早期干预,故目前Kasai术后的患儿,尚无有效的处理措施改善预后,对于Kasai术后是否应用激素治疗,目前尚无定论。约超过70%的Kasai术后患儿需要行肝移植治疗或因肝衰竭死亡。

1963年,Starzl开展了首例3岁BA小儿的原位肝移植,为治疗Kasai手术失败及不可矫正型BA患儿带来了希望。随着免疫抑制药及肝移植技术的发展,肝移植越来越成熟,目前已成为治疗终末期BA的唯一方法。

(六)预后

该病预后差,未经手术治疗者死亡率高。患儿最初3个月内一般营养状况尚可,但随着年龄增长,病程进展,逐渐出现营养发育障碍。因胆管长期梗阻出现胆汁性肝硬化,肝功能受损而导致脂肪及脂溶性维生素吸收障碍,若早期不治疗,多数患儿在1岁以内因肝衰竭死亡。

(七)先天性胆管闭锁症诊疗新进展

随着基因及免疫技术的发展,目前在 BA 的病因、发病机制等方面取得了一定的进展;利用腹腔镜治疗 BA 行 Kasai 手术,最先由 Esteves 等报道的利用腹腔镜行 Kasai 治疗 BA,目前已获得一定进展。其次,利用机器人技术行 Kasai 手术获得了较好效果,与普通腹腔镜比较,其具有良好的体内 3D 图像,可以精确地解剖肝门组织。

(八)典型病例

1. 病历介绍　男性婴儿,4 个月,汉族,河南籍,因"间断身黄、眼黄 4 个月"入院。

(1)男性婴儿,4 个月,起病隐匿,病程短。

(2)发病前无肝炎患者密切接触史,无输血及血液制品史。病前无明确不洁饮食史。

(3)患儿出生后 3～4 天出现身黄、眼黄,医院给予对症治疗后黄疸消退。2 月余前患儿家长再次发现其身黄、眼黄,给予"针刺"并口服中药制剂 1 个月,身黄消退,仍有黄疸,2011 年 7 月底入住于濮阳市妇幼保健院,检查甲、乙、丙、戊型肝炎病毒标志物均阴性,梅毒抗体阴性,肝功能:ALB 12.7g/L,GLO 6g/L,BIL 54.8/46.3μmol/L,ALT 57U/L,AST 71U/L。

2. 入院时查体　生命体征平稳,神志清,全身皮肤、巩膜中度黄染,全身浅表淋巴结未触及。皮肤无出血点。心肺检查未见异常。腹饱满,全腹压痛、反跳痛试验无异常反应。肝大肋下平脐,质硬,边缘锐利,表面光滑,触痛试验无哭闹,脾大肋下 4cm 可触及,质韧,表面光滑。肝上界右锁骨中线第五肋间,肝脾区叩痛试验无哭闹,移动性浊音阴性。

3. 入院诊断　肝损害原因待查,遗传代谢性疾病？非嗜肝病毒性肝炎？营养不良？

4. 入院后相关化验检查　血常规:WBC 14.96×10^9/L、N 0.25、RBC 3.51×10^{12}/L、HGB 99g/L、PLT 402×10^9/L,尿常规未见异常,大便常规:土白色软便。生化:TP 48g/L、A/G 29/18g/L、BIL T/D195.4/152.1μmol/L、ALT 245U/L、AST 318U/L、TBA 188μmol/L、CHE 2 619U/L、LDH:285U/L、LAP 99U/L、ADA 31U/L、AMY 10U/L、HBDH:181U/L、CK:40U/L、CKMB:35U/L、UREA 1.5mmol/L、CRE 38μmol/L、GLU 3.10mmol/L、Na$^+$ 134mmol/L、K$^+$ 5mmol/L、

Cl^- 101.6mmol/L,LDL-C 3.93mmol/l PT/PA 10.8s/99%,FIB 1.41g/L,免疫球蛋白 IgA:0.52g/L、IgG:7.20g/L、IgM:3.05g/L,CER 0.38g/L,辅助性 T 细胞亚群:CD45 9 000 个/μl,CD3 7 110 个/μl,CD4 3 780 个/μl,CD8 3 060 个/μl,B 细胞 720 个/μl,NK 细胞 810 个/μl,CD4/CD8 1.24;抗 HIV 阴性。铜蓝蛋白正常,抗 EBV-IgM(-)、抗 CMV-IgG(+)、抗 CMV-IgM(+),于道培医院化验:尿 CMVDNA 7.4×10^7 拷贝/10^6NC。

患儿入院后排除肝豆状核变性等诊断,并且诊断巨细胞病毒感染明确,但患儿有灰白便,并且化验肝功能提示胆管梗阻,之后于儿童医院进一步行腹部超声胆管造影检查提示:胆管闭锁;肝硬化;少量腹水。

5. 临床诊断　胆管闭锁,肝硬化失代偿期合并腹水,巨细胞病毒感染,营养不良。

6. 治疗　治疗上给予人血白蛋白注射液、苦黄注射液静脉滴注支持、降黄疸治疗,并建议患者进一步行剖腹探查术(或腹腔镜胆管探查)和术中胆管造影,必要时行肝移植手术治疗,但患者家属因该病预后不佳,以及经济原因,自动要求出院。

第六章 肝血管疾病

一、巴德-基亚里综合征

巴德-基亚里综合征(BCS)是指主肝静脉(MHVs)出口部和(或)肝后段下腔静脉血流受阻所引起的肝后性门静脉高压症和(或)下腔静脉高压综合征,又名:柏-查综合征、巴-希综合征等。

(一)病因及分型

1. 病因 综合各家意见,主要病因集中在血栓形成、膜性狭窄和局部压迫三方面。

(1)血栓形成:BCS 常常发生于各种血液凝固性增高的病人,其中报道最多的是真性红细胞增多症和其他髓增生性疾病。阵发性夜间血红蛋白尿(PNH)也是 BCS 常见的原因之一。长期口服避孕药、邻近器官炎症性病变亦容易发生 BCS。总之,各种原因所致的血液凝固性升高,均可导致肝静脉和(或)肝段下腔静脉血栓形成。

(2)膜形成:1912 年,首次报道了肝段下腔静脉膜性梗阻(MOVC),此后,关于 BCS 时的 MOVC 在许多国家相继做了大量报道。MOVC 的发生是由于先天性病变,还是后天因素所致,目前仍有争论。

(3)局部压迫:邻近脏器病变包括炎症创伤、肝占位性病变或转移性癌,压迫或侵犯肝段下腔静脉和肝静脉,或是肝癌沿肝静脉蔓延引起癌栓和血栓形成,造成阻塞。

2. 分型 对于肝静脉和(或)肝段下腔静脉阻塞的类型、部位及形态许多人做了较为详尽的观察。按照阻塞的性质、位置、范围和程度予以分型,对于正确的治疗和选择手术方式是非常重要的。从便于手术选择的角度一般将本病分为 3 种类型。

(1) Ⅰ型:下腔静脉隔膜为主的局限性狭窄或阻塞型(约占 57%)。此型系高位下腔静脉隔膜样阻塞或纤维性阻塞,肝静脉未被累及,但是肝静脉开口位于下腔静脉阻塞的远侧。因此,除下腔静脉有阻塞外,肝静脉回流受阻。此型在日本相当多见。下腔静脉阻塞的远侧,血流淤滞,可继发血栓形成。若血栓延伸,即可堵塞肝静脉开口和主干。

(2) Ⅱ型:弥漫性狭窄或阻塞型(约占 38%)。下腔静脉弥漫性狭窄或阻塞,肝后段下腔静脉节段性或弥漫性阻塞合并左肝静脉或右肝静脉闭塞,甚至肝静脉主干全部闭塞。亚洲和远东地区所见者多属此型。

(3) Ⅲ型:肝静脉阻塞型(约占 5%)肝静脉主干或开口阻塞,下腔静脉通畅。此型多发生在西欧和北美地区。常表现为肝静脉血栓形成或血栓性静脉炎。

(二)临床表现

1. 起病情况 BCS 最常发生在 20~45 岁的青壮年,男性发病率高。腹水和肝大是最常见的临床征象。临床表现与阻塞部位有关,肝静脉阻塞者主要表现为腹痛、肝大、压痛及腹水;下腔静脉阻塞者在肝静脉阻塞临床表现的基础上,常伴有下肢水肿、下肢溃疡、色素沉着,甚至下肢静脉曲张。病变波及肾静脉者,可出现蛋白尿,甚至表现为肾病综合征。根据病人症状出现缓急进行临床分型。

2. 临床分型

(1)急性型:病程多在 1 个月以内。此型患者临床表现非常近似急性肝炎和急性重型肝炎。骤然发作腹痛、腹胀,随即出现肝大和大量腹水,腹壁静脉扩张。伴有不同程度的肝脏功能损害。重症病人呈现休克或肝衰竭迅速死亡。

(2)亚急性型:病程在 1 年以内。临床表现最为典型,腹水是其基本特征,见于 90%。

以上患者的腹水增长迅速,持续存在,多呈顽固性腹水。多数病人有肝区疼痛、肝大、压痛。下肢水肿往往与腹部、下胸部及背部浅表静脉曲张同时存在,为诊断本病的重要特征。约有 1/3 的患者出现黄疸和脾大。

(3)慢性型:除部分病人由急性期转为慢性期外,多数病人呈隐匿性起病。症状和体征缓慢出现开始感上腹不适或腹胀,随后逐渐发生肝大、腹水和腹壁静脉扩张。少数病人有轻度黄疸。病程可经历数月或数年。病期较长者,有脾大和食管静脉曲张,甚至呕血和黑便。合并下腔静脉阻塞的病人,胸、腹侧壁静脉怒张十分明显,血流方向自下向上。双侧下肢水肿,小腿皮肤有棕褐色色素斑点。重症病人有下肢静脉曲张,甚至足踝部发生营养性溃疡,双侧下肢静脉压升高。

3. 实验室及影像学检查

(1)实验室检查:血清酶试验,如 ALT、AST、ALP 升高,但不具特征性。腹水检查:蛋白浓度低于 30g/L,若不伴腹腔感染,细胞数不增加。

(2)超声波检查:无创的腹部 B 超可对多数病例做出初步正确诊断,符合率 95%以上。肝尾叶增大是本病的特征,IVC 膜性梗阻时(Ⅰ型),可见肝后段下腔静脉扩张,上段则有膜状阻塞。若为肝段下腔静脉狭窄(Ⅱ型)可见血管壁增厚,肝内静脉扩张。当肝段下腔静脉完全阻塞时(Ⅲ型),其腔内可探及部分机化的大体积的血栓,若均为强回声,可能为机化瘢痕。双功能超声若见血流信号消失,可以肯定阻塞存在。超声检查有时可发现被血管造影所掩埋的血栓。

(3)血管造影

①下腔静脉造影。采用 Seldinger 技术穿刺股静脉,经导丝将导管引至下腔静脉肝后段,首先测定下静脉压力(IVCP)。经导管注入造影剂而后摄片,可显示其阻塞(或狭窄)的部位、程度及侧支循环情况。若同时经上腔静脉插管,做对端双向造影,更能显示阻塞状态和范围。一般情况下,即使是单向下腔静脉造影,已能做出 BCS 的诊断。

②经皮肝穿刺肝静脉造影(PTHV)。当肝静脉闭塞时,经股静脉插管至下腔静脉,再经肝静脉开口部逆引插管造影无法实施。PTHV 是安全、简便的方法,成功率达 100%。此检查可直接显示肝静脉受阻的程度、部位,还可见肝内交通支形成,有时还可显示下腔静脉的阻塞情况。

③其他造影。有时经皮脾穿刺门静脉造影及腹腔动脉,肠系膜上动脉造影等,可直接或间接了解门静脉情况。

④计算机体层扫描(CT)及磁共振成像(MRI)。CT 与 MRI 是无创性影像检查技术,可用于 BCS 的诊断,同时可了解肝脏萎缩情况,有无肿瘤等,在某些方面优于侵入性血管造影。

⑤内镜检查。腹腔镜检查可直接观察肝脏大小,表面色泽有无瘀血,有无结节,硬化萎缩情况,同时可取活组织做病理检查,以确立诊断。

(三)诊断及鉴别诊断

1. 诊断　急性 BCS 大多有腹痛、肝大压痛和腹水三联征。慢性患者有肝大、门体侧支循环和腹水三联征。实时超声和多普勒超声可以对 85%以上的患者提示 BCS 的诊断,BCS 的确诊有赖于肝静脉和(或)下腔静脉造影及肝活检。

2. 鉴别诊断

(1)急性肝炎:急性型 BCS 须与急性肝炎区别:①急性 BCS 腹痛剧烈,肝大和压痛均非常明显,而且颈静脉充盈,肝颈回流征阴性。②腹水的出现和增长速度,以及下肢水肿与肝功能变化不成比例。③患者没有病毒性肝炎或肝毒性药物或毒物接触史,病毒性肝炎的病原学检查大多阴性。④肝活检不是气球样变、嗜酸性变和点状坏死,而是小叶中央带的出血性坏死伴肝窦明显扩张,各级肝静脉血栓形成。⑤血管造影可将二者明确区别开来。

(2)急性重型肝炎(暴发性肝炎):以下几点有助于急性重型肝炎与暴发型BCS 的区别:①暴发型 BCS 可以肝脏不缩小或缩小不明显,并伴有脾脏的迅速增大和颈静脉明显充盈。②BCS 时 ALT、AST 和血清胆红素均明显升高,没有酶疸分离现象。③BCS 时病毒性肝炎有关的病原学检查大多阴性。

(四)治疗

1. 治疗原则　通过造影明确病变类型后,再进行治疗。

2. 非手术治疗　对急性血栓形成及对某些病因所致者治疗有效,包括:①溶栓,急性病例首选纤溶疗法。②糖皮质激素。③针对病因的治疗。④中医中药和对症治疗,如保肝、利尿等为主的治疗。⑤经股静脉插管行下腔静脉造影后保留导管和经腹腔静脉造影后保留导管,由此行溶栓疗法 5～7 日,在急性期常能达到下腔静脉或肝静脉血栓溶化的目的。

3. 手术治疗　分为传统的手术治疗和微创的介入治疗,根据不同病型采用不同的方法。如有可能则首选介入性方法或介入与手术联合法。根治性治疗显然为最佳治疗方法,否则应同时缓解门脉和下腔静脉高压,但不能兼顾二者时,则首先治疗针对门脉高压及由其引起的并发症,其次才是由下腔静脉阻塞引起的一系列由下半躯体静脉回流障碍所致的不良后果。经手术治疗后,效果很好,但仍有部分患者有复发倾向。

二、肝海绵状血管瘤

肝海绵状血管瘤是最常见的肝脏良性肿瘤。可能与先天发育异常有关,本病好发于 30～50 岁的成年人,女性多见。临床表现可随肿瘤大小、发生部位、生长速度及肝组织受损伤程度而不同。

(一)病因

病因可能与下列因素有关：

1. 肝毛细血管组织感染后变形，毛细血管扩张。

2. 肝组织局部坏死后血管扩张形成空泡状，坏死后的肝组织周围血管充血、扩张，最后形成空泡状。

3. 肝内区域性血循环停滞后，致使血管形成海绵状扩张。肝内持续性静脉淤滞，引起静脉膨大。

4. 肝内出血、血肿机化、血管再通后形成血管扩张。

5. 发育异常，此为较多学者的认为。

(二)临床表现

1. 临床表现　大多数病人无临床症状，常在体检或 B 超、CT 检查，以及剖腹手术时发现。肿瘤发展缓慢，病程可长达数十年。当肿瘤逐渐增大压迫邻近脏器时，可出现上腹胀闷、进食后饱胀、嗳气等症状。部分患者可出现贫血、白细胞总数和血小板减少，可能与瘤内血栓形成，从而破坏红细胞和消耗大量血小板有关。巨大海绵状血管瘤在肝内形成动静脉瘘时，可引起充血性心力衰竭。极少有梗阻性黄疸，偶有蒂扭转。大多数病例在腹部可触及包块，表面光滑，质地柔软或中等硬度，压之能缩小，有弹性感，无压痛，可闻及血管杂音。

2. 实验室及影像学检查

(1)可有血白细胞总数和血小板减少。

(2)B 超检查是诊断本病最常用的方法。小海绵状血管瘤多为边界清楚的高回声结节，巨大海绵状血管瘤则表现为高回声和低回声相混合的图像。

(3)同位素血池扫描，肝海绵状血管瘤表现为普通扫描时的充盈缺损区部位的放射性浓聚，并随时间的延长而增浓，这种过度填充现象是肝血管瘤的特征性影像。

(4)CT 平扫时为边界清楚、均匀的低密度影，增强后早期可见病灶周边呈片状、结节状强化，延迟扫描可见病灶中心部也逐渐强化，最终整个病灶被充填。

(5)MRI 在 T1 加权图像上多呈均匀的低信号，质子加权即是均匀的高信号，T2 加权图像上则为很明显的高信号，呈"灯泡征"。如血管瘤发生纤维变或囊性变，则信号强度可不均匀。

(6)肝动脉造影是诊断肝血管瘤最可靠的方法。在动脉期即可见肿瘤区域内有许多血管湖,造影剂在血管湖内滞留时间较长,可达 20 秒或更长时间,至静脉期仍不消失。

(三)诊断及鉴别诊断

本病主要通过影像学诊断,通过 CT 或 MRI 检查,较易同肝囊肿、原发性肝癌和转移性肝肿瘤相鉴别。

(四)治疗

肝血管瘤的治疗包括手术和非手术治疗。根据肿瘤的大小、位置、生长速度和患者的身体情况来确定。由于临床罕见有恶变,故如无临床症状,即无须特殊处理,可定期随访。

1. 手术切除适应证

(1)有明显临床症状,影响正常生活和工作者。

(2)直径>10cm 的巨大海绵状血管瘤。

(3)诊断不明确,不能排除恶性肿瘤者。

(4)生长速度较快、短期内明显增大的血管瘤。

(5)有发生破裂出血可能者。

(6)对年龄 40 岁以下,瘤体>5cm,可能有继续增大者。

2. 其他疗法

(1)介入栓塞治疗(HAE):目前 HAE 多用于无法手术切除的肝血管瘤的治疗。另外,妊娠期海绵状血管瘤常迅速增大,为预防腹压逐渐增大引起肝海绵状血管瘤的破裂出血,HAE 是最佳的选择治疗方法。

(2)放射治疗:对无法手术切除的巨大肝海绵状血管瘤可采用放射治疗,以控制肿瘤进一步增大。

三、肝动脉瘤

肝动脉瘤是肝动脉及其分支扩张形成的动脉瘤,发病率在内脏动脉瘤中居第二位,多为单发。按病变部位不同可分为肝外型和肝内型,肝外型累及部位依次为肝总或肝固有动脉、右肝动脉、左肝动脉。发病年龄多在 60 岁左右,男女比例为 2:1。

(一)病因

常见的原因为动脉粥样硬化、创伤、结节性多动脉炎、动脉中膜退行性变性、坏死性血管炎,以及医源性损伤等。因创伤、感染所致者多为假性动脉瘤;血管壁退行性变或先天发育缺陷亦可能是发病原因。

(二)临床表现

1. 临床特征 多数患者无特异性症状,部分可出现与饮食无关的右上腹或右季肋部疼痛,瘤体急性扩大或破裂出血时可有剧痛及右肩背部放射痛。

(1)压迫症状:瘤体压迫胆道可致梗阻性黄疸,压迫胰管可致急性胰腺炎。

(2)破裂症状:破入胆管可出现 Quincke 三联征,即胆绞痛、梗阻性黄疸和上消化道出血。发病早期黄疸的深度常有波动性变化,一旦出血后肿瘤缩小,黄疸随之消退,对诊断有重要价值。破入腹腔可出现剧烈腹痛、出血性休克,甚至死亡。破入十二指肠引起上消化道大出血。破入门静脉引起门静脉高压表现。

(3)查体:少数患者可在上腹部扪及搏动性肿块或震颤,听诊有时可闻及收缩期血管杂音。1/3 的病例可有发热,多与胆管感染或肝动脉本身的炎症有关。

2. 实验室及影像学检查

(1)腹部平片:部分肝动脉瘤有时可见蛋壳样动脉瘤壁钙化影。

(2)彩色多普勒超声:简单、实用,可用于肝动脉瘤的筛查。

(3)CTA:可清晰地显示肝动脉瘤的位置、形态和毗邻关系,在检出率和准确性方面接近于动脉造影,且具有非侵入性的特点。

(4)动脉造影:是诊断肝动脉瘤的"金标准",可明确动脉瘤的位置,评估肝脏血供和侧支循环形成情况,且可同时行介入治疗。

(三)诊断及鉴别诊断

肝动脉瘤在破裂前多无特殊症状,一旦破裂后死亡率很高,因此早期诊断极为重要。根据腹痛、消化道出血、黄疸及右上腹搏动性肿块等特征性表现,结合病史的分析,以及腹部彩超、CTA、选择性肝总动脉造影或腹腔动脉造影等检查可明确诊断。

鉴别诊断主要为外伤性肝动脉-胆管瘘、十二指肠溃疡、胆管肿瘤,以及门静脉高压症等所致的上消化道出血,其他病因所致的梗阻性黄疸、胰腺炎等在鉴别诊断时均应考虑。

(四)治疗

肝动脉瘤一经诊断,均应手术治疗或通过介入手段治疗。由于肝动脉结扎后一般不会引起严重的肝供血障碍,故可先试行阻断肝动脉,观察肝脏血运情况,若无血运障碍,则可做瘤体结扎或结扎加切除术。若有血运障碍,则需切除后行旁路自体静脉或人工血管搭桥术。对肝内的动脉分支的肝动脉瘤,可行相应肝段(叶)的部分肝切除术,部分病例亦可在肝门处结扎供应动脉瘤的肝外血管。

近年来,随着介入设备和技术的提高,血管腔内治疗应用日益增多,主要治疗手段包括动脉栓塞和覆膜支架植入术。具有创伤小、恢复快的特点,尤其适用于高危、局部解剖困难的患者。

(五)预后

肝动脉瘤破裂的发生率为 20％～40％,其预后很大程度上取决于早期诊断和早期治疗。一旦破裂出血,病死率可达 35％,因此早期诊断和治疗极为重要。

四、肝静脉闭锁

肝静脉闭锁是指肝小叶静脉和肝小静脉支内皮肿胀、纤维化,从而引起管腔狭窄甚至闭塞,继而发生肝细胞萎缩、弥漫性肝纤维化,临床出现肝大、疼痛、腹水等,半数以上病人可以康复,20％的病人死于肝衰竭,少数病人发展为肝硬化门脉高压。

(一)病因及流行病学特点

1. 病因　某些生物毒素、化学药物等因素导致肝脏小静脉水肿、增厚,继而狭窄、闭塞,同时伴有肝内门静脉相应的病变。本病报道最多的主要是摄入含有有毒生物碱-野百合碱的草药而引起,如狗舌草、猪屎豆、天芥菜、土三七等,化学药物如尿烷、长春新碱、硫唑嘌呤等,也可由黄曲霉素、二甲基亚硝胺、放射治疗等所引起。

引起肝静脉闭锁的其他因素可能有:①砷剂、汞等有毒物质。②先天性或获得性免疫缺陷综合征。③雌激素等。

2. 流行病学特点　本病多发于牙买加、南美洲、印度及埃及。1953 年,Hill等报道了 150 例牙买加儿童的"浆液性肝病",翌年 Jellife 和 Bras 报道时使用了肝静脉闭锁这一名词,以后这一病名被世界各国所通用。有关本病的流行病学资料尚未见详尽报道。

(二)临床表现

1. 临床特征 该病的三大临床表现为黄疸、肝大和(或)右上腹痛,体重增加伴或不伴有腹水。与其他肝脏疾病相比无特异性,要明确诊断必须行肝活体组织检查。发病前多数病人可有胃肠道、呼吸道和全身症状,急性期起病急骤,上腹剧痛、腹胀、肝脏迅速增大、压痛、腹水,可伴有食欲减退、恶心、呕吐等症状,黄疸、下肢水肿较少见 往往有肝功能异常。亚急性期的特点是持久性的肝大,反复出现腹水;慢性期以门脉高压为主要表现,与其他类型的肝硬化相同。

2. 实验室及影像学检查 实验室检查和影像学检查无特征性,故对可疑病例 应仔细询问和分析病史,进行必要的辅助检查,最有决定意义的是腹腔镜直视下做肝组织活检,不但可靠,而且安全(可对取材部位观察出血情况,同时施以有效的止血)。但由于对本病的认识尚不够深入、广泛,加之患者和医生惧怕出血等并发症,能够实施此项检查很少。肝静脉和下腔静脉造影对本病的诊断价值有限,但可用于与布-加综合征的鉴别。

3. 病理结果 早期的病变发生在肝窦,包括肝小静脉内皮层的肿胀,微血栓引起的内皮层细胞的损伤,纤维沉积,肝窦扩张,肝细胞发生缺血和损伤,随之而来的是肝细胞的坏死。中期的特点包括肝窦胶原的沉积、小静脉壁的硬化,静脉内层胶原的进一步沉积。晚期是肝细胞的进一步坏死和静脉的闭塞。肝脏病理学的特点是:体积增大,毛细血管拉伸,实质被坏死组织和纤维取代。

(三)诊断及鉴别诊断

1. 诊断 肝静脉闭锁诊断困难,临床上遇到有上述典型表现的病人应仔细地寻找有关的病因或诱因,因本病肝组织病理有特征性表现,故诊断主要依赖于肝组织活检。

2. 鉴别诊断 最易与肝静脉闭锁混淆的是巴德-基亚里综合征(BCS),以下几点有助于鉴别:①两者病因不同。BCS 最常见的原因是血液凝固性增高,如外伤、脱水、妇女月经期、感染、腹部肿瘤和重体力劳动后等;而肝静脉闭锁与服用草药、灌木茶和草茶等含野百合碱的植物,接受放疗、化疗或免疫抑制药治疗有关。②BCS 的急性期虽也可有腹胀、肝区疼痛等症状,但很少有发热、呕吐和腹泻等伴随症状。急性期半数以上伴有下腔静脉高压综合征,如胸腹壁静脉怒张、下肢水肿、会阴部及下肢浅静脉曲张、足踝部溃疡形成等,而肝静脉闭锁则无。③下腔静脉、肝静脉造影可明确 BCS 时主肝静脉和下腔静脉的阻塞部位、程度、范围和侧支循环形成情况等,肝静脉闭锁则无阳性发现。④B 超可发现 BCS 时下腔静脉有无狭窄,闭塞、阻塞程度,有无血栓形成及肝内侧支形成,而肝静脉闭锁仅显示肝大,急性期透声性增强,慢性期回声增强、增粗,光点分布不均,网状回声增强,与 BCS 几无区别。⑤肝活检对 BCS 和肝静脉闭锁最有鉴别意义。BCS 时肝静脉内可有血栓形成,且多在主肝静脉出口部受累,肝静脉闭锁则无肝静脉血栓形成,病变主要累及中央静脉和小叶下静脉,且为水肿性狭窄或纤维性狭窄。

急性肝静脉闭锁还应与急性肝炎和急性重型肝炎相鉴别。

(四)治疗

对早期可疑病例,应及时停止接触、摄取和应用肝毒性物质。在急性期采用以下综合治疗方案:①支持疗法。急性期可采用极化液静脉滴注。②抗凝、祛聚疗法。小剂量肝素皮下注射,即每 12 小时皮下注射肝素 6 250U,持续 1 周,同时应用右旋糖酐 40（低分子右旋糖酐）静脉滴注,以改善肝、肺和肾脏的微循环。③腹水静脉回输。腹水量多且较顽固时,可出现腹腔间隔室综合征,应在血液净化中心的配合下,进行腹水超滤净化后静脉回输,以减少蛋白质的丢失,同时减少或避免腹腔间隔室综合征对心、肺、肝和肾功能产生不良影响。④防治感染。对并发感染者应用广谱抗生素。⑤间断吸氧。有条件者给予高压氧治疗,对重症病人更有裨益。它能促使消除循环系统中的低氧血症,减轻肝脏水肿,改善全身能量代谢过程,尤其是肝细胞线粒体的再生过程。⑥药物治疗。促进肝细胞再生药物有多种,如肝细胞生长因子(HGF)、高血糖素(胰高血糖素)-胰岛素(GI)、酚妥拉明等,可酌情应用。前两者有促进肝细胞再生的作用,而后者促进肝窦周围血管扩张,增加肝血流量,增加肝氧摄取率和利用率。

慢性期的肝脏发生硬化,出现门静脉高压综合征,可选适宜的门-体或门-肺分流术。对脾脏明显增大者做脾部分切除术,脾脏轻度或中度增大者,仅做脾动脉结扎术。但保留脾脏的手术仅在出现消化道出血需减压止血而做联合分流与断流时才附加实施的。对肝衰竭者可酌情行原位肝移植术。

(五)预后

急性肝静脉闭锁半数于 2～6 周恢复,20% 死于肝衰竭;慢性 HVOD 主要死于肝硬化门脉高压的并发症,如肝性脑病、继发性感染等 提高对本病的敏感度及早发现,积极采用综合治疗,可进一步提高治愈率,降低病死率或致残率。

(六)典型病例

1. 病历介绍 男,52 岁,农民,因"腹胀、乏力四月余",于 2000 年 8 月 8 日入院。入院前四月不慎跌伤后一直服用中药土三七治疗(每天 3g,煎服)。入院查体:面色晦暗,巩膜无黄染,浅表淋巴结未及,全腹软,肝肋下 3cm,质中,无压痛,移动性浊音(+),双下肢无水肿。初步诊断:腹水原因待查,结核性腹膜炎,肿瘤性腹水待排。

2. 入院后相关检查 入院后肝功能:白蛋白(A)32.3g/L、球蛋白(G)32.9g/L、丙氨酸氨基转移酶(ALT)98U/L、天冬氨酸氨基转移酶(AST)139U/L、总胆红素(TBIL)27μmol/L、直接胆红素(DBIL)14μmol/L、胆碱酯酶(CHE)3 057U/L、碱性磷酸酶(ALP)211U/L、γ-谷氨酰转肽酶(GGT)157U/L。腹水常规:黄色,微浑,李凡他试验(+),WBC 5×10^9/L,RBC 5.9×10^{12}/L;腹水生化:蛋白 58g/L,乳酸脱氢酶(LDH)80U/L,腺苷脱氨酶 5.4U/L;腹水培养:7d 无细菌生长;腹水找脱落细胞:未找到癌细胞。血肿瘤标志物:癌相关抗原(CA)125 367.25U/L。结核菌素试验(PPD):1:10 000(-),抗结核抗体:阴性。血吸虫酶标+循环抗原(-)。各型病毒性肝炎标志物:阴性。胸片示双侧胸膜改变。B 超示腹水,肝大(右肝斜径 18.2cm,门静脉宽 1.1cm),肝脏呈豹纹状改变,类似于 BCS,但下腔静脉、门静脉、肝静脉血流通畅,门静脉血流缓慢。心脏超声示二尖瓣、三尖瓣轻度反流,左室舒张功能减退。CT 示腹水,胰腺未见明显异常。胃镜:慢性浅表性胃炎伴胃体糜烂。结肠镜:结肠黏膜无特殊。为明确病因,于入院 1 个月后行肝穿刺活检,病理示肝内小静脉壁增厚,肝窦扩张,充满血细胞,肝组织肿胀变性,部分肝组织溶解坏死,伴少量急慢性炎细胞浸润。

3. 诊断 符合肝静脉闭锁诊断。

4. 治疗 给予护肝、利尿、降门静脉压等内科治疗,患者病情未缓解,肝功能恶化:A 21.2g/L、G 42.5g/L、ALT 43U/L、AST 96U/L、TBIL 62μmol/L、DBI:33μmol/L、CHE 1 914U/L、ALP 254U/L、GGT 179U/L。患者行原位肝移植,术中发现病肝明显肿大,呈紫灰色,质硬,边缘钝,淡黄色腹水约 7 000ml。手术顺利,术后 1 周 ALT、TBIL 等指标恢复正常,术后 45 天出院。

五、门静脉血栓形成

门静脉血栓形成(PT),是指发生于门静脉主干、肠系膜上静脉、肠系膜下静脉或脾静脉的血栓。PT 可造成门静脉阻塞,引起门静脉压力增高、肠管瘀血,是导致肝前性门静脉高压的一个重要原因。临床上该病并不少见,但易被忽视,若不及时治疗,可导致严重的后果而危及患者生命。

(一)病因

门静脉血栓形成的病因很复杂,主要有炎症性、肿瘤性、凝血功能障碍性、腹腔手术后、外伤性及原因不明性等。25%～30%的成人门静脉血栓病例继发于肝硬化,婴幼儿门静脉血栓多继发于先天性门静脉闭锁、脐静脉脓毒血症、阑尾炎等,PT 可分为原发性与继发性两种,原发性多与血液高凝状态有关。

(二)临床表现

1. 临床类型　PT 可发生于任何年龄,以儿童多见,幼年患者常伴门静脉海绵样变。在肝硬化或门静脉高压患者中发病率为 5%～10%,在肝细胞癌患者中发病率高达 30%,有报道门静脉高压由 PT 引起者占 7.8%。门静脉血栓形成因起病的急缓、闭塞程度及部位不同,临床表现差别较大。临床分型如下。

(1) 急性型:较少见,常发生于脾切除后,门-腔静脉吻合术吻合口处血栓形成,脾静脉血栓形成的延续,化脓性门静脉炎,腹部外伤。

(2) 慢性型:较常见,多数继发于凝血异常及门静脉血流淤滞。最常见男性肝硬化患者,肝细胞癌常为促发因素。

2. 临床特征

(1)肠系膜静脉血栓形成无特征性的临床表现,腹痛是最早出现的症状。腹痛多为局限性,少数为弥漫性。腹痛呈间歇性绞痛,但不剧烈。可持续较长时间,50%的病人有恶心和呕吐,少数患者有腹泻或便血,如突然产生完全性梗阻,可出现脐周剧烈疼痛呈阵发性,多伴有明显恶心、呕吐,有排气排便,此时查体无明显体征,即腹痛程度与腹部体征不一致,如病情进一步发展可出现肠坏死的表现,持续性腹痛,腹胀,便血,呕血、休克及腹膜刺激征等。腹穿可抽出血性腹水。

(2)脾静脉血栓形成表现为脾脏常迅速增大,脾区痛或发热。

(3)门静脉血栓形成的临床表现变化较大,当血栓缓慢形成,局限于肝外门静脉,且有机化,或侧支循环丰富,则无或仅有轻微的缺乏特异性的临床表现,常常被原发病掩盖,往往首先由放射科发现,急性或亚急性发展时,表现为中重度腹痛,或突发剧烈腹痛,脾大、顽固性腹水,严重者甚至出现肠坏死,消化道出血及肝性脑病等。临床上许多不明原因的脾切除术后发热与门静脉血栓形成有关,个别患者还可出现严重的腹腔感染和中毒性休克,其中20%～50%的患者因腹膜炎、肠切除和多脏器衰竭而死亡。门静脉血栓形成后偶见引起胆囊静脉曲张、直肠乙状结肠静脉曲张,肝坏死。

3. 实验室检查

(1)当肠坏死并发细菌感染时,白细胞增多,大便隐血阳性,肌酸磷酸激酶明显增高,甚至出现电解质紊乱和代谢性酸中毒;当合并消化道大出血时,可有贫血,原发性静脉血栓形成者抗凝血酶Ⅲ因子可降低或缺乏。脾切除术后的患者有时血小板明显增高。

(2)腹穿检查合并肠坏死时,可抽出血性腹水,镜检可见红细胞,隐血阳性。

4. 影像学检查

(1)腹部X线平片:合并肠坏死或麻痹性肠梗阻时,可见肠管扩张增粗伴气液平面。

(2)腹部B超:显示门静脉血栓形成的部位、大小、范围。主要发现门静脉主干、脾静脉残端内和肠系膜上静脉主干增宽,静脉内有异常回声,为实质性不规则性强光点或等回声光点。有门静脉海绵样变者,门静脉主干及分支消失,门静脉为小而不规则的管状结构所代替。

(3)彩色多普勒:门静脉、脾静脉或肠系膜上静脉内径增宽并探及实质性回声,血流变细,完全阻塞时血流信号消失,栓塞远侧静脉扩张。

(4)腹部CT:包括常规平扫及增强扫描(动脉期和静脉期),门静脉血栓的CT典型征象是门静脉腔内出现不强化低密度条状或块状病灶,并可见侧支静脉及异常肠段,正确率超过90%,同时可发现脾大或脾增厚。

(5)血管造影:直接或间接门静脉造影可显示血栓形成的位置、范围,诊断率为63%～91%。在门静脉或脾静脉血栓形成处显示造影剂的充盈缺损或完全不显影,梗阻远端和脾静脉扩张、迂曲、延长和移位。梗阻近段和肝内门静脉分支不见造影剂充盈。脾脏内有大量造影剂滞留。

(6)磁共振血管造影术:对于门静脉系统的评价不仅十分准确,还可以比超声、CT提供更多的有关侧支循环的信息。可以了解门静脉系统通畅性,血栓形成、曲张静脉,自发性分流等。敏感性和特异性极高。

(三)诊断及鉴别诊断

1. 诊断 本病临床表现不典型,诊断较困难。临床上常误诊为急性肠梗阻、胰腺炎、胆囊炎、原发性腹膜炎等。在以下不同情况下应考虑本病的诊断:腹痛、腹部脓肿,门静脉高压,上消化道出血等。

在临床诊治肝硬化门静脉高压的过程中,对于急性起病,不明原因的腹痛、腹胀、血样便,无明确原因的上消化道大出血或脾大,不明原因的麻痹性肠梗阻,合并有血液高凝状态,特别对于门静脉高压症断流术后的患者,应警惕并发门静脉系统血栓形成的可能,但确诊还要依靠彩色多普勒超声或 CT 检查,诊断困难者行磁共振血管成像、门静脉造影可做出诊断。

2. 鉴别诊断

(1)急性肠梗阻:表现为腹部膨隆,腹痛剧烈呈阵发性加剧,体检可见肠型或逆蠕动波,肠鸣音亢进呈气过水声或金属音调。麻痹性肠梗阻时,则肠鸣音减弱或消失。腹部 X 线透视或平片检查可见肠腔内有多个阶梯状液平,少数患者既往有腹部手术史。

(2)慢性胆囊炎:疼痛部位多位于右上腹,可放射至右侧背部和肩胛区,疼痛常在进食油腻食物后加重,B 超或 CT 等检查可确立诊断,有时可发现与胆囊结石并存,而胰腺的形态正常,胰管无扩张表现。但必须指出少数患者慢性胆囊炎,胆囊结石与慢性胰腺炎可同时存在。

(3)慢性胰腺炎:胰腺癌患者临床上所表现的上腹饱胀,隐痛、腹泻及消瘦等症状并非其特有,慢性胰腺炎患者同样存在上述症状,并且后者也可出现黄疸和肿块而酷似胰腺癌,故两者鉴别十分困难,但慢性胰腺炎一般病史较长,且有反复发作史,腹泻和消瘦症状仅在经历较长病程后才显著。胰腺癌病程较短,无反复发作史,消瘦则较早出现。胰腺炎时腹部 X 线平片可发现胰腺钙化点。B 超,CT 检查或胰腺肿块组织细胞学检查可确定诊断。

(四)治疗

1. 抗凝治疗 抗凝治疗为主要的治疗措施,对新近发生的血栓应做早期静脉肝素抗凝治疗,可使 80% 以上患者出现完全或广泛性再通,还可防止血凝块的播散,可短期防止肠道缺血,长期防止肝外门静脉高压,推荐口服抗凝药物治疗至少维持半年。抗凝治疗的推荐指征:①急性 PT(特别是肠系膜静脉血栓)。②近来进行门-体分流术的患者。③其他具有血栓形成临床表现的患者,特别是脾切除术后及高凝状态者。

2. 溶栓治疗　本病急性期可行溶栓治疗（包括局部或全身用药），有全身静脉溶栓药物（尿激酶）的应用可使门静脉主干再通的报告。近年来，由于介入水平的提高，局部用药更多，早期的门静脉血栓采用经皮经股静脉插管至肠系膜上动脉后置管，用微量泵尿激酶进行早期持续溶栓等对急性 PT 和新近发生的 PT 有效。

3. 介入及手术治疗　对于短时间内的急性门静脉血栓形成，尽早行门静脉切开取栓，这样可迅速降低门静脉的压力，同时也不改变门静脉的血流动力学。对于血栓形成时间较长，血栓出现机化，切开取栓或溶栓的效果差，可选择门奇断流或门腔分流术（脾-肾分流、近端脾-肝内门静脉分流等）。为解除门静脉梗阻，可行门静脉球囊扩张术及支架安置术；对于重度食管胃底静脉曲张的患者，在分流的基础上再进行门奇断流术，对于防止上消化道出血有很大帮助。对于血栓形成时间较长又不能进行分流或有手术禁忌证的患者，可采用食管胃底曲张静脉的硬化治疗。对于门静脉主干及其各大属支包括脾静脉和肠系膜上、下静脉均有血栓形成者，还可行全胃及食管远端大部切除术和贲门周围血管离断术，还有经腹直视下胃冠状静脉栓塞术的治疗。伴有严重肝功能损害，可考虑肝移植手术，以上这些治疗方法中以门静脉取栓、肠系膜上动脉置管溶栓的方法最为符合生理，但其疗效的好坏受血栓形成时间的影响[1]。

4. TIPS 治疗　自 1989 年经颈静脉肝内门腔静脉分流术（TIPS）这种介入放射学技术引入临床以来，已经成为控制门静脉高压出血、难治性腹水的一种治疗选择。近年，褚建国等报告对 16 例肝硬化患者门静脉及其属支血栓致门静脉主干及肝内分支完全闭塞病例，采用门静脉内带膜支架旁路术和经皮门静脉及其属支抽吸取栓子清除门静脉血栓的治疗，以控制静脉曲张出血和难治性腹水，13 例成功，取得了满意的临床效果。本法特别适合于肝硬化、门静脉高压，门静脉大量血栓所致的反复静脉曲张出血，曾行脾切除，外科门-腔静脉分流术后再出血患者的治疗。

5. 肠切除　主要针对肠系膜血栓形成患者有肠坏死时，坏死肠段及肠系膜切除是唯一的治疗方法，术后持续抗凝预防血栓再形成。

第七章 妊娠与肝脏疾病

一、妊娠期肝脏的主要生理性改变

肝脏是人体重要的代谢和防御器官,人体的能源物质糖、脂肪、蛋白质的合成及转化大部分在肝脏进行,需要的凝血因子和维生素也由肝脏产生;也是外来毒物、药物、机体代谢产物的转化、解毒和排出的重要场所。

妊娠期肝脏大小正常或轻度增大;相对于妊娠后全身血容量及心排出量的增加,肝脏的血流量不会有明显的增加,由于胎儿的分流肝脏血流反而有所下降;由于孕晚期孕妇的基础代谢率增加 15%～20%,肝脏存在营养的相对缺乏,易受各种病毒和毒素的侵害;妊娠晚期增大的子宫将肝脏挤向右后方,会使孕妇有右上腹不适感。

某些正常孕妇可有肝掌和蜘蛛痣,产后多消退;超声检查大致正常;组织学检查正常妊娠的肝脏与非孕期无明显差异;血清学检查妊娠早期血清白蛋白水平下降,随孕期进展,下降更明显,而血清 α_2-巨球蛋白、血浆铜蓝蛋白则略升高;血清胆固醇和三酰甘油在妊娠期显著升高;纤维蛋白原升高但凝血酶原时间无变化;碱性磷酸酶(ALP)在妊娠晚期升高,而丙氨酸氨基转移酶(ALT)和天冬氨酸氨基转移酶(AST)水平基本正常,γ-谷氨酰转肽酶(GGT)水平在妊娠后期轻度降低;总胆红素(TBIL)和游离胆红素在整个孕期持续低水平;空腹血清总胆汁酸(TBA)一般在正常范围。因此,当孕妇血清 ALT、AST、BIL 和空腹 TBA 升高时应进一步检查排除潜在病理性肝脏损害。

二、妊娠期肝脏疾病必需的基础检查

(一)症状和体征

黄疸;瘙痒(全身或无法定位)、疱疹;恶心或呕吐;上腹部或右季肋部疼痛;高血压;非糖尿病引起的多尿与烦渴。

(二)血液化验

肝功能检查(需包含蛋白、胆红素、肝酶);血糖、肌酐、电解质、尿酸;血液常规;凝血功能;肝炎病毒和巨细胞病毒血清指标。怀疑胆汁淤积时,需查血清总胆汁酸水平。

(三)尿液化验

蛋白尿和尿细菌学检查。

(四)超声检查

肝脏和胆道系统的超声检查。

三、妊娠期特发性肝病

妊娠期特发性肝病是指仅在妊娠期发生的肝病,主要包括妊娠剧吐、妊娠期肝内胆汁淤积症(ICP)、子痫前期导致的肝损害(包括 HELLP 综合征)、妊娠期急性脂肪肝(AFLP)等。

(一)妊娠剧吐

1. 概述与病理生理 孕早期约半数孕妇会出现恶心和呕吐,但一般症状较轻均能耐受,妊娠剧吐则是指少数孕妇发生比较顽固的、频繁的呕吐,不能进食,甚至发生体液失衡及代谢障碍等危及生命的并发症。妊娠剧吐的病因复杂,发病机制尚不清楚,可能与幽门螺杆菌感染、激素代谢等多种因素有关。此外,恐惧妊娠的初产妇,精神过度紧张、焦虑、经济条件差者易患妊娠剧吐,提示精神及社会因素对发病有影响。

2. 临床特点 多见于年轻初孕妇,停经 6 周左右出现恶心、呕吐、流涎,初以晨间为重,随病情进展呕吐频繁,由于不能进食导致脱水、电解质紊乱,营养摄入不足可致负氮平衡,血浆肌酐及尿素氮升高;因饥饿动用体内脂肪,使中间产物丙酮堆积引起代谢性酸中毒,患者体重减轻、面色苍白、疲乏无力、口唇干裂、皮肤干燥、尿量减少,甚至血压下降,但肝脏受累的情况较为少见,且为继发表现,如果出现肝脏受累,最显著的异常是转氨酶的升高,ALT 较 AST 升高更为明显,可高达 1 000IU/L,胆红素也可升高。如病情继续发展可发生视网膜出血、意识不清,甚至昏迷。

3. 诊断与鉴别诊断 此病临床表现典型,不难诊断。须与葡萄胎,以及可引起呕吐的疾病,如急性病毒性肝炎、胃肠炎、胰腺炎、胆管疾病、脑膜炎、脑肿瘤,以及幽门梗阻等相鉴别。

4. 治疗与母儿预后 应住院治疗并禁食,多数患者经短暂的胃肠道休息和输液后病情会恢复,每日补液量应不少于 3 000ml,尿量维持在 1 000ml 以上。除了补充维生素 B_6 外,推荐补充维生素 B_1,尤其是对呕吐数周的孕妇更重要,可预防韦尼克脑病的发生。肝功能异常者在呕吐缓解后多数好转,保肝可以选择还原型谷胱甘肽、甘草酸类药物。静脉给予糖皮质激素治疗妊娠剧吐一直存有争议,可在严重顽固性呕吐病例试用。经胃或十二指肠插管给予的肠道营养支持治疗有效,且优于肠外途径。一般治疗 2～3 天后病情多可好转,此时可试进少量流食,无不良反应后逐渐增加食量并适当调整补液量。出现下述情况需终止妊娠:体温持续高于 38℃,脉搏＞120 次/分;持续黄疸或蛋白尿;出现多发神经炎或神经性体征。此外,妊娠剧吐孕妇所分娩婴儿与未患妊娠剧吐者所生胎儿无明显差别。

5. 典型病例

(1)病历介绍:妊娠剧吐并发 Wernicke 脑病。患者 32 岁,孕 3 产 1,因宫内妊娠 14 周,恶心、呕吐 1 月余,加重伴精神恍惚、不能行走 5 天急诊入院。停经 53 天出现晨起恶心,检查诊断为早孕。此后恶心、呕吐逐渐加重,于当地医院补液对症治疗 1 月余未见好转。5 天前孕妇出现头痛、头晕、复视、精神恍惚,起初步态不稳继而发展成不能行走急转入院。自发病以来,无发热,无腹痛、腹泻,体重减轻 12kg。既往健康,4 年前足月顺产一女婴,健在,2 年前人工流产 1 次。

(2)入院查体:T 36.6℃,P 118 次/分,R 27 次/分,BP 93/70mmHg。身高 161cm,体重 43kg,发育正常,营养差,消瘦,慢性病容,轻度贫血貌,神志恍惚,表情淡漠,全身皮肤黏膜无黄染及出血点,浅表淋巴结无肿大,双侧眼球内收,颈软,无抵抗,气管居中,甲状腺无肿大,双肺呼吸音清,心率 118 次/分,律齐,各瓣膜区听诊未闻及病理性杂音,腹软无压痛,肝脾肋下未触及。脊柱活动,四肢无畸形,双下肢无水肿,四肢肌力差,不能行走,生理反射存在但较弱,病理反射未引出。子宫大小与孕周相符。

(3)实验室检查:血常规:Hb 121g/L,WBC $4.48×10^9$/L,N63%,PLT $297×10^9$/L;尿常规:pH 6.2,比重 1.016,尿蛋白(-),尿糖(-),酮体(+++),余正常;肝功能:总蛋白 56g/L,白蛋白 29g/L,球蛋白 27g/L,丙氨酸氨基转移酶 134U/L,天门冬氨酸氨基转移酶 113U/L,余正常;乙肝两对半均阴性;肾功能:BUN 4.9mmol/L,Cr 35.9μmol/L;电解质:Na^+ 133mmol/L,K^+ 2.5mmol/L,CL 98mmol/L,CO_2CP 16.3mmol/L,Ca^{2+} 1.9mmol/L,血磷 1.42mmol/L;血气分析:pH 7.379,PCO_2 39.3mmHg,PO_2 98.8mmHg,SO_2 99.1%,BE -1.3mmol/L,$STHCO_3$ 22.9mmol/L,BB 46.4mmol/L;心电图:窦性心动过速;产科超声:胎儿发育与孕周基本相符,未见畸形及其他异常。

(4)入院诊断:①宫内孕,孕 3 产 1,孕 14 周。②妊娠剧吐。③电解质紊乱。④酮症酸中毒。

(5)治疗情况:入院后给予补液、止吐等对症治疗,因低钾,每日补钾 6~8g,3 天后血钾恢复正常。但患者一般情况仍较差,心率逐渐增快高达 170 次/分,精神状态差,反应迟钝,双眼凝视,定向力差,记忆力明显减退,不认识家人,答非所问,且时而出现抽搐及浅昏迷。经强心对症治疗心率持续不降,查体未见明显脑出血及脑梗死体征,予以降颅压治疗病情仍无改善。头部磁共振检查提示:双侧丘脑对称性增高信号影,边缘模糊,中线结构无移位,各脑室池大小、形态和信号无异常。提请全院会诊,神经科检查患者双眼内收,查体不能合作,其他眼征未检出,四肢肌力差,肌腱反射弱,病理征阴性,考虑 Wernicke 脑病,建议给予维生素 B_1 100mg/d 肌内注射;心内科会诊检查指示患者心电图为窦性心动过速,无心衰表现,考虑当前患者脱水、血容量不足、低血钾,此前补液以晶体为主,细胞内钾浓度不足,建议增加胶体液,利于钾进入细胞内。此外,患者病程较长,不除外心肌损害,建议控制补液量,每日生理需要量加上 24 小时尿量即可,予以白蛋白、新鲜血及羧甲淀粉等 500~1 000ml;每日匀速补钾3~4g,每日补盐量为 4~5g;天冬氨酸钾镁 3g/d,分 3~4 次口服;治疗原发病的同时,应用 β 受体阻滞药,控制心率在 120~130 次/分,出现心衰先兆可应用强心药物。遵照会诊医嘱,治疗 5 天后患者逐渐清醒,能认识周围的人,并可少量进食,于床上活动,肌力仍较低,心率降至 125 次/分以下。但随后患者出现高热、咳嗽、咳痰,白细胞高达 $19.2×10^9$/L,N 93%,双肺底可闻及细小水泡音,心率 150 次/分。因患者长期卧床、营养不良、抵抗力差,考虑为坠积性肺炎,予以三代头孢菌素抗感染治疗后肺部感染好转。由于患者病情较重,用药种类多,患者和家属出于对母、儿健康安全的考虑坚决要求终止妊娠,遂选用水囊引产。分娩顺利,胎儿重315g,外观未见明显异带,产后出血不多,产后5天复查各项生化指标基本正常出院。出院时患者神志清楚,精神仍稍差,无头晕、复视,眼部检查较前改善,下肢肌力差仍不能走路。随访半年,除记忆力较差及语言稍少外,其他均恢复正常。

(6)出院诊断:①宫内孕18+5周,引产后。②妊娠剧吐并发Wernicke脑病。③电解质紊乱。④酮症酸中毒。⑤肺内感染。

(7)讨论:Wernicke脑病(WE)是由于维生素B_1缺乏造成的急性或亚急性的以中脑和下丘脑损害为主的疾病,表现为记忆力障碍、眼肌麻痹和共济失调,甚至意识障碍。常见于慢性酒精中毒及严重营养不良患者。妊娠剧吐并发此病临床少见,一旦发生则病情严重,临床常因诊断延误或治疗不当导致不良预后。对未及时治疗者,死亡率可高达50%以上。对于妊娠剧吐引起的Wernicke脑病,如能及时诊断,及时补充维生素B_1及对症治疗后,除记忆力及共济失调症状恢复较慢外尚可获得较好的预后。此外,此类患者的胚胎或胎儿多发生自然流产或死亡,有报道经积极治疗至足月分娩者,新生儿除体重较轻外,智力发育未见明显影响,因此认为对此类患者如胎儿存活可不必过早终止妊娠。但应关注此类患者孕早期多有较重且持续时间较长的酮症酸中毒,从优生的角度应慎重考虑继续妊娠。本例病情严重,但未发生流产及胎死宫内,引产后未见胎儿体表明显异常。

(二)妊娠期肝内胆汁淤积症

1. 概述与病理生理 妊娠期肝内胆汁淤积症(ICP)是一种严重的妊娠期并发症,是导致围产儿死亡率升高的主要原因之一。多发生在妊娠中晚期,极少数可早至妊娠12周,分娩后自行消失。发病率有明显的地域与种族差异,我国目前尚无确切的ICP流行病学资料,智利和玻利维亚发病率最高,为11.8%~27.7%,美国发病率为0.3%~5.6%,欧洲发病率为0.5%~1.5%。双胎妊娠妇女ICP更为常见。

ICP确切病因不明,可能与女性激素、遗传及环境因素有关,激素导致ICP的理由是:①临床研究发现,高雌激素水平的多胎妊娠发生率较单胎高6倍。②ICP仅在孕妇发生,产后迅速消失。③应用外源性避孕药的妇女发生胆汁淤积的表现与ICP相似。④在ICP患者中发现了与遗传相关的孕激素的代谢异常,导致了胆汁的排泄障碍。⑤口服天然黄体酮治疗先兆流产时,有遗传倾向的患者可能被诱发 ICP,因此有 ICP 病史的患者,应尽量避免黄体酮治疗。⑥环境因素及某些药物也可能与 ICP 的发生有关,如季节因素、硒缺乏、孕期使用镇静药等。

2. 临床特点　主要症状是皮肤瘙痒,以手掌和脚掌最重而后扩展至周身,昼轻夜重。多发生于 28～32 周,个别可早至 12 周,瘙痒常于分娩后一周内即消失。除了皮肤搔抓痕迹外,体格检查多无异常发现。约 20% 的患者出现黄疸,95% 分娩后 2 周内消失,少数持续 1 个月以上,有黄疸而无瘙痒的 ICP 罕见。出现黄疸的患者常伴发泌尿系感染,少有患者出现消化道症状。

3. 诊断与鉴别诊断　早期诊断主要依靠对 ICP 的重视,主要根据症状、体征及实验室检查。病史主要是孕前无肝炎病史,初产妇有 ICP 家族史,经产妇既往妊娠有皮肤瘙痒、黄疸史、早产、胎儿生长受限(FGR)或死胎史,或有口服避孕药发生瘙痒及黄疸史。血清胆汁酸升高,可能是 ICP 病例最先出现或唯一异常的实验室指标,可升高 10～100 倍,血清 ALT 和 AST 的升高也是肝细胞损害的敏感指标,但一般不超过正常值上限的 4 倍。血清胆汁酸和 ALT 在分娩后迅速下降,数周内复常。由于高浓度胆汁酸有收缩血管作用,可使胎盘血管痉挛,阻力增加,同时胆盐沉积可使绒毛间隙缩小,使胎盘血液灌注不足引起胎儿缺氧甚至死亡。凝血酶原时间除在一些合并黄疸的重症患者中,或在考来烯胺治疗的患者中出现异常外,其他患者一般正常。凝血酶原时间异常的原因是维生素 K 缺乏,分娩前给予治疗,可以有助于预防产科出血,促进母亲的顺利康复。ICP 一般无须肝活检进行诊断。

ICP 与病毒性肝炎胆汁酸增高的主要区别在于 ICP 患者病毒抗原阴性。

4. 治疗与母儿预后　目前尚无特异性治疗 ICP 的措施,一些综合性治疗可使母亲及新生儿受益;治疗的主要目的是缓解因胆盐潴留于皮肤深层而引起的瘙痒,恢复肝功能,降低血浆胆酸浓度,从而降低胎儿窘迫、早产、死胎的发生率;低脂、休息、适当镇静、皮肤局部涂抹含有薄荷醇的润肤霜、炉甘石洗剂一定程度上可以缓解瘙痒症状;地塞米松通过减少雌激素生成而减轻胆汁淤积,且可促胎肺成熟,12mg/d,共 7 天,后 3 天内减量到停药;最有效的药物是熊去氧胆酸(每日 15mg/kg)能缓解瘙痒、改善肝功能,有助于延长孕周,对母亲和婴儿均未见不良反应报道;但 S-腺苷蛋氨酸疗效存在争议;对于肝酶异常的患者可在降胆酸的基础上应用保肝药物,但不宜同时应用多种护肝药物,以免加重肝脏负担;产前应用维生素 K 可以减少产后出血的风险;中药茵陈汤、胆郁合剂亦可减少胆盐淤积;血浆置换可在重度黄疸的患者中考虑应用,不列入常规治疗。

ICP 对母亲的影响相对较小而对胎儿影响较大,主要是羊水胎粪污染、早产,胎儿窘迫、新生儿颅内出血率增加,以及无法预测的胎死宫内,发生率约1‰,胎儿突然死亡通常发生在妊娠最后一个月。

关于最佳的分娩时机,尚没有明确的临床研究证实。应综合考虑孕周、病情的严重程度、是否存在产科因素、既往有无死胎、死产和新生儿窒息、死亡的病史。总胆汁酸大于 $40\mu mol/L$ 时是预测围产不良结局的较好指标。英国皇家妇产科学院 2006 年的指南中指出,没有充分循证医学证据证实 ICP 患者在 37 周以前终止妊娠能改善不良围产结局,但足月后尽早终止妊娠可以避免继续待产可能出现的死胎。

胆汁淤积症患者长期预后良好,但再次妊娠时容易复发。

5. 典型病例

(1)主要病史:患者 34 岁,因宫内孕,孕 3 产 0,孕 28 周 5 天,全身皮肤瘙痒 2 周,皮肤、巩膜黄染 1 周入院。停经 40 余天出现恶心、呕吐、厌油食,检查诊断早孕,孕期系统产检,中期妊娠筛查未见异常。于入院前 2 周无诱因出现皮肤瘙痒,自手、脚掌及下肢开始后蔓延至全身皮肤,影响睡眠,心情烦躁。入院前 1 周出现巩膜及皮肤黄染伴食欲减退、周身乏力,尿呈茶色,大便颜色变淡,当地医院诊断肝脏疾病,静脉输入保肝药,外用止痒药,症状无明显好转遂转入某三甲医院就诊。

(2)入院查体:T36.3℃,P84 次/分,R19 次/分,血压 110/68mmHg,神清语明,表情痛苦,无贫血貌,全身皮肤、黏膜、巩膜黄染,无出血点,四肢及躯干可见抓痕,全身浅表淋巴结未触及,心肺检查无异常,中期妊娠腹型,肝脾肋下未触诊,四肢活动正常,双下肢无水肿。胎心率 142 次/分,可触及不规律宫缩。

(3)实验室检查:血常规:WBC 9.2×10^9/L,中性 85%,RBC4.8 $\times10^{12}$/L,Hb 96g/L,HCT 0.312,PLT 175×10^9/L;尿常规:尿比重 1.021,尿蛋白(-),尿潜血(++),尿胆红素(++);凝血功能:DD 1.01mg/L,PT 11.3,SPTT 26.5,FIB 4.32;生化:ALT 324U/L,ALT 226U/L,ALP 197U/L,TBIL 57μmol/L,DBIL 49mol/L,TBA 46.5μmol/L,TG 2.47mmol/L,TP 63.2g/L,ALB 33.9g/L;24 小时尿 E_3 14.25mg。B 超:胎儿大小与孕周符合,未见发育异常。心电图:大致正常心电图。

(4)入院诊断:①宫内孕 28+5 周,孕 3 产 0,头位,先兆早产?②妊娠期肝内胆汁淤积症。③贫血轻度。

(5)治疗情况:嘱患者左侧卧位,卧床休息,吸氧 1 次/日,每次 20 分钟,予以高蛋白、低脂饮食,监测胎动;地西泮(安定)2.5mg 晚睡前口服,熊去氧胆酸胶囊 500mg,q8h,口服;养血饮 10ml,q8h,口服;注射用还原型谷胱甘肽 1.8g+

0.9%氯化钠注射液 100ml，qd 静脉滴注；多烯磷脂酸胆碱注射液 465mg＋5%葡萄糖液 100ml，qd 静脉滴注；苦黄注射液 40ml＋10%葡萄糖 100ml，qd 静脉滴注；注射用丁二磺酸蛋氨酸 1 000mg＋10%葡萄糖 100ml，qd 静脉滴注；入院后第二天患者无腹痛，检查无宫缩。治疗期间监测血、尿常规、肝功能、肾功能、凝血功能，治疗 2 周复查：血常规：WBC 8.4×10⁹/L，中性 78%，RBC 4.8×10^{12}/L，Hb101g/L，HCT 0.3212，PLT 174×10⁹/L。尿常规：尿比重 1.023，尿蛋白（－），尿潜血（－），尿胆红素（＋）。FIB 4.32。肝功能：ALT 104U/L，AST 93U/L，ALP 109U/L，TBIL 29μmol/L，DBIL 23mol/L，TBA 26.7μmol/L，TG 2.53mmol/L，TP 61.4g/L，ALB 32.1g/L，余正常，体检患者皮肤、黏膜黄染明显减轻，全身瘙痒较入院时明显减轻，继续治疗 12 天后出院，追踪患者足月自然分娩，新生儿发育未见明显异常。

（6）讨论：妊娠期肝内胆汁淤积症（ICP）又称特发性妊娠黄疸，是一种以瘙痒和黄疸为特征的妊娠特发性疾病，占妊娠期黄疸的 1/5，发病率仅次于病毒性肝炎。主要表现为肝内阻塞性黄疸，有皮肤瘙痒，但消化道和全身症状轻，分娩后黄疸很快消退，预后良好，再次妊娠可复发，对母亲危害较小，对胎儿危害较大，易导致中晚期无诱因的胎死宫内。常有家族史，一般情况好，无肝炎症状，血清直接胆红素升高，但多在 85.5～137μmol/L（5～8mg/dl），呈阻塞性黄疸表现。肝酶正常或轻度升高，血清胆酸明显升高可达正常 10～100 倍。与其他肝脏疾病导致的肝损害无论从发病时间、临床症状以及实验室检查方面均不难鉴别。

（三）HELLP 综合征

1. 概述与病理生理 HELLP 综合征是孕期肝功能异常的最常见病因之一，是妊娠高血压疾病的严重并发症，也是导致围生期母儿死亡的主要原因之一。典型症状为全身不适，右上腹疼痛，体质量骤降，脉压增大。尚有部分 HELLP 综合征临床表现并不典型，可能无高血压也无蛋白尿，确诊主要依靠实验室检查。

HELLP 综合征的病因和发病机制尚未明了，可能有多种因素参与了该疾病的发生。目前，多倾向于认为是由于微血管内皮细胞受损害和血小板被激活所致。妊娠期高血压疾病全身小血管痉挛、组织缺血缺氧，血管内皮损伤，胶原组织暴露、血小板与之接触、黏附并被激活；前列环素（PGI₂）合成减少，与血小板激活所释放的血栓素（TXA₂）比值上升，使血管进一步痉挛、血小板聚集消耗增加；肝脏血管痉挛，肝窦内血流受阻肝细胞肿胀坏死、细胞内酶释放至肝酶升高;也可能与免疫、遗传、凝血因子突变等诱发肝损害有关。

2. 临床特点与诊断 HELLP 综合征的主要临床表现为溶血、肝酶升高和血小板减少。患者多为经产妇,平均发病年龄在 25 岁以上,出现症状时间多在 32～34 周,但其临床表现差异很大,恶心、呕吐及乏力较为常见,一半以上的患者表现为右上腹痛或剑突下疼痛,部分患者出现黄疸、产后大出血、胃肠道出血、牙龈出血、血尿等,疾病特点是病情先逐渐进展而后母儿情况突然恶化。常见并发症有 DIC、胎盘早剥、急性肾衰竭、肺水肿、肝被膜下出血及颅内出血。孕产妇病死率可达 24%,常见的围生儿并发症有胎儿生长受限、呼吸窘迫综合征、感染、动脉导管未闭、坏死性肠炎等,病死率可达 60%。

完全性 HELLP 的诊断标准:

(1)血管内溶血:外周血涂片见异形红细胞、球形红细胞,总胆红素 ≥20.5μmol/L,血清结合珠蛋白<250mg/L。

(2)肝酶升高:ALT≥40U/L 或 AST≥70U/L,LDH 升高。

(3)血小板计数<100×10⁹/L。

(4)部分性 HELLP:溶血、肝酶升高、血小板减少 3 项指标中任 1 项或任 2 项异常。

LDH 升高和血清结合珠蛋白降低是诊断 HELLP 的敏感指标,常在血清未结合胆红素升高和 Hb 降低前即出现。

HELLP 综合征应与血栓性疾病、血小板减少性紫癜、溶血性尿毒症性综合征、妊娠期急性脂肪肝等相鉴别。HELLP 与 AFLP 临床上有重叠,但组织学差异明显。

极少数子痫前期孕妇会发生肝脏包膜下血肿,如血肿破裂出血可引起休克甚至危及孕妇生命。对于腹痛孕妇应格外注意肝区症状。辅助诊断可以考虑超声、CT 或 MRI,但 CT 或 MRI 则更具优势。

3. 治疗与母儿预后

(1)基础治疗:首先要控制子痫前期,在严密监测血压,正确评估病情的原则下,应用硫酸镁解痉,肼屈嗪等稳定血压,必要时右旋糖酐扩容、呋塞米利尿,及时补充血制品、改善凝血功能非常重要,可选用新鲜冰冻血浆、冷沉淀、血小板、浓缩红细胞等,必要时输注白蛋白、凝血酶等。患者必须住院治疗,重症者考虑转至 ICU 病房。

(2)视情况输注血小板和使用肾上腺皮质激素:因血小板消耗快,对于血小板计数>50×10⁹/L 且不存在过度失血和血小板功能异常时,不建议预防性输注血小板。当血小板计数<20×10^9/L，强烈建议在阴道分娩或剖宫产术前输注血小板。

糖皮质激素可以降低血管内皮损伤程度，增加肝内血流，减少肝细胞坏死，促进胎儿肺成熟，大剂量地塞米松还可改善产后 HELLP 的实验室指标，当血小板计数<50×10^9/L 时可用地塞米松 10mg，每 12 小时静脉注射 1 次，共 2 次，继而 6mg 每 6～12 小时 1 次，共 2 次，若病情重则每次剂量加倍。亦可选用倍他米松、氢化可的松、甲泼尼龙等。

（3）适时终止妊娠

①终止妊娠时机。尽早诊断并及时终止妊娠是治愈 HELLP 综合征的根本措施，HELLP 患者应在积极治疗后尽快终止妊娠，病情常在分娩后开始缓解，只有当胎儿不成熟或母胎病情稳定的情况下方可在三级医疗机构进行期待治疗。

②终止妊娠方式。多数学者主张剖宫产，尤其对宫颈条件不成熟、短时间不能经阴道分娩或胎儿窘迫者，必要时术中果断切除子宫有利于病情恢复，术后放置腹腔引流管。阴道分娩仅限于宫颈条件成熟者，但必须加强母儿监护，一旦病情加重需立即剖宫产终止妊娠。

③麻醉方式。血小板计数>70×10^9/L，如无凝血功能障碍和进行性血小板计数下降，首选区域麻醉。

④产后 HELLP。HELLP 大多数产后较快恢复，个别病例在分娩后发生，治疗与产前相同，但对于妊高征的控制应更为积极，同时可给予大剂量激素并输注血小板；目前尚无证据表明血浆置换或血液透析在 HELLP 综合征治疗中的价值。HELLP 综合征母亲预后一般良好，病死率为 1.1%。对胎儿的主要风险是早产。长期随访结果表明，孕妇再次妊娠时产科并发症风险增加，但无再次发生 HELLP 综合征的倾向。

对包裹性肝被膜下血肿可保守治疗，一旦血肿破裂，应给予输血、介入治疗或手术治疗，这类患者应交由肝脏外科处理。

4. 典型病例

（1）主要病史：患者 30 岁，因宫内孕，G_3P_1，停经 30 周 2 天，憋气、心悸 4 天，加重 1 天入院。平素月经规律，无明显恶心、呕吐等早孕反应。孕期未按规定产检。孕 3 个月左右无诱因出现头痛头晕，无眼花，于当地医院门诊测血压 160/100mmHg，未治疗，休息一天后症状消失，血压恢复正常。孕 24 周查 OGTT 确诊为"妊娠期糖尿病"，饮食控制血糖，但未系统监测。入院前 4 天无诱因出现憋气、心悸，偶感头晕，无头痛、眼花，于家中休息未就诊。入院前 1 天自觉头晕、头痛、胸闷等症状加重,入某民营医院门诊检查,测血压 180/120mmHg,尿蛋白(＋＋＋),收入院治疗,给予硫酸镁解痉、拉贝洛尔控制血压、呋塞米等对症治疗,病情无明显缓解,随即转入某三甲医院。入院前 20 天内体重增加约 10 千克。既往体健,无肾病、高血压、心脏病及糖尿病等慢性病史及家族史,无肝炎、结核等传染病史。再婚,爱人体健,6 年前足月顺产一女活婴,女婴体重4 010g,自述第一胎孕 8 个月时曾有血压高的情况,但未系统诊治,3 年前人工流产 1 次。

(2)入院查体:T36.4℃,P114 次/分,R26 次/分,血压 170/150mmHg,痛苦面容,半卧位。神志清,眼睑及全身水肿,皮肤黏膜无黄染及出血点,口唇发绀,咽无充血,扁桃体无肿大,颈软,气管居中,甲状腺不大,颈静脉无明显怒张。呼吸急促,双肺呼吸音粗,可闻及干、湿啰音,心界稍增大,心率 114 次/分,律齐,各瓣膜听诊区未闻及病理性杂音,妊娠腹型,肝脾触诊不满意,双下肢水肿(＋＋＋),对称。胎心监护提示基线平直,NST(－),FHR166 次/分。超声检查:胎儿如孕 29 周,估计胎儿体重 1 300g。

(3)实验室检查:血常规:WBC 27×10⁹/L,Hb 85g/L,RBC 3.18 ×10¹²/L,PLT 72×10⁹/L;凝血功能:DD 1.33mg/L,PT 10.3,APTT 26.5;生化:ALT 124U/L,AST 126U/L,LDH 517U/L,血糖 5.6mmol/L,血 Ca^{2+} 1.71mmol/L,K^+ 3.1mmol/L,TP 43.7g/L,ALB 26.9g/L;尿常规:尿蛋白(＋＋＋),尿隐血(＋＋＋),尿比重 1.020;血气分析提示:PO_2 57.4mmHg,PCO_2 33.5mmHg,SO_2 95%。眼底检查:提示视网膜血管硬化;彩超:BPD 8.0,羊水指数 13.7,腹腔可探及游离液体,深度约 5.6cm;超声心动:左房左室增大,二尖瓣轻度反流。

(4)入院诊断:①重度子痫前期-早发型。②宫内孕 30⁺² 周,G_3P_1,待产。③HELLP 综合征。④急性左心衰合并心功能Ⅲ级。⑤妊娠糖尿病(GDM)。⑥肺水肿。⑦严重低蛋白血症合并腹水。⑧低氧血症。⑨胎儿宫内窘迫。⑩电解质紊乱(低钙、低钾血症)。

(5)治疗经过:左侧卧位,吸氧,硫酸镁 5g 静推,即以 1～2g/h 持续静脉泵加入解痉治疗,冬眠Ⅰ号半量静脉注射镇静,呋塞米 20mg 静脉注射利尿,甘露醇 250ml 降颅压,硝酸甘油 5～6ml/h 泵入、硝苯地平 10mg 口服降压,地塞米松 10mg 加入静脉注射促胎肺成熟并纠正血小板减少,10%葡萄糖酸钙静脉注射纠正低钙血症,白蛋白 10g 纠正低蛋白血症,10%氯化钾 10ml 加入静脉注射纠正低钾血症,动态监测血常规、尿常规、血生化、血气、凝血及乳酸脱氢酶(LDH)等变化,经治疗后患者自觉症状较前有所改善,LDH 由 517U/L 降至

323U/L,考虑子痫前期重度、HELLP 综合征心衰暂时纠正,病情有所控制,与家属交代应立即剖宫产终止妊娠,但家属坚决拒绝,要求继续保胎暂缓手术。2天后患者再次出现胸闷、憋气、端坐呼吸、水肿加重、尿少,予以呋塞米后出入量仍严重不平衡,PLT 降至 62×10^9/L,LDH 升至 559U/L,血钙降至 1.53mmol/L,BP 波动在 170~185/115~120mmHg,考虑患者病情加重,组织全院会诊,决定立即剖宫产终止妊娠,早产新生儿转入新生儿科救治。

　　入手术室后呼吸困难继续加重,心率达 140 次/分,请心内科医生协助抢救,改用硝普钠泵入调节血压,术中以头高脚低左侧卧位,毛花苷 C 强心等对症治疗,血氧饱和度一度降至 90%,加大面罩吸氧,立即手术,见腹壁明显水肿,淡黄色腹水约 1500ml,羊水约 400ml,Ⅰ度污染,娩出一男婴,体重 1200g,轻度窒息,经抢救后转入新生儿科。胎盘剥离面约 2cm×2cm 范围有凝血块压迹,考虑胎盘早剥,程度较轻,术中子宫收缩稍差,予以缩宫素 20 单位宫壁注射 20 单位加入静脉滴注后宫缩好转,出血约 460ml,手术过程顺利,术后患者安返病房,BP 150/100mmHg,P 110 次/分,R 20 次/分,血氧饱和度98% ,子宫收缩良好,尿管通畅,量约 150ml,色清。术后继续动态监测动脉血气、生化、凝血、肝肾功能、血糖、心肌酶、电解质等生化指标,持续 25%硫酸镁 20g 静脉泵入 48小时,硝普钠降压,补充白蛋白 20g,同时利尿、纠正贫血、纠正电解质紊乱,继续地塞米松纠正 HELLP 综合征,严密监测病情变化。术后 6 天,患者自觉症状基本消失,各项生化指标逐渐好转,术后 9 天治愈出院。

　　(6)出院诊断:①重度子痫前期-早发型;②孕 30^{+2} 周,3/2,左枕前(LOA),剖宫产分娩。③HELLP 综合征。④急性左心衰合并心功能Ⅲ级。⑤妊娠糖尿病(GDM)。⑥急性肺水肿。⑦严重低蛋白血症合并腹水。⑧低氧血症。⑨胎儿宫内窘迫。

　　(7)讨论:HELLP 综合征的发病率虽不高,但临床症状和体征常不典型,目前有些不完全性 HELLP 并非都出现典型的三联征,易造成漏诊或误诊,导致母婴围生期病死率增高,因此对于妊娠高血压的孕妇在妊娠中晚期出现血小板减少,凝血功能异常时应引起高度重视并关注 LDH 等结果,及早做出诊断,积极纠正凝血功能障碍,及时终止妊娠,可极大降低孕产妇死亡率。本病例因孕妇同时并发了急性左心衰因而选择剖宫产终止妊娠,产后密切监护及对症处理,故预后良好。

(四)妊娠期急性脂肪肝

1. 概述与病理生理　　妊娠期急性脂肪肝(AFLP)是妊娠期特发而且致死

性的严重并发症,也是造成孕期急性肝衰竭的原因之一。发病率估计为 1/7 000～20 000。AFLP 可以发生在任何一次妊娠。多胎较单胎多见。由于此病的确切病因尚不清楚,至今还无有效的治疗方法,此病发病急、病情凶险,如不能及时诊断常会陷入窘境,因此尽早诊断、迅速及时的终止妊娠并施以有力的多学科协作是取得母儿良好预后的关键。

2. 临床特点与诊断 通常 AFLP 发生在晚期妊娠的 32～38 周,也有孕 22 周或 26 周发生 AFLP 的病例报道,没有分娩后发病的病例,但有分娩后才做出诊断的病例。AFLP 的临床表现形式变化很大,临床表现和实验室检查无特异性,早期可以没有任何症状,最常见的是恶心或呕吐、腹痛(尤其上腹部)、食欲缺乏、黄疸。多数患者会出现黄疸,很少有瘙痒,约 5％的 AFLP 患者出现多饮多尿,一些患者可以出现腹水、扑翼样震颤、脑病和昏迷。约 50％的患者可出现子痫前期的症状,高血压或蛋白尿,另有少数病人表现为胰腺炎,尚有并发妊娠期肝内胆汁淤积症(ICP)者,因急性凝血机制障碍可出现致命性胃肠道和生殖器官出血。

血清学检查可见转氨酶升高,但通常不会高于急性病毒性肝炎。几乎所有病例均有胆红素升高,可出现低血糖、凝血酶原时间延长、纤维蛋白原水平降低等。血小板减少可为 AFLP 最突出的实验室检查结果,因此在妊娠晚期如果出现血小板减少症,需考虑到 AFLP 的可能,应迅速完善肝功能检查。肾功能异常和高尿酸血症常见,亦有出现短暂性尿崩症。肝脏超声的诊断率仅为 25％～50％,CT 检查诊断率 45％～50％,MRI 为 0,影像专家的经验可以提高 AFLP 的诊断率。

肝活检是确诊 AFLP 最可靠的方法,对于一些非典型病例,肝活检的诊断价值是不可取代的。特征性图像是肝细胞内微泡型脂肪浸润,肿胀。组织学表现并非都很明显,也有的 AFLP 病例被误诊为肝炎。因本病急、重、凶险,多数患者来不及做肝活检,一旦出现 DIC 时,更不能强调辅助检查而推迟终止妊娠的时机,对于重症病例,根据临床表现和常规生化检测亦可做出诊断。需要鉴别的疾病主要有 ICP、急性病毒性肝炎、先兆子痫、HELLP 综合征等,但这几个疾病之间存在临床症状及实验室检查方面的交叉,终止妊娠是共同治疗的唯一手段。

3. 治疗与母儿预后 妊娠急性脂肪肝必须按产科急症对待,病变不会在分娩前消失,因此 AFLP 首要治疗措施就是尽快终止妊娠,否则将会出现顽固性产后出血、胎死宫内等严重产科并发症。注意预防 DIC 导致的消化道出血,监测血糖水平,如发现低血糖应连续静脉滴注葡萄糖。部分重症患者分娩后病情仍在持续,及时进行肝移植会增加生存机会但较难做到,早期诊断、尽早终止妊娠依然是 AFLP 患者最有效的治疗方法。

分娩方式的选择视具体情况决定。对病情严重的患者剖宫产有一定风险，必须考虑在纠正凝血障碍，尤其是补充血小板后紧急剖宫产；倘若病情较轻，孕妇临产、无胎儿窘迫现象，在对母儿进行密切监护下，可尝试阴道分娩。

大约 40 年以前，AFLP 的病死率高达 90%。近年来，随着尽早终止妊娠、对重症患者监护技术的进步及对轻症患者检出率的增加，母亲的预后已大为改观，全球病死率低于 10%。大部分患者分娩后能完全康复，不留后遗症。罕有出现长期持续深度昏迷、神经垂体功能不足的病例。AFLP 在下次妊娠中可能复发，因此再次妊娠需加强围生期监护。尽早终止妊娠大大改善了胎儿的预后，活产婴儿的预后良好。

4. 典型病例

(1)主要病史：患者 28 岁，已婚，G_4P_0，因妊娠 36 周，无明显诱因恶心、呕吐、乏力 1 周伴上腹胀痛，尿黄入院。孕期正规产检，早中期无异常，乙肝两对半检查 HBsAb(+)，余均(−)。既往体健，无肝炎、结核等传染病史及接触史。近 4 年内共行 3 次人工流产术。

(2)入院查体：T 36.8℃，P86 次/分，BP 125/81mmHg，神志清，皮肤、巩膜轻度黄染，心肺听诊无异常，妊娠腹型，肝脾肋下未及，右上腹轻度压痛，宫底位于剑突下四横指，胎心波动在 116～156 次/分，胎心监护提示持续晚期减速。

超声检查胎儿大小与孕周相符，胎盘前壁，Ⅱ级，羊水指数 7.6cm。

(3)实验室检查：白细胞 $10.3×10^9$/L，中性粒细胞 0.79，血红蛋白 124g/L，血小板 $158×10^9$/L，尿蛋白(+++)，尿胆原(+)，尿胆红素(+)；丙氨酸氨基转移酶 508.3U/L、总胆红素 $35.9\mu mol$/L、总蛋白 68.7g/L，白蛋白 32.79g/L，肌酐 $136\mu mol$/L，尿酸 560mmol/L，凝血功能基本在正常范围。

(4)入院诊断：①G_4P_0，宫内孕，孕 36 周，左前枕位(LOA)。②羊水偏少。③妊娠合并肝损害。④胎儿宫内窘迫。

(5)治疗经过：因入院时胎心监护连续出现晚期减速，立即在硬膜外麻醉下行剖宫产术，术中见羊水Ⅲ度污染，娩出一男活婴，体重 2860g，Apgar 评分 1 分钟 6 分，5 分钟 9 分，经抢救送入新生儿科。术中子宫收缩欠佳，出血较多，予以按摩子宫，给予缩宫素及卡前列腺素氨丁三醇(欣母沛)后子宫收缩好转，共出血约 1100ml，输红细胞 400ml，血浆 400ml。术后患者进行性黄疸加深，迅速出现肝肾衰竭表现，少尿至无尿，凝血功能障碍，以及心衰，全身水肿，肝性脑病一期，不能正确对答及计算，肝浊音界明显缩小，腹部压痛及反跳痛，移动性浊音

（＋）。化验：白细胞 $25.9 \times 10^9/L$，中性粒细胞 0.88，血红蛋白 42g/L，血小板 $59 \times 10^9/L$；尿蛋白（＋＋＋），尿胆原（＋），尿胆红素（＋）；血液生化：丙氨酸氨基转移酶 35.4U/L，总胆红素 $478.2\mu mol/L$，直接胆红素 $256.2\mu mol/L$，总蛋白 50.7g/L，白蛋白 25.9g/L，球蛋白 24.8g/L，尿素氮 13.6mmol/L，肌酐 $448\mu mol/L$，尿酸 587mmol/L，乳酸脱氢酶 796U/L，血糖 3.8mmol/L；电解质：K^+ 5.52mmol/L，Na^+ 137mmol/L，CL 109mmol/L；凝血功能检查：3P 实验（＋），纤维蛋白原降解产物（＋），D-二聚体 23.8mg/L，纤维蛋白原 1.38g/L，PT、APTT 均延长；乙型肝炎病毒标志物检查：HBsAb（＋），其余均（－），丙肝抗体及甲、戊肝抗体均（－）；B 超提示肝区有弥散的密度增高，呈雪花状，强度不均。

组织全院会诊，明确诊断为妊娠期急性脂肪肝，行特护，血液透析每天 1 次，毛花苷 C 强心，补充凝血因子、纤维蛋白原、血小板、红细胞悬液，奥美拉唑防治应激性溃疡出血，肝细胞生长因子、肝得健等保肝，苦黄、思美泰退黄疸，胸腺肽加强免疫功能，头孢曲松、泰能抗感染，以及白蛋白、新鲜冰冻血浆等支持及对症治疗，术后 38 天治愈出院。

（6）讨论：AFLP 是发生在妊娠晚期的一种严重并发症，起病急，病情凶险，其主要病变为肝脏脂肪变性，常伴有多种肝外并发症。AFLP 抢救成功主要依赖几个方面。

①提高对 AFLP 的认识。临床上保持对本病高度的警惕，是抢救成功的前提。由于 AFLP 起病急骤，易与妊娠合并急性重型肝炎及妊娠高血压疾病相混淆，往往在医师忙于诊断鉴别的过程中，病情已经急转直下，出现难以逆转的多脏器衰竭。本例妊娠晚期出现突发、无诱因的恶心、呕吐、乏力、黄疸及上腹胀痛，因胎儿窘迫行剖宫产术后迅速出现肝衰竭表现，及时进行实验室及肝脏超声检查和全院会诊明确了 AFLP 的临床诊断，及时予以正确处理，使预后良好。

②及早终止妊娠。在肝外病变出现之前终止妊娠是抢救成功的关键，尽管本病确切病因不明，但的确是妊娠期特发性，并且迄今为止尚无产前康复的病例，因此尽早结束妊娠，以中断对肝脏的进一步损害，方可能有治疗的转机。本病例由于入院时出现胎儿宫内窘迫急诊行剖宫产终止妊娠，分娩后出现严重肝外并发症，虽然病情非常凶险，但客观上为抢救创造了有利条件，结局良好。因本病多发生于近足月妊娠，结束妊娠对胎儿影响不大，因此尽管无法确诊，但临床高度怀疑 AFLP 时，建议尽快终止妊娠，不至于导致严重不良的预后。至于终止妊娠的方式目前尚不一致，如果宫颈条件差，短期不能经阴道分娩者应行剖宫产结束分娩，术中可采取局麻或硬膜外麻醉，尽量不用全麻以免加重肝损害。

③积极有效的综合及对症治疗。多学科密切合作，是 AFLP 抢救成功的有效措施，如血液透析，新鲜冻干血浆和白蛋白，保肝降酶退黄，控制感染，纠正水电解质平衡等，本例予以血液透析后病情出现了根本性好转。

④关于肝穿刺活检。虽然有利于确诊，但因 AFLP 患者病情进展常非常迅速，且多伴发凝血功能障碍及血小板减少，临床实施有困难及风险，因此在病情较重的情况下不必强求肝穿，以免加重病情，延误抢救时机。同时应注意严重肝损害时脂肪代谢能力下降导致心肌储备能力减弱，此时补液过量易造成心肾衰竭，使治疗更加棘手。

总之，要取得 AFLP 的良好预后，关键在于早诊早治，AFLP 为可逆性，再次妊娠无复发。

四、妊娠合并慢性肝病

在我国，妊娠合并肝炎是孕产妇死亡的主要原因之一。肝炎的病因很多，主要以病毒性肝炎为主，目前明确的肝炎病毒类型有甲、乙、丙、丁、戊、庚，以及输血传播病毒。妊娠的任何时期都可能感染肝炎病毒，以妊娠晚期发病率较高，这一特殊的生理时期感染会使肝炎病情复杂化，也会对孕妇及胎儿产生一定的影响。我国是乙肝的发病大国，约有 9 000 多万人感染过乙肝，病人就有大约 2 000 多万，其中因母婴垂直传播感染者占 40%～50%，这部分病人也是日后发展成为肝硬化、肝癌的主要人群。慢性肝炎病人一旦怀孕也将导致病情的复杂化，治疗也变得棘手。当然，大多数有严重肝病的患者已非育龄妇女，或者由于肝病导致停止排卵而无法受孕。不过，患有严重肝病的妇女一旦怀孕，此时临床矛盾就很突出。事实上，多数合并轻中度慢性肝病的年轻妇女能够顺利完成妊娠分娩而没有特殊风险。但是，仍然存在肝病对妊娠的影响及治疗对胎儿的影响等问题。因此，认识常见慢性肝病与妊娠的关系，以及孕期密切监测肝脏功能是必要的，这需要产科与肝病科医师的通力合作。

(一)慢性乙型肝炎

一般来说，慢性乙肝病毒（HBV）携带者能够耐受妊娠；围生期出现病毒活动或病情恶化只是少数。慢性 HBV 孕妇最大的问题是病毒存在母婴之间的垂直传播，包括宫内传播、产时传播、产后接触传播等。由于胎盘对于乙肝病毒具有良好的屏障作用，且随着乙肝孕妇新生儿出生时 HBIG 及 HBs-Ac 的规范使用，已使母婴垂直传播减少 90% 以上。一直以来，学术界公认产时传播是乙肝病毒母婴传播的主要途径(资料显示占 40%~60%),宫内感染 HBV 少见,但对于母亲 HBeAg 阳性或者外周血检测到高水平的 HBV-DNA,胎儿在出生时则容易被感染,也有些外周血检测不到病毒的母亲,也发生了 HBV 的垂直传播,提示 HBV 垂直传播还存在更为复杂的机制,不单纯是分娩时胎儿和母体体液及血液的接触。因此,推荐对所有孕妇进行乙型肝炎病毒表面抗原的筛查,因血清含有高水平 HBV DNA 的前 C 区突变孕妇所生婴儿,在生后 2~4 个月期间有出现暴发性乙型肝炎的风险。所以,所有 HBsAg 阳性母亲无论 HBe 状态如何,均应给予乙肝免疫球蛋白和疫苗联合免疫。由于 HBV DNA 水平非常高的孕妇(7 log10 拷贝/ml),尽管给婴儿实施了联合免疫预防,仍有部分发生了 HBV 的垂直传播,因此推测可能存在宫内的感染,尽管常规生后阻断措施逐步完善,但对于我国人口众多、人口基数巨大的现状,HBV 宫内传播应更加受到重视。对于这类孕妇,在妊娠 28 周后给予替比夫定或拉米夫定治疗能够有效降低 HBV DNA 水平,从而减少 HBV 传播的风险。HBsAg 阳性母亲在新生儿给予联合免疫后可以自愿选择喂养方式,但对于分娩前仍处于较高病毒载量的孕妇,其喂养方式的选择仍应慎重。孕期应用替比夫定或拉米夫定的母亲则最好选择人工喂养。

典型病例

(1)主要病史:患者 28 岁,已婚,G_1P_0,因停经为 36 周 5 天,进行性黄疸,食欲下降,腹胀并乏力 2 周入院。患者早孕反应较重,恶心、呕吐、不能进食,持续 2 个月后自行消失,孕早、中期无异常。此次发病后曾在当地医院就诊但未予系统治疗。既往体健,有乙肝接触史,1 年前其母因慢性乙型肝炎肝硬化去世。

(2)入院查体:T 37℃,P 120 次/分,R 20 次/分,BP 130/80mmHg。精神欠佳,全身皮肤、巩膜重度黄染,未见肝掌及蜘蛛痣,无出血点。心肺检查无异常。足月妊娠腹型,肝脾触诊不满意,无肾区叩击痛,移动性浊音(±),双下肢水肿(+)。胎心率 154 次/分,估计胎儿体重 2 700g 左右。

(3)实验室检查:血常规:Hb 122g/L,WBC $5.9×10^9$/L,PLT $114×10^9$/L;凝血酶原时间 24.7 秒,尿比重 1.020,尿蛋白(+),尿胆红素(+++);尿镜检 WBC 2~3 个/HP,RBC 偶见/HP;肝功能:总蛋白 62g/L,白蛋白 25g/L,球蛋白 37g/L,丙氨酸氨基转移酶 160U/L,总胆红素 272.8μmol/L,胆汁酸 25.2μmol/L。肝炎免疫学检查:HBsAg(+),HBsAb(-),HBeAg(+),HBeAb(-),HBcAb-IgM(+),HBcAb-IgG(+)。肾功能均在正常范围。产科超声:胎儿头位,大小与孕周相符,胎盘 II 级,羊水指数 12.5cm,S/D 2.14。

(4)入院诊断:①宫内孕,孕 1 产 0,孕为 36 周 3 天。②左前枕位(LOA)。

③妊娠合并病毒性肝炎乙型重症。④低蛋白血症。

(5)治疗情况:入院后行床边隔离,卧床休息,保肝对症治疗,给予10%葡萄糖注射液500ml+ATP 20mg+辅酶A 100U,每日1次静脉滴注,同时维生素K 140mg静脉滴注;白蛋白10g每日1次静脉滴注,纠正低蛋白血症。住院第三天,患者诉胎动少,行NST检查,胎心率基线110次/分左右,NST无反应型,吸氧30分钟后复查NST仍为无反应型,考虑患者为重症肝炎,短时间内不能治愈,胎儿已成熟,存在胎儿宫内窘迫,充分术前准备,在局麻下行剖宫产术。术中见金黄色腹水约400ml,破膜见羊水黄绿色,Ⅱ度污染,新生儿Apgar评分1分钟8分,5分钟10分,体重2 620g,术中子宫收缩差,出血较多,分别于静脉及子宫肌壁注射缩宫素20U,宫体肌壁注射欣母沛250μg后仍有活动出血,输卡络磺钠80mg,凝血酶原复合物400U,纤维蛋白原2g,新鲜血400ml,血浆200ml后子宫收缩好转,出血减少,创面及宫腔无活动性出血后关腹。术中出血约950ml。术后继续抗感染及保肝等对症治疗。新生儿股静脉血检测HbsAg(-),肝功能正常。患者术后33天肝功能恢复正常出院。

(6)出院诊断:①宫内孕,G_1P_1,孕为36周6天,左前枕位(LOA),剖宫产分娩。②产后出血。③早产儿。④胎儿宫内窘迫。⑤妊娠合并病毒性肝炎乙型重症。⑥低蛋白血症。

(7)讨论:乙型肝炎是一种全球性传染病,严重危害人类健康,我国属乙肝高发区,乙肝病毒感染者近9 000万,患者约2 000万。由于孕期新陈代谢及营养消耗明显增加,加之胎儿的代谢和解毒需依赖母体肝脏来完成,更加重母亲肝脏负担。孕期感染乙肝,不仅影响母婴的身体健康,更可能导致乙肝的母婴垂直转播。病毒性肝炎患者一旦妊娠易使病情加重,尤其在妊娠晚期急性发病者,若合并妊娠高血压疾病,更加重肝脏损害,发生急性重型肝炎,危及母儿生命。此外,分娩时疲劳、出血、手术和麻醉亦加重肝脏负担,因凝血因子合成能力下降,易导致产后出血。乙型肝炎有1%~5%可发展为重症肝炎,且常并发DIC,出现全身出血倾向,孕妇产后大出血的发病率是非肝炎孕妇的10倍多,直接威胁母婴生命,本例患者发病后黄疸迅速加深,精神萎靡、腹胀、食欲不振。实验室检查肝酶升高,白蛋白/球蛋白倒置,血清胆红素明显升高达272.8μmol/L,尿胆红素(+++),凝血酶原时间延长,并在术中见到腹水,但由于病程较短,诊断治疗及时,未引起更严重的并发症。

孕期产生大量内源性雌激素,需肝内灭活,而肝病则影响雌激素代谢,使雌激素潴留,进一步加重肝脏负担。本例患者有肝炎接触史,可能为乙型肝炎病毒慢性携带者,妊娠晚期发病,起病急,病情重,与肝脏负担加重有关。另外,因肝损害引起凝血因子减少易引起产后大出血。本例患者分娩前已出现凝血功能异常,术中出血多,但由于及时补充凝血因子及新鲜血,使出血得以控制,病情未进一步恶化。

肝炎孕妇发生早产、死胎、死产和新生儿死亡均较非肝炎孕妇高。围生儿死亡率明显增高。本例围生儿由于严密监护,及时发现胎儿宫内窘迫,及时终止妊娠,避免了胎死宫内和新生儿窒息的发生。

(二)慢性丙型肝炎

慢性丙型肝炎(HCV)主要通过输血、血液制品、注射、母婴传播等途径传播。临床表现多样化,症状一般比较轻微,易转为慢性或导致肝硬化,最终发现为肝癌。血清中 HCV 抗体阳性可诊断 HCV 感染。尽管慢性丙肝携带者多数可以顺利地度过孕期,但肝炎可以在产后进行性加重。如果在孕晚期感染 HCV 则急性重症肝炎的发病率更是明显高于感染乙肝者,病死率也高达 10%～20%。慢性 HCV 感染者可以发生母婴垂直传播,但发生率较乙型肝炎明显降低。有研究显示,只有在 HCV RNA 检测阳性时才可能发生 HCV 的垂直传播,传播的概率为 5%左右,HCV RDA 病毒载量增高时增加母婴传播风险,且丙型肝炎孕妇 HCV 载量可能会随孕周而升高,有报道当 HCV-RNA 在 10^6IU/L 以上时传播概率增加到 36%。除非孕前成功进行抗病毒治疗,目前还没有其他办法来阻断 HCV 的垂直传播,胎膜早破可能更易引起 HCV 垂直传播,但是剖宫产并不能降低 HCV 垂直传播的风险。HCV 感染母亲如果没有乳头皲裂出血等情况,母乳喂养并非禁忌。HCV/HIV 共感染孕妇垂直传播的概率增加,此类病人应遵循 HIV 防治相关指南进行规范治疗。

婴儿可以从母亲那里获得 HCV 抗体,检测结果可为阳性,可有短暂的病毒血症,但随后可转为阴性。脐带血 HCV RNA 阴性的婴儿随后也可以出现 HCV RNA 阳性结果。为减少检测次数,婴儿可在 1 岁半时检测丙肝抗体以确认是否感染 HCV,此时结果阳性可明确感染,阴性则排除感染。

丙型肝炎治疗使用的利巴韦林,妊娠期绝对禁用,非孕妇女使用该药时,应明确告知患者在治疗期间和停药后 6 个月内严格避孕。

(三)肝硬化和门静脉高压

我国肝病指南和共识在原则上对肝硬化妇女的妊娠是禁止的,尤其对于失代偿期的患者,因多数患者可出现黄疸加重、进行性肝衰竭、腹水和肝性脑病,且由于妊娠后全身血容量增加,会加重门脉高压,造成妊娠或分娩期的静脉曲张破裂出血。尤其肝硬化妊娠妇女存在腹水时,死胎、早产、妊娠期高血压和围生期感染发生率均增加。但不可否认,确有小部分肝硬化妇女在整个孕期并未出现肝病恶化的情况。近年来,也确有报道孕晚期肝移植同时剖宫产成功分娩的病例,加上近年来对肝病产科的重视和对某些肝硬化代偿期妇女妊娠期监测的完善,使得肝硬化代偿期女性的妊娠成为可能,但就目前而言,风险仍然很大,需在产科和肝病科专家共同严格的监测下进行,事实上肝硬化妊娠妇女即使及时进行了移植,其死亡者仍然占据绝大多数。因此,肝硬化妇女在计划妊娠前必须进行包括上消化道内镜及肝穿刺活检等一系列检查并全面评估以判断是否适宜妊娠。如果是妊娠晚期意外发现的肝硬化患者,临产时需采用无痛分娩及第二产程助产,以缩短产程并减轻对产妇造成的体力消耗。当然,目前没有证据表明剖宫产与阴道分娩相比有绝对优势,应在全面评估后谨慎进行,如果需要短时间结束分娩者,则剖宫产终止妊娠更为及时和有效。

(四)自身免疫性肝炎

自身免疫性肝炎(AIH)是一种自身免疫系统紊乱引起的急性或慢性进行性肝病。此类患者的机体免疫系统对自身肝细胞抗原失去成分失去耐受,从而产生自身抗体和自身免疫性 T 细胞。多见于中青年女性,对糖皮质激素等免疫抑制疗法具有良好的反应。由于此类患者常并发内分泌疾病,且往往因为肝炎病情的严重活动而停止排卵,故妊娠率降低,虽然没有足够的证据表明妊娠会加重自免肝的病情,但由于妊娠会加重肝脏的负担,因此应尽量避免妊娠。并且 AIH 患者在给予糖皮质激素或硫唑嘌呤进行治疗后,病情可迅速、完全或接近完全缓解而恢复排卵功能,重获生育能力并成功妊娠。

由于妊娠期间处于免疫耐受状态,有些 AIH 未治疗的患者怀孕后病情趋于缓解,但是由于停药将引起 AIH 的加重或复发,故妊娠后不宜停药,但有建议在妊娠期间适当降低免疫抑制药用量。恢复常规治疗应在分娩前立即重新开始。隐匿性疾病也可能在分娩后暴发,因此对患者应密切随访至产后 3 个月,尤其是免疫抑制药减量的患者。

动物实验已证实硫唑嘌呤有致畸可能,虽然人类在小剂量治疗下还没有发现致畸的报道,但是见于硫唑嘌呤在妊娠妇女安全性资料有限,且该药并非是自身免疫性肝炎治疗所必需的用药,且可能导致病人产科并发症的发生,如妊娠高血压疾病、早产、胎死宫内等,故孕期不推荐使用硫唑嘌呤。

典型病例

(1)主要病史:患者,37 岁,因停经为 38 周 5 天,不规律性下腹痛入院。患者高龄、初产妇,入院前 1 年半无诱因出现肝功能异常,诊断为自身免疫性肝炎,乙肝、丙肝、甲肝、戊肝检查均正常,线粒体抗体阳性,服用优思氟,服药期间非计划妊娠而停药,早孕反应轻,孕 12 周于门诊常规产检时发现甲状腺功能轻度异常,考虑患者为自免肝患者,故进一步行甲状腺超声检查时提示甲状腺直径约 1.4cm 的结节,血流较丰富,遂行穿刺活检,病理证实为"甲状腺癌",于妊娠 16^{+2} 周时行甲状腺全切及淋巴结清扫术,术后每日口服优甲乐 2 片,增加口服优思氟,继续妊娠,孕期规律产检,完善筛查项目,每月一次监测甲状腺功能,基本稳定,孕 24 周时行 OGTT,结果空腹 1～2 小时血糖分别为 5.4～11.9～6.5mmol/L,诊断妊娠期糖尿病,嘱饮食控制,加强运动,血糖控制良好未予药物治疗,孕期体重增加约 15kg。

(2)入院查体:生命体征平稳,全身皮肤、黏膜无黄染,颈部对称无肿大,甲状腺未触及,颈部切口愈合好,心肺听诊无异常,腹部膨隆,孕足月腹形,可触及不规律宫缩,胎心 148 次/分,NST(+),脐带血流检测 S/D 2.21。

(3)实验室检查:血尿常规、肝功能、肾功能、血脂、凝血功能基本正常,艾滋病、梅毒抗体均(-),空腹血糖 4.86mmol/L,乙肝五项除 HBsAb(+)外,均(-),丙肝、甲肝、戊肝均(-),抗线粒体抗体(+),甲功五项:TSH 13.2mU/L,FT_3 3.41pmol/L,FT_4 10.0pmol/L,T_3 1.52nmol/L,T_4 106nmol/L。产科超声提示:胎儿头位,大小符合孕周,羊水指数 12.3cm,骨盆外测量出口横径约 7.5cm。

(4)入院诊断:①宫内妊娠,G_1P_0 孕期为 38 周 5 天,头位待产。②骨盆出口狭窄。③自免肝。④妊娠期糖尿病。⑤高龄初产。⑥甲状腺癌根治术后。

(5)治疗经过:入院当日患者出现阴道粉红色分泌物,且宫缩逐渐加强,考虑患者高龄初产,产科检查骨盆出口狭窄,估计胎儿在 3 600g 左右,行经腹子宫下段剖宫产术,术中顺利娩出一体重 3 520g 的男性活婴,出生时 Apgar 评分 1 分钟 10 分,查体未见发育异常。胎盘胎膜完整娩出,术中子宫收缩好,出血约 350ml,术后给予抗炎、促宫缩等对症治疗,孕妇要求母乳喂养,考虑其所使用药物对胎儿无明显不良影响,故同意。新生儿甲状腺功能各项检测无明显异常。术后 7 天,复查各项实验室指标均未见明显异常而出院。

(6)讨论:自身免疫性肝炎患者通常伴有内分泌疾病,因此妊娠机会降低,虽然目前尚无足够的证据表明妊娠会加重 AIH 的病情,但免疫抑制药物对大多数患者治疗效果尚好,且由于妊娠本身会加重肝脏的负担,因此治疗期间一般应尽量避免妊娠,待有效治疗后再尝试怀孕为好。本例患者治疗期间非计划意外怀孕,由于年龄较大,决定继续妊娠,孕检时查出甲状腺癌及妊娠期糖尿病导致代谢及免疫系统疾病的交叉进一步增加了疾病的复杂性,令人欣慰的是经过外科、产科的共同努力,既解决了甲状腺的手术问题,又使妊娠期糖尿病(GDM)控制良好,得以孕期平顺,安全分娩,并未发现新生儿的出生缺陷。本例虽为个案,但可以看出自身免疫性肝炎育龄妇女妊娠并非绝对不可,只要在多学科的共同努力下是可以尝试的,需要强调的是 AIH 的妇女妊娠后停药可引起加重及复发,因此孕期妇女不宜停药。

(五)肝移植

肝移植是作为治疗急性肝衰竭和终末期肝病的有效甚至是唯一的方法。妇女接受肝移植手术后几周或数月后即可恢复生育能力,近年也有在妊娠晚期因出现肝衰竭而在剖宫产同时进行肝移植母婴均存活的病例。此外,也有妊娠期间亲属活体肝移植成功病例。

育龄妇女肝移植后建议避孕,但应尽量避免药物避孕而应优先选择工具避孕,最好在移植术 1 年后免疫抑制治疗措施稳定下来再考虑妊娠,标准免疫抑制药如泼尼松、硫唑嘌呤、环孢素和他克莫司的致畸风险不高。有数据显示,肝移植后妊娠的患者中出现妊娠期高血压和产后出血的病例增加,早产、胎儿窘迫、宫内生长受限的发生率增加,但大部分成功,后代无出生缺陷。一旦妊娠期间发生急性排异反应、移植物摘除,可导致孕产妇死亡,孕期如果出现肾功能受损则预后不良。肝移植后如果妊娠,应在移植科、产科及新生儿科专家的共同研究下处理。孕期要加强感染监测和控制。出现肝功能异常应积极处理,必要时可进行肝穿刺活检评估肝损害情况。在分娩前后几个月内,有必要增加免疫抑制药血药浓度的监测次数。由于免疫抑制药物对新生儿的潜在免疫抑制作用不明,以及哺乳对产妇身体的消耗作用,不建议母乳喂养。

尽管已经有孕期肝移植成功的病例,但是毕竟手术风险大,耗时长,对孕妇进行如此重大手术仍需要极慎重的考量。如果是由于严重的妊娠并发症如 AFLP 或 HELLP 综合征等所导致的急性肝衰竭,那么尽早诊断,及时的终止妊娠,给孕妇以最大限度的支持治疗,则可能是更加必要和有效的决策。

第八章　肝脏感染性疾病

一、细菌性肝脓肿

细菌性肝脓肿是指由化脓性细菌侵入肝脏形成的肝内化脓性感染病灶。临床上主要以寒战、高热、肝区疼痛、肝大和局部压痛为主要表现。全身性细菌感染,特别是腹腔内感染时,细菌可侵入肝脏,如病人抵抗力弱,就可能发生肝脓肿。本病多见于男性,男女发病率之比约为 2:1。近年来,本病的性别差异已不明显,这与女性胆管疾病的发病率较高有关,而胆源性肝脓肿在化脓性肝脓肿中比例最高。

(一)病因

肝脏由于接受肝动脉和门静脉的双重血液供应,并通过胆管丰富的血供和单核-吞噬细胞系统强大的吞噬作用,可以杀灭入侵的细菌并阻止其生长,因而细菌性肝脓肿发生率并不高。当人体抵抗力弱时,入侵的化脓性细菌可能会引起肝脏感染而形成脓肿。引起细菌性肝脓肿最常见的致病菌在成人为大肠埃希杆菌、变形杆菌、铜绿假单胞菌,在儿童为金黄色葡萄球菌和链球菌,而Friedlnder肺炎杆菌等则次之。

(二)临床表现

本病一般起病较急,由于肝脏血运丰富,一旦发生化脓性感染后,大量毒素进入血液循环,可引起全身脓毒性反应。临床上常继发某种前驱性疾病(如胆道蛔虫病)之后突发寒战、高热和肝区疼痛等。主要临床表现如下。

1. 寒战和高热　病人在发病初期寒战,继而高热,发热多呈弛张型,体温在38℃～40℃,最高可达 41℃,寒热交替,伴大量出汗,脉率增快,一天数次,可反复发作。

2. 肝区疼痛 炎症引起肝大,导致肝被膜急性膨胀,肝区出现持续性钝痛;疼痛剧烈者常提示单发性脓肿;脓肿早期为持续性钝痛,后期常为尖锐性剧痛,随呼吸加重者常提示肝膈顶部脓肿;有时疼痛可向右肩放射,左肝脓肿也可向左肩放射。

3. 消化道症状 由于伴有全身性毒性反应及持续消耗,乏力、食欲减退、恶心和呕吐等消化道症状较为常见。少数病人在短期内可表现为精神萎靡等较严重病态,也有少数病人出现腹泻、腹胀或较顽固性的呃逆等症状。

4. 体征 肝区压痛和肝大最为常见;右下胸部和肝区有叩击痛;有时出现右侧反应性胸膜炎或胸腔积液;如脓肿位于肝表面,其相应部位的肋间皮肤表现为红肿、饱满、触痛及可凹性水肿;如脓肿位于右下部,常见有右季肋部或右上腹部饱满,甚至可见局限性隆起,常能触及肿大的肝脏或波动性肿块,并有明显的触痛和腹肌紧张等;左肝脓肿时,上述体征则局限在剑突下。晚期病人可出现腹腔积液。继发于胆管梗阻的病人,可伴有黄疸。

(三)诊断和鉴别诊断

在急性胆道感染和肠道炎症患者中,如突然发生脓毒性的寒战和高热,并伴有肝大和肝区疼痛者,应想到有肝脓肿可能。如患者白细胞数明显增多,X线检查发现肝大,或有液平面,且右侧膈肌活动受限制者,对诊断更有帮助;而B型超声检查作为首选的检查方法,其阳性诊断率可达96%以上。必要时可在B型超声定位引导下或在肝区压痛最明显处,进行肝脓肿穿刺,以确定诊断。

细菌性肝脓肿鉴别诊断较困难,因临床上有发热、白细胞增多等炎症反应,且肝大、肝区压痛的病变并不仅肝脓肿一种。

1. 胆囊和胆管疾病 胆囊和胆管疾病常有急性发作史。如为单纯胆石症,则全身反应不显著而恶心呕吐常为突出的表现。急性胆囊炎常有明显的局部疼痛和压痛,且常能扪及肿大胆囊。

2. 右膈下脓肿 膈下脓肿与细菌性肝脓肿的鉴别更困难,术前正确诊断有时非常困难。一般来说,细菌性肝脓肿的全身反应较之膈下脓肿严重;在后者,寒战和间歇型的高热不如肝脓肿显著。B超和CT检查对诊断帮助更大,磁共振冠状面图像也常可以确诊。

3. 阿米巴性肝脓肿 阿米巴性肝脓肿的临床表现较多发性细菌性肝脓肿缓和,两者之间的鉴别多不困难。但阿米巴性肝脓肿与单发性细菌性肝脓肿的症状则颇有相似之处,两者之鉴别有时非常困难。最重要的鉴别点在阿米巴性肝脓肿常有阿米巴性肠炎和脓血便病史,如在患者粪便中找到阿米巴滋养体,更具有诊断意义。

4. 其他门静脉血栓性静脉炎　单纯的血栓性门静脉炎常因门静脉血流回流不畅及门静脉壁有病变,或者血液的成分有所改变等原因产生。

肝癌有时与肝脓肿在鉴别上也有困难。虽然肝癌患者肝脏的增大多是结节性,质较硬,局部疼痛和压痛不明显,全身亦无明显炎症反应,但有时与单发性肝脓肿甚难鉴别。肝癌血清甲胎蛋白测定常呈阳性,B超、CT或MRI检查等有助于鉴别。

(四)治疗

1. 药物治疗　在治疗原发病灶的同时,使用大剂量有效抗生素和全身支持疗法来控制炎症,促使脓肿吸收自愈。由于细菌性肝脓肿病人中毒症状严重,全身状况差,故在应用大剂量抗生素控制感染的同时,应积极补液,纠正水与电解质紊乱,给予B族维生素、维生素C、维生素K,必要时可反复多次输入小剂量新鲜红细胞、血浆和免疫球蛋白,以纠正低蛋白血症,改善肝功能。主张有计划地联合应用抗生素,可先选用对需氧菌和厌氧菌均有效的药物,待细菌培养和药敏结果再选用敏感抗生素。多发性小脓肿经全身抗生素治疗不能控制时,可考虑在肝动脉或门静脉内置管滴注抗生素。

2. B超或CT引导下穿刺　B超或CT引导下经皮穿刺抽脓或置管引流术适用于单个较大的脓肿,在B超或CT引导下以粗针行脓腔穿刺冲洗或者置入引流导管,置入导管后可引流或定时冲洗,至脓腔小于1.5cm时可拔除。

3. 手术疗法

(1)脓肿切开引流术:在静脉应用抗生素的同时,对有手术指征的病人应积极进行脓肿切开引流术,常用的手术方式有以下几种:经腹腔切开引流术;腹膜外脓肿切开引流术;后侧脓肿切开引流术。

(2)肝叶切除术:适用于:①病程长的慢性厚壁脓肿,用切开脓肿引流的方式,难以使脓腔塌陷,长期残留无效腔,创口经久不愈者。②肝脓肿切开引流后,留有窦道长期不愈合,流脓不断,不能自愈者。③合并某肝段胆管结石,肝内因反复感染导致组织破坏、萎缩,失去正常生理功能者。④肝左外叶多发脓肿致使肝组织严重破坏者。

肝叶切除治疗肝脓肿应注意术中避免炎性感染扩散到术野或腹腔,特别对于肝断面的处理要细致妥善,术野的引流要通畅,一旦局部感染,将导致肝断面出现胆瘘、出血等并发症。

（五）预后

细菌性肝脓肿患者的预后与其发病年龄、体质、原发病、脓肿数目、开始治疗的早晚、治疗的彻底性及有无并发症等密切相关。年幼及年老患者的预后较青壮年患者差，死亡率也高。多发性肝脓肿的死亡率明显高于单发性肝脓肿。因此，对细菌性肝脓肿治疗的关键是早期诊断、早期治疗，及时使用敏感的抗生素，有效地引流脓液，彻底处理原发病灶，以及加强全身支持治疗等，可大大降低病死率。

二、阿米巴肝脓肿

阿米巴肝脓肿是由于溶组织阿米巴滋养体从肠道病变处经血流进入肝脏，使肝发生坏死而形成，实为阿米巴结肠炎的并发症，但也可无阿米巴结肠炎而单独发生者。以长期发热、右上腹或右下胸痛、全身消耗及肝大压痛、血白细胞增多等为主要临床表现，且易导致胸部并发症。回盲部和升结肠为阿米巴结肠炎的好发部位，该处原虫可随肠系膜上静脉回到肝右叶，故肝右叶脓肿者占绝大部分。

（一）病因

阿米巴分迪斯帕分内阿米巴和溶组织内阿米巴种病株，其中溶组织内阿米巴具有致病性，是引起阿米巴脓肿的病原体。溶组织内阿米巴有滋养体及包囊两期。以往将滋养体分为小滋养体和大滋养体，前者寄生于肠腔中，称为肠腔共栖型滋养体，在某种因素影响下，可使其侵入肠壁，吞噬红细胞转变为大滋养体，称为组织型滋养体，是阿米巴脓肿的致病形态。

（二）临床表现

临床表现与病程、脓肿大小及部位、有无并发症有关。大多缓起，有不规则发热、盗汗等症状，发热以间歇型或弛张型居多，有并发症时体温常达 39℃ 以上，并可呈双峰热。体温大多午后上升，傍晚达高峰，夜间热退时伴大汗。常有食欲缺乏、腹胀、恶心、呕吐，腹泻、痢疾等症状，肝区痛为本病之重要症状，呈持续性钝痛，深呼吸及体位改变时增剧，夜间疼痛常更明显。右叶顶部脓肿可刺激右侧膈肌，引起右肩痛或压迫右下肺引起肺炎或胸膜炎征象，如气急、咳嗽、肺底浊音界升高，肺底闻及湿啰音，胸部有胸膜摩擦音等。脓肿位于肝下部时可引起右上腹痛和右腰痛,部分患者右下胸或右上腹饱满,或扪及肿块,伴有压痛;左叶肝脓肿约占 10%,患者有中上腹或左上腹痛,向左肩放射,剑突下肝脓肿或中、左上腹饱满、压痛、肌肉紧张及肝区叩痛。肝脏往往呈弥漫性肿大,病变所在部位有明显的局限性压痛及叩击痛,肝脏下缘钝圆,有充实感,质中坚。部分病人肝区有局限性波动感。黄疸少见且多轻微,多发性脓肿中黄疸的发生率较高。

慢性阿米巴肝脓肿患者呈衰竭状态,消瘦、贫血、营养性水肿,发热反而不明显。部分晚期病人肝大、质坚,局部隆起,易误诊为肝癌。

(三)检查

1. 血常规检查 急性期白细胞总数中度增多,中性粒细胞 80% 左右,有继发感染时更多。病程较长时白细胞计数大多接近正常或减少,贫血较明显,血沉增快。

2. 粪便检查 少数患者可查出溶组织阿米巴。

3. 肝功能检查 碱性磷酸酶增多最常见,胆固醇和白蛋白大多减少,其他各项指标基本正常。

4. 血清学检查 同阿米巴肠病,抗体阳性率可达 90% 以上。阴性者基本上可排除本病。

5. 肝脏显影 超声波探查无创伤,准确方便,成为诊断肝脓肿的基本方法。脓肿所在部位显示与脓肿大小基本一致的液平面或做穿刺或手术引流定位,反复探查可观察脓腔的进展情况。B 型超声显像敏感性高,但与其他液性病灶鉴别较困难,需做动态观察。

CT、肝动脉造影、放射性核素肝扫描、磁共振均可显示肝内占位性病变,对阿米巴肝病和肝癌、肝囊肿鉴别有一定帮助,其中 CT 尤为方便可靠,有条件者可加选用。

6. X 线检查 常见右侧膈肌抬高,运动受限,胸膜反应或积液,肺底有云雾状阴影等。左叶肝脓肿时胃肠道钡餐透视可见胃小弯受压或十二指肠移位,侧位片见右肋前内侧隆起致心膈角或前膈角消失。偶尔在平片上见肝区不规则透光液-气影,颇具特征性。

(四)诊断和鉴别诊断

阿米巴肝脓肿的临床诊断基本要点为:①右上腹痛、发热、肝大和压痛。②X 线检查右侧膈肌抬高,运动减弱。③超声波检查显示肝区液平面。若肝穿刺获得典型的脓液,或脓液中找到阿米巴滋养体,或对特异性抗阿米巴药物治疗有良好效应即可确诊为阿米巴性肝脓肿。

本病应与下列疾病相鉴别。

1. 原发性肝癌 发热、消瘦、右上腹痛、肝大等临床表现酷似阿米巴肝脓肿。但阿米巴肝脓肿常热度较高,肝痛较著;肝癌患者肝脏的质地较坚硬,并有结节。甲胎蛋白的测定、B型超声波检查、腹部CT、放射性核素肝区扫描、选择性肝动脉造影、磁共振等检查可明确诊断。肝穿刺及抗阿米巴药物治疗试验有助于鉴别。

2. 细菌性肝脓肿 阿米巴性肝脓肿:病史有阿米巴肠病史,症状起病较慢、病程长。肝脏肿大与压痛较显著,可有局部隆起,脓肿常为大型单个,多见于右叶。肝穿刺脓量多,大都呈棕褐色,可找到阿米巴滋养体。血常规白细胞计数轻、中度增高,细菌培养阴性,阿米巴抗体阳性。甲硝唑、氯喹、依米丁等治疗有效,预后相对较好。细菌性肝脓肿:常于败血症或腹部化脓性疾患后发生,起病急,毒血症状显著,如寒战、高热、休克、黄疸。肝大不显著,局部压痛亦较轻,一般无局部隆起,脓肿以小型、多个为多。脓液少,黄白色,细菌培养可获阳性结果,肝组织病理检查可见化脓性病变。白细胞计数,特别是中性粒细胞显著增多,细菌培养可获阳性结果。抗生素治疗有效,易复发。

3. 血吸虫病 在血吸虫病流行区,易将肝阿米巴病误诊为急性血吸虫病。两者均有发热、腹泻、肝大等表现,但后者肝痛较轻,脾大较显著,血常规中嗜酸粒细胞显著增多,大便孵化、乙状结肠镜检查、虫卵可溶性抗原检测有助于鉴别诊断。

4. 胆囊炎 起病急,右上腹痛阵发性加剧,且常有反复发作史。黄疸多见且较深,肝大不显著,胆囊区压痛明显,可做胆囊造影及指肠引流予以鉴别。

(五)治疗

1. 内科治疗

(1)抗阿米巴治疗:选用组织内杀阿米巴药为主,辅以肠内杀阿米巴药以根治。目前大多首选甲硝唑,治愈率90%以上。无并发症者服药后72小时内肝痛、发热等临床情况明显改善,体温于6～9天内消退,肝大、压痛、白细胞增多等在治疗后2周左右恢复,脓腔吸收则迟至4个月左右。第二代硝基咪唑类药物的抗虫活力、药代动力学特点与甲硝唑相同,但半衰期长治脓肿疗效优于阿米巴肠病。东南亚地区采用短程(1～3天)治疗,并可取代甲硝唑。少数单硝唑疗效不佳者可换用氯喹或依米丁,但应注意前者有较高的复发率,后者有较多心血管和胃肠道反应。治疗后期常规加用一疗程肠内抗阿米巴药,以根除复发之可能。

(2)肝穿刺引流:早期选用有效药物治疗,不少肝脓肿已无穿刺的必要。对恰当的药物治疗5～7天、临床情况无明显改善,或肝局部隆起显著、压痛明显,有穿破危险者采用穿刺引流。穿刺最好于抗阿米巴药物治疗2～4天后进行。穿刺部位多选右前腋线第八或第九肋间,或右中腋线上第九或十肋间或肝区隆起、压痛最明显处,最好在超声波探查定位下进行。穿刺次数视病情需要而确定,每次穿刺应尽量将脓液抽净,脓液量在200ml以上者常需在3～5天后重复抽吸。脓腔大者经抽吸可加速康复。近年出现的介入性治疗,经导针引导做持续闭合引流,可免去反复穿刺、继发性感染之缺点,有条件者可采用。

(3)抗生素治疗:有混合感染时,视细菌种类选敏感的抗生素全身应用。

2. 外科治疗 肝脓肿需手术引流者一般<5%,适应证如下。

(1)抗阿米巴药物治疗及穿刺引流失败者。

(2)肝脓肿位置特殊,贴近肝门、大血管或位置过深(>8cm),穿刺易伤及邻近器官者。

(3)脓肿穿破入腹腔或邻近内脏而引流不畅者。

(4)脓肿中有继发细菌感染,药物治疗不能控制者。

(5)多发性脓肿,使穿刺引流困难或失败者。

(6)左叶肝脓肿易向心包穿破,穿刺易污染腹腔,也应考虑手术。

肝脓肿的治愈标准尚不一致,一般以症状及体征消失为临床治愈,肝脓肿的充盈缺损大多在6个月内完全吸收,而10%可持续至1年。少数病灶较大者可残留肝囊肿。血沉也可作为参考指标。

三、肝 结 核

肝结核较为少见,因缺乏特异的症状和体征,故临床误诊误治率较高。多数肝结核系全身粟粒型结核的一部分,称为继发性肝结核,患者主要表现为肝外肺、肠等结核引起的临床表现,一般不出现肝病的临床症状,经过抗结核治疗肝内结核可随之治愈,临床上很难做出肝结核的诊断。

(一)病因

结核菌属于放线菌目,分枝杆菌科的分枝杆菌属,为有致病力的耐酸菌。主要分为人、牛、鸟、鼠型。对人有致病性的主要是人型菌,牛型菌少有感染。

肝结核是由各种肝外结核菌播散到肝脏所致,有时因肝外原发灶较小或已痊愈,不能查出原发病灶,据统计能查到原发灶者仅占35%。

(二)临床表现

该病主要症状有发热、食欲缺乏、乏力,肝区或右上腹痛及肝大。发热多在午后,有时伴畏寒和夜间盗汗;有低热者也有弛张型者,高热可达39℃~41℃,有发热症状者占91.3%,凡有结核或有明确结核病史者,长期反复发热,且排除其他原因者常有肝结核的可能。肝大是主要体征,半数以上有触痛、肝质硬,结节性肿块;约15%的患者因结节压迫肝胆管可出现轻度黄疸,10%的病例有腹腔积液。

(三)检查

1. 血常规 白细胞总数正常或偏低,少数患者可增高,甚至出现类白血病反应。80%以上患者有贫血表现,血沉常加速。

2. 肝功能检查 ALT、ALP及胆红素升高,可有白蛋白减少、球蛋白增加。

3. 结核感染相关的检测 如肺结核、血沉、OT试验。

4. 肝穿刺活检 对弥漫性或粟粒型病变诊断价值较大。

5. X线腹部平片 可能发现肝内钙化灶。有人报道肝结核患者48.7%有肝内钙化灶。

6. B超检查 可发现肝大及肝内较大的病灶,亦可在其引导下做病灶穿刺检查。

7. CT扫描 能发现肝内病灶。

8. 腹腔镜检查 可发现肝表面的黄白色点状或片状病变,并在直视下做病灶穿刺,做病理及细菌学等进一步的检查。

9. 剖腹探查 个别疑难病例,必要时可通过手术途径获得明确的诊断。

(四)诊断

根据临床表现,结合上述检查可获得明确诊断。

(五)鉴别诊断

本病需要与下列疾病相鉴别。

1. 局限性肝结核瘤有时与肝癌难以鉴别,而粟粒型肝结核有时易与弥漫型肝癌混淆,但后者病情严重,病程发展较快,AFP阳性,结合慢性肝病史等,一般可以鉴别。

2. 肝结核形成脓肿后应与阿米巴性或细菌性肝脓肿相鉴别。细菌性肝脓肿多继发于胆管感染,全身中毒症状严重,有寒战、高热,而阿米巴性肝脓肿多有脓血便史,脓肿一般比较大,脓液呈巧克力色,一般不难鉴别。

3. 对具有黄疸的病例,慎勿误诊为病毒性肝炎、肝硬化、钩端螺旋体病、败血症等,尤其当患者有结核病史或治疗无效而日渐恶化时,应警惕该病的可能并做相关检查。

4. 肝脾大、高热、黄疸、贫血、恶病质,应与淋巴瘤、急性白血病、恶性网状细胞增多症相鉴别,可查骨髓象和淋巴结活检。

(六)治疗

1. 抗结核药物治疗 用药方案可参照肺结核,应适当延长疗程。肝结核患者有 ALT 升高等肝功能异常时,不仅不是抗结核治疗的禁忌证,反而是适应证,疗程中 ALT 可能有小的波动,但很快恢复正常。

2. 手术治疗 对结核性肝脓肿较大者,在有效抗结核药物治疗的同时,可考虑手术引流或行肝叶切除术。

(七)预后

因肝具有丰富的网状内皮组织和强大的反应性,有很强的再生和防御能力,能及时形成屏障作用,故肝结核有自愈倾向。但患者一旦有高热、发冷、肝大等活动性肝结核表现,难以自行恢复;如不及时给予特效治疗,一般迅速恶化,于数周或数月内死亡。抗结核药物治疗能立即显效,即使非常严重的病例也多能治愈。

预后在很大程度上取决于临床的正确诊断,或确诊的早晚。死亡多因误诊或确诊太晚。并发症脂肪肝导致的严重肝衰竭,可为死亡原因。黄疸表示肝损伤严重,预后不良。

经抗结核药物治疗,粟粒型肝结核于 6～8 个月痊愈;其余类型的肝结核,痊愈需时可能更长。

四、肝肉芽肿病

肝肉芽肿病是一种由多种原因引起的,伴有或不伴有肝脏炎症反应和纤维化的浸润性疾病。肝肉芽肿病虽然常被称为肉芽肿性肝炎,但实际上并不是一种真正的肝炎。肝肉芽肿病可发现于 3％～10％ 的肝活检标本。肝肉芽肿病可能无临床症状，一般是意外发现，但常可反映临床相关疾病——通常是全身性疾病，而不是原发性肝脏疾病。

(一)病因

肝肉芽肿病的病因很多，最主要的是感染性疾病。细菌感染（如结核和其他分枝杆菌感染、布鲁菌病、土拉菌病、放线菌病），真菌感染（如组织胞浆菌病、隐球菌病、芽生菌病），寄生虫感染（如血吸虫病——全世界范围内肉芽肿病的最主要病因，弓形虫病，内脏幼虫移行症）。病毒感染（如传染性单核细胞增多症，巨细胞病毒）较少见，以及其他感染如立克次体病（Q 热），梅毒。

结节病是最重要的非感染性病因。大约有 2/3 的结节病患者肝脏受累，并有时是主要的临床表现。很多药物（如奎尼丁、磺胺、别嘌呤醇、保泰松）都可引起结节病。此外，肝肉芽肿病也可见于风湿性多肌炎，结缔组织病；没有淋巴瘤形态改变的霍奇金病，以及其他全身性疾病的患者。

在原发性肝脏疾病患者中，发生肝脏肉芽肿病的病例相对少见，其中只有原发性胆汁性肝硬化是最重要的原因。这种病例，尤其病程早期，其门脉周围的肉芽肿很典型，且通常合并有其他的组织学改变。此外，在各种其他肝病患者偶尔也可发现少量的肉芽肿，而且常常是因脂肪小滴所致，故称脂肪肉芽肿。这种肉芽肿没有临床意义。

在许多病例可能找不到确切的病因，但少数患者有反复发热，肌痛，疲劳和其他全身性症状，而且常持续多年间断发生。这种特发性肉芽肿性肝炎是一种特殊的疾病还是结节病的一种变异型尚有争论。

(二)临床表现

患者的临床表现因病因而异，而肉芽肿本身一般并无临床表现。甚至肝内广泛浸润也只出现轻微的肝大，几乎不发生黄疸。如病人有发热，不适和其他全身症状，提示肉芽肿可能由感染引起，而不明原因的长期发热则特别常见于结核和真菌感染。病史是证明药物性病因的关键。各种全身表现则有助于诊断结节病，胶原性血管病，淋巴瘤和其他疾病。在这种患者中很难发现原发性肝病的体征，除血吸虫病外，通常没有肝脾大，即使肿大也很轻微。

(三)诊断

大多数情况下，肝功能检查只发现轻度紊乱，通常只有碱性磷酸酶显著升高,胆红素水平多正常或轻度升高,如同时存在肝细胞损害则可明显升高。如果出现广泛的肝细胞坏死(如传染性单核细胞增多症或药物反应),肝酶谱变化则与病毒性肝炎相似。如患者长期存在明显的胆汁淤积表现,则提示原发性胆汁性肝硬化。其他实验室检查结果异常则因病因不同而异。

　　肝活检对于诊断是必需的,当怀疑病人患有全身性肉芽肿病时,即使尚无明显的肝病表现,就应考虑进行肝活检。肝活检不仅可证实肉芽肿,还可为一些特殊的病因(如血吸虫卵、结核性干酪样坏死、真菌、原发性胆汁性肝硬化)提供组织学依据。然而,组织学特征往往是非特异性的,要明确诊断还必须进一步做适当的检查(如组织培养,皮试,实验室检查,X线及其他组织标本检查)。在发热待查的患者,找到感染性病因非常重要,但这常是很棘手的问题。有些新鲜的活检标本要送组织培养。抗酸杆菌、真菌或其他微生物的特殊染色有时也可证明肉芽肿的病因,但阴性结果并不能排除感染因素的存在。

(四)预后和治疗

　　如治疗得当,感染或药物性病因引起的肝肉芽肿能完全治愈。结节性肝肉芽肿能自行消失或持续多年,通常临床上没有肝病的表现,但偶尔也可发生进行性肝纤维化和门脉高压(结节性肝硬化)。患血吸虫病时,几乎无一例外地发生门脉周围纤维化(干性纤维化)。虽然患者肝功能正常,但进行性的门脉高压可引起明显的脾大和曲张静脉出血。

　　肉芽肿病的治疗方案因病因而异。如果未能做出明确的病因诊断,最好先对患者进行随访,而不能盲目地采用抗生素或其他方法治疗。对长期发热伴相应临床表现和全身衰竭的患者进行抗结核治疗是合理的。使用糖皮质激素对进行性肝结节病有效,但不清楚这种治疗是否可以预防肝纤维化。糖皮质激素并不是对所有的肝结节病患者都适用,如果病人患有结核和其他感染性疾病则不能使用。此外,糖皮质激素可缓解特发性肉芽肿综合征患者的反复发热。

五、瑞氏综合征

　　瑞氏综合征(RS)是一种严重的药物不良反应,死亡率高。本病是儿童在病毒感染(如流感、感冒或水痘)康复过程中患的一种罕见病,以服用水杨酸类药物(如阿司匹林)为重要病因。广泛的线粒体受损为其病理基础。瑞氏综合征会影响身体的所有器官,但对肝脏和大脑带来的危害最大。如果不及时治疗,会很快导致肝肾衰竭、脑损伤,甚至死亡。

(一)病因

病因不明,但研究发现在患病毒感染性疾病时服用水杨酸类药物(如阿司匹林)会患此病。

(二)临床表现

本病症状可能在患病毒性疾病期间表现出来,但更多的时候还是在一两周后出现。

最初患儿不停地呕吐。其他早期症状包括腹泻、疲倦、没精神等。

随着疾病加重,并影响到大脑,患儿可能会变得不安、过度亢奋、神志不清、惊厥或癫痫,甚至昏迷。

(三)检查

1. 血常规 白细胞计数大多明显增高,分类以中性粒细胞增高为主。

2. 肝功能检查 血清丙氨酸氨基转氨酶增高,凝血酶原时间延长。

3. 血生化检查 血氨、血浆游离脂肪蛋白质酸和短链脂肪蛋白质酸升高。血糖大多降低,也有少部分患儿血糖正常。

4. 脑脊液检查 除压力很快升高外,细胞数和蛋白多在正常范围之内。

5. 脑电图检查 呈中、重度弥漫性异常。

6. 影像学检查 头颅 CT 和 MRI 检查有助于排除脑部占位性病变。

7. 肝脏活检 本病确诊依赖于肝脏的活体组织检查,可见肝细胞内有大量脂肪滴,电镜下观察线粒体膨大,以及致密体的减少或消失等特征性改变。

(四)诊断和鉴别诊断

本病根据病史、临床表现和辅助检查可确诊。瑞氏综合征常常会被误诊,部分原因在于这种病很不常见,可能会被误诊为脑炎、脑膜炎、糖尿病、服药过量或中毒等。因此,鉴别诊断很重要。

(五)治疗

1. 治疗原则 应采取综合治疗措施。重点是纠正代谢紊乱,控制脑水肿、降低颅内压和控制惊厥等对症处理。主要是针对本病的 2 个基本病理生理变化,即脑水肿和肝衰竭来进行治疗和监护、评估。

2. 重症监护 对具有重度以上脑病者必须予以心肺和颅内压监护,及时发现异常,给予处理。由于本病变化迅速,常可由轻症突然变为重症,故对病情较轻者也应密切观察,切不可大意。

3. 脑部病变的治疗　控制脑水肿是治疗本病的重点,是改善预后的关键。在降低颅内压的同时,还要维持脑的灌注压,具体措施如下:①降低颅内压。用渗透性利尿药,20%甘露醇静注,开始时每4～6小时1次。呋塞米和地塞米松可同时应用。②监测颅内压。可用蛛网膜下或硬膜外的测压计,使颅内压维持在2.67kPa(20mmHg)以下。③监测血气。保持呼吸道通畅,防止低氧血症和高碳酸血症,以避免加重脑水肿。④维持正常血压。以保证脑内灌注压在6.67kPa(50mmHg)以上。脑灌注压＝平均动脉压－颅内压,如果脑灌注压过低,则引起脑缺氧,加重脑水肿。脑水肿时常须限制液体入量,但应适当,以免出现低血容量性低血压。⑤其他。降颅内压的方法亦可选择使用,可降低$PaCO_2$,使脑血管收缩,脑容积减小。有人主张用大剂量苯巴比妥治疗以降颅内压,同时需有脑电图监测和人工呼吸机设施。苯巴比妥的血中浓度应在25～40μg/ml。

4. 降低血氨　可给以食醋灌肠,每次10～20ml,再加2倍无菌生理盐水稀释后保留灌肠。口服50%乳果糖混悬液每日2～3ml/kg以酸化肠道,减少氨的吸收。供给足够热能(30～40cal/kg),可减少组织分解产氨。有条件者也可用腹腔透析,新鲜血液或血浆置换疗法以降低血氨。精氨酸静脉滴注、新霉素口服或灌肠以减少产氨,瓜氨酸可使氨转变为尿素。谷氨酸钠液加于葡萄糖液中静脉注射,每日20～40ml,分1～2次应用,可纠正高血氨。应注意保护肝功能和加强支持疗法,有人采用换血疗法,以去除毒素、降低血氨,纠正凝血障碍,取得了一定疗效。

5. 防治出血　可给予维生素K有助于凝血酶原的合成,也可输注凝血因子或新鲜血浆等。

6. 纠正低血糖　低血糖必须及时纠正,静脉输入10%～20%葡萄糖,严密监测血糖,使血糖维持在150～200mg/dl。当血糖达到稍高于正常水平时,可加用胰岛素以减少游离脂肪酸的分解。

7. 纠正代谢紊乱　维持水电解质及酸碱平衡,注意防止低钙血症。

8. 其他　由于瑞氏综合征的病情凶险,不同的患儿可能会出现不同的多脏器受损的症状和并发症。临床医生应严密监护,及时针对患儿具体的病症给予必要的对症和支持治疗。

(六)预后

瑞氏综合征的预后与病情轻重、进展速度及治疗早晚有关。小婴儿预后较差。凡有早期昏迷、去大脑强直、反复惊厥、血氨在 $176\mu mol/L(300\mu g/dl)$ 以上、高血钾、空腹血糖在 $2.2mmol/L(40mg/dl)$ 以下者,预后不良。病死率为 $10\%\sim40\%$。存活者中可有智力低下、癫痫、瘫痪、语言障碍或行为异常等后遗症。

六、肝血吸虫病

血吸虫病引起的肝硬化病理特点为不完全分隔性肝硬化,其肝表面呈颗粒状或结节状,结节大小不一,直径为 $1\sim10mm$。

(一)病因

血吸虫病是由血吸虫寄生于人体门静脉系统所致的一种有严重危害性的地方病。病变主要是虫卵引起的肝、肠损害。血吸虫卵在肝内可形成虫卵肉芽肿随后肝纤维组织增生最终导致肝硬化。肉芽肿及肝纤维组织的增生可能与淋巴因子、成纤维细胞刺激因子、免疫细胞有关。早期肝脏明显增大,如虫卵不断分批侵入,肝脏虫卵及其病变造成汇管区和较大的门静脉分支阻塞和血管纤维化,此阻塞发生在肝窦前故有窦前梗阻之称。可直接影响胃、食管静脉的血流易引起胃底、食管静脉曲张和破裂出血。随着病情进展肝胶原蛋白合成增加、分解减少、肝纤维化越来越严重,肝脏体积缩小表面凹凸不平,尤以左叶为显著。患者出现腹水及明显的脾大。

(二)临床表现

本病起病较急,有畏寒、发热、腹痛、腹泻、食欲缺乏和肝脾轻度增大。反复多次感染血吸虫大多表现为慢性血吸虫病。轻者无自觉症状。重者常腹痛、腹泻和黏液血便,并有不同程度贫血、消瘦、营养不良、肝脾大。晚期病人出现肝硬化、腹水及门静脉高压症。病人常因肝功能损害和上消化道大出血而死亡。儿童得病以后还会影响生长发育、身材矮小。女性出现月经失调和不孕。

根据患者的感染程度、免疫状态、营养状况、治疗是否及时等因素不同而异。日本血吸虫病可分为急性、慢性和晚期 3 期。当尾蚴侵入皮肤后部分患者局部出现丘疹或荨麻疹称尾蚴性皮炎。当雌虫开始大量产卵时,少数患者出现以发热为主的急性变态反应性症状,常在接触疫水后 12 个月出现除发热外,还伴有腹痛、腹泻、肝脾大及嗜酸性粒细胞增多,粪便检查血吸虫卵或毛蚴孵化结果阳性,此称急性血吸虫病。然后,病情逐步转向慢性期,在流行区 90% 的血吸虫病人为慢性血吸虫病。此时,多数患者无明显症状和不适,也可能不定期处于亚临床状态,表现为腹泻、粪中带有黏液及脓血、肝脾大、贫血和消瘦等。一般在感染后 5 年左右,部分重感染患者开始发生晚期病变。根据主要临床表现,晚期血吸虫病可分为巨脾、腹水及侏儒 3 型。一个病人可兼有两种或两种以上表现。在临床上常见是以肝脾大、腹水、门脉高压,以及因侧支循环形成所致的食管下端及胃底静脉曲张为主的综合征。晚期病人可并发上消化道出血、肝性脑病等严重症状而致死。儿童和青少年如感染严重,使垂体前叶功能减退及其他因素,可影响生长发育和生殖而致侏儒症。因肝纤维化病变在晚期常是不可逆的并且对治疗反应甚差,从而导致临床上难治的晚期血吸虫病。

早期表现主要为虫卵及虫体引起的组织反应及过敏反应,有发热、肝区痛、末梢血嗜酸性粒细胞增多等。晚期表现主要为肝硬化及门静脉高压症状。

CT 表现:CT 检查无论平扫还是增强扫描,均可见高密度线条状及条索状结构,为纤维组织增生所形成的间壁并可形成钙化。晚期可同时伴有肝硬化门静脉高压之 CT 改变。

(三)治疗

1. 一般治疗与对症治疗 重症有营养不良或肝硬化症状时应加强营养、保护肝脏,以后再考虑特殊治疗。有胆囊炎、胆总管堵塞等急性外科并发症时应即以手术治疗。

2. 病因治疗

(1)吡喹酮:疗效好,疗程短,不良反应较轻,为治疗本病的首选药。总剂量按感染轻重而定,轻者可用 75mg/kg 或 210mg/kg 的 5 天疗法。

(2)硝硫氰胺:36μm 的微粉胶囊总剂量为 68mg/kg 等分 35 份,每日 1 份。本药不良反应较多,少数可出现黄疸。各种原因的黄疸、急慢性肝炎恢复未满一年,有精神病史、妊娠及哺乳期妇女、高空作业及驾驶人员均禁用。

(3)六氯对二甲苯血防 846 干粉型:每日 50～70mg/kg 顿服或分 2 次服,连服 57 天为 1 个疗程,成人总剂量一般为 17.5g。本药代谢及排泄慢有一定不良反应和延迟反应,个别病人可出现肝功能损害中毒性精神病及溶血反应。故有上述病史及严重神经官能症及血红蛋白病者,忌服硝硫氰胺、六氯对二甲苯,现两药已少用。

七、肝包虫病

肝包虫病是牧区较常见的寄生虫,也称肝棘球蚴病。在我国主要流行于畜牧业发达的新疆、青海、宁夏、甘肃、内蒙古和西藏等省区。病因犬绦虫寄生在狗的小肠内,随粪便排出的虫卵常黏附在狗、羊的毛上,人吞食被虫卵污染的食物后,即被感染。虫卵经肠内消化液作用,蚴脱壳而出,穿过肠黏膜,进入门静脉系统,大部分被阻留于肝脏内。蚴在体内经 3 周,便发育为包虫囊。包虫囊肿在肝内逐渐增大,依所在部位引起邻近脏器的压迫症状,并可发生感染,破裂播散及空腔脏器阻塞等并发症。

(一)病因

人感染包虫病的主要原因是接触狗,或处理狗、狼、狐的皮而误食虫卵引起,虫卵在人的胃及十二指肠内孵化,放出六钩蚴,此幼虫循行门静脉至肝,发生肝包虫病。

(二)临床表现

患者常具有多年病史、病程呈渐进性发展。就诊年龄以 20～40 岁为最多。初期症状不明显,可于偶然中发现上腹包块开始引起注意。发展至一定阶段时,可出现上腹部胀满感,轻微疼痛或压迫邻近器官所引起的相应症状。如肿块压迫胃肠道时,可有上腹不适、食欲减退、恶心、呕吐和腹胀等。位于肝顶部的囊肿可使膈肌向上抬高,压迫肺而影响呼吸;位于肝下部的囊肿可压迫胆道,引起阻塞性黄疸,压迫门静脉可产生腹水。更常见的情况是病人因各种并发症而就诊。如因过敏反应而有皮肤瘙痒,荨麻疹,呼吸困难、咳嗽、发绀、呕吐、腹痛。囊肿的继发性感染是很常见的症状。

临床表现潜伏期长达 5～30 年,不少病例症状常不明显,偶因右上腹出现肿块,或在尸检时始被发现。包虫囊可小如葡萄,大至囊内容达 20 000ml。当包虫囊增大到一定程度时,可有:①压迫症状。如肝顶部囊肿使膈上升,挤压肺而影响呼吸;肝后囊肿压迫下腔静脉或门静脉,导致下肢水肿、腹水、脾大;肝下囊肿推压胃肠道,发生饱胀、恶心、呕吐等。②囊肿溃破表现。溃破入胆管,因破碎囊膜或子囊阻塞胆管,合并感染,可反复出现寒热、绞痛、黄疸,有时大便里检出染黄的囊膜及子囊;破入腹腔,除发生腹膜炎外,由于囊液内所含毒白蛋白,常致过敏,重者休克;破入胸腔,发生胸膜炎,进而破入支气管,则咳出含有胆汁的囊液,并形成支气管瘘。③体查发现。肝区多能扪及圆形、光滑、弹性强的囊性肿物。当囊腔大于10cm,因子囊互相撞击或碰撞囊壁,常有震颤感,称包囊性震颤。若囊腔钙化,则可触及质地坚硬的实质性肿块。

(三)检查

1. X线检查 较大的肝囊型包虫病或肝泡型包虫病均显肝影增大,右膈升高和活动受限。位于肝顶部者见右膈呈半球状或波浪形隆起,破入胸内显示右下胸膜炎,液气胸或肺实质炎征象,可做气腹造影鉴别膈上或膈下病变。肝囊型包虫钙化影呈圆形或椭圆形,泡型包虫则显示弥散性丛点状或小圈形钙化影。

2. 超声表现

(1)为首选检查方法。囊肿呈圆形或类圆形,壁较厚,边界清楚、光整,囊内可见子囊,其中可见光环、光团或活动光点。

(2)病变周围可有回声增强。

3. CT表现

(1)好发于肝右叶,肝内圆形或类圆形低密度区,CT值可在$-(14\sim25)$HU,密度均匀一致,增强后无强化表现。边界清楚,光整。囊壁及囊内分隔有增强效应。

(2)大的囊腔内可见分房结构或子囊(囊内囊)。子囊的数目和大小不一。子囊主要分布在母囊的周边部分呈车轮状。

(3)囊壁可见钙化,呈壳状或环状,厚薄可以规则,为肝包虫病特征性表现。

(4)因感染或损伤,可造成内囊分离,如内、外囊部分分离表现为双边征;如内囊完全分离、塌陷、卷缩,并悬浮于囊叶中,呈水上荷花征。偶尔完全分离脱落的内囊散开呈飘带状阴影。

(四)治疗

手术治疗仍为主要治疗手段。手术的原则是清除内囊,防止囊液外溢,消灭外囊残腔,预防感染。具体手术方法依包囊大小,有无胆瘘和感染或钙化决定。术前可静脉滴注氢化可的松100mg,以防术中囊液溃破入腹腔引起过敏性休克,手术方式需依据有无合并感染而定。

1. 内囊摘除术 临床上最常用的方法,适用于无感染的病例。切口一般选择在上腹包块隆起较显著处。手术显露包虫囊肿后,用湿纱布垫保护切口与周围脏器,纱布垫上再铺一层浸有10%甲醛溶液的纱布。在无胆汁漏情况下,再注入10%甲醛溶液杀灭头节,5分钟后吸出,如此反复2～3次,最后将囊内液体尽量吸净。注入甲醛溶液,浓度不宜过高,以免吸收中毒和外囊内壁呈硬化性改变或坏死。囊液吸净后,外囊切口做内翻缝合,以消灭残腔。一般囊内可不放置引流。完整内囊摘除术是肝包虫最理想的手术方法,适应证选择严格,要求有良好的麻醉,术者有娴熟的手术技能,助手协调的配合,该术式危险系数大。随着肝外科的进展及对肝包虫病病理生理学知识的增加,对手术不仅切除寄生虫外生囊,同时一并切除因寄生虫囊肿引起的囊周肝实质病变区,即清除或减少在塌陷封闭囊腔过程中的障碍。内囊摘除外囊内翻缝合或内囊摘除外囊内翻缝合加置管引流术,此法是应用多年,各地采用最多的一种术式,约占肝包虫手术病人的96%,疗效确切。

2. 外囊敞开术 此术式突破肝包虫病以前治疗的一些禁区。外囊敞开术的适应证:①完全内囊摘除和穿刺内囊摘除的单纯性包虫病。②内囊变性坏死或内囊退化及囊壁钙化的肝包虫病。③合并轻度感染坏死而无全身症状的肝包虫病。④合并胆漏经缝合修补仅有少量胆汁渗出的肝包虫病。此术式适应证广泛,术后远、近期疗效好,无残腔形成。但一定要按无瘤原则进行,选好用好局部化疗药,选好适应证。

3. 袋形缝合术 适用于已有感染的囊肿。在彻底清除内囊和囊腔内容物后,将外囊囊壁全层缝合于切口周围腹壁,腔内用纱布填塞引流。此种手术后常形成感染窦道,经久不愈。

4. 肝切除术 能完整切除包虫,治疗效果最佳。从现代肝外科学的角度来看,切除寄生虫感染的肝脏(标准切除或广泛切除)是理想的方法,但对因包虫感染而行肝切除要谨慎,一方面是因为肝包虫病非恶性病变,且常为多中心性的生物性疾病,另一方面肝切除涉及的术后处理,以及术后肝组织的再生能力等问题。因此,对肝包虫病行肝切除术仅适用于囊周切除术不能清除已无法恢复正常的病变肝组织,包括囊肿已破坏整肝段、叶或半肝;在肝叶或肝段中有大量多发性包囊,相互重叠使包囊间的正常肝实质的功能难以保留;肝实质内的包虫囊突破某些肝段或肝区的胆管,造成无法控制的胆漏;在肝实质中有包囊胆管瘘管。特别是对肝上、肝门部、中央型门静脉间包囊的手术难度较高。对以下情况可考虑做肝叶或肝部分切除术:①局限于肝左外叶或右半肝,体积巨大、单一、囊壁坚厚或钙化不易塌陷,而病侧肝组织已萎缩。②局限于肝的一叶的多发性囊肿。③引流后囊腔经久不愈,以致遗留瘘管。④囊肿感染后形成厚壁的慢性脓肿。⑤局限的肝泡状棘球蚴病者。

5. 腹腔镜摘除术 腹腔镜手术治疗肝包虫病是一种微创有效方法,1992

年,新疆首先在国内开展了腹腔镜肝包虫内摘除术。可以肯定地说,此术式对病人创伤小,术后恢复快,但术前应严格选择。手术对象的选择指征是肝包虫囊腔直径最好小于 10cm,若大于 10cm 则与肝内胆管相通的可能性大,术后易出现胆漏;无腹腔多脏器包虫病和包虫腔无合并感染。肝深位的或后位的包虫不易显露,不适合腹腔镜下手术;包虫腔合并感染主要原因是因其与胆管相通,术后易出现胆漏;其次周围脏器与包虫囊粘连较重操作困难。因腹腔镜肝包虫囊肿内囊摘除术对手术适应证要求严格,对手术技术水平要求高等问题。最大的缺点是有囊液渗漏的风险,通过提高该手术的技术、使用浸泡有灭头节剂的海绵保护穿刺部位,以及术中应用苯丙咪唑可降低风险,腹腔镜手术还能使外科医师术中更细微地探查囊腔,从而避免遗漏任何残留的包囊或与胆管的通道。手术指征:病人肝包虫病发作,一般情况良好,无并发症。对位于肝实质深部难以切除的小包囊(＜4cm)可行保守治疗。经腹腔镜治疗肝包虫病是技术性较高的内镜外科新技术。术者必须具备扎实的肝胆道外科学基础,丰富的处理包虫病的手术经验,熟练的腹腔镜下操作技术和对病人极端负责的精神。术中如用电视腹腔镜无法完成手术时,应果断中转开腹手术,是确保患者安全的重要措施。

6. 肝移植治疗 由于肝泡型包虫病临床发现多在中晚期,能达到根治性切除病灶的病例不到 30％,大部分病人有肝门、下腔静脉的侵犯无法切除,严重影响了病人的生活质量和生存率,多数病人在 5 年内死亡。通过采用"背驮式"原位肝脏移植手术和先转流后游离肝周同种原位肝移植等技术,可成功治疗肝泡型包虫病,并且晚期肝包虫病是肝移植的良好指征。肝脏移植的成功为晚期肝包虫病的治疗提供了一个广阔的天地。

7. 其他术式 外囊-空肠-Roux-Y 吻合内引流术,包虫囊肿切除术,肝叶、肝部分切除术,大网膜填塞外囊腔等术式只适用于特殊类型的病人。

八、中华分支睾吸虫病

中华分支睾吸虫病是由中华分支睾吸虫寄生于人体肝内胆管所引起的寄生虫病。人类常因食用未经煮熟含有中华分支睾吸虫囊蚴的淡水鱼或虾而被感染。轻度感染者可无症状,重感染者可出现消化不良、上腹隐痛、腹泻、精神不振、肝大等临床表现,严重者可发生胆管炎、胆结石,以及肝硬化等并发症。本病分布于世界各地,我国流行于广东、山东、河南等地。

(一)病因

中华分支睾吸虫是雌雄同体的吸虫。其生活史复杂,按发育程序可分为成虫、虫卵、毛蚴、胞蚴、雷蚴、尾蚴、囊蚴及幼虫 8 个阶段。成虫寄生在肝内胆管系统,尤其在胆管的分支部分。偶可见于胰腺管内。成虫虫体狭长、扁薄,前端尖细,后端较钝圆,状似葵花子仁。体表无棘,呈褐色半透明。大小为 10～25mm×3～5mm,有口、腹两个吸盘,消化器官有口、咽、食管和分支的肠管。生殖器官系雌雄同体,其两个睾丸均呈分支状,前后排列于虫体的后端。

人类常因食用未经煮熟含有中华分支睾吸虫囊蚴的淡水鱼或虾而被感染。轻度感染者可无症状,重感染者可出现消化不良、上腹隐痛、腹泻、精神不振、肝大等临床表现,严重者可发生胆管炎、胆结石,以及肝硬化等并发症。感染严重的儿童常有显著营养不良和生长发育障碍。

(二)临床表现

本病一般起病缓慢,仅少数短期内重度感染的患者临床上表现为急性发病。轻度感染者常无症状或仅在食后有上腹部饱胀感、食欲缺乏或轻度腹痛,易疲劳。粪便中可检出虫卵。较重感染者通常起病较慢,有食欲缺乏、上腹饱胀、轻度腹泻、肝区隐痛。24%～96.3%的患者有肝大,以左叶为明显,有压痛和叩击痛。可伴有头晕、失眠、疲乏、精神不振、心悸、记忆力减退等神经衰弱症状。

个别患者因大量成虫堵塞胆总管而出现梗阻性黄疸,甚至发生胆绞痛。慢性重复感染的严重病例发展为肝硬化及门脉高压时,出现消瘦、贫血、腹壁静脉曲张、肝脾大、腹水、黄疸等。严重感染的儿童可出现营养不良和生长发育障碍,甚至可引起侏儒症。严重感染者常可呈现急性起病,潜伏期短,仅 15～26天。患者突发寒战及高热达 39℃以上,呈弛张热。食欲缺乏、厌油腻食物、肝大伴压痛,有轻度黄疸,少数出现脾大。数周后急性症状消失而进入慢性期,表现为疲乏、消化不良、肝大伴压痛等。

中华分支睾吸虫病症状轻重不等,一般可将其分为 3 度:①轻度。可无自觉症状,只在粪便检查时才发现虫卵;或有轻度胃肠道症状,如食后胃部有压痛感,软便等,约占 35%。②中度。主要有较明显胃肠道症状,如食欲缺乏、消化不良、右上腹胀痛,肝大,轻度水肿。如并发细菌感染可继发胆管炎、胆囊炎。约占 55%。③重度。有明显胃肠症状,反复腹泻或便秘,右上腹疼痛或有脾大、腹水、贫血等。多见于儿童,约占 10%。

同一患者可有上述临床类型中几种同时存在。此外,尚有极少数来自非流行区,初次大量感染的患者,于感染后 1 个月左右可突然发病,呈寒战、高热,中上腹或右上腹胀痛,肝大伴压痛,轻度黄疸,亦有脾大者。血中嗜酸性粒细胞显著增高。极个别患者出现类白血病反应。数周后急性症状消失而仍有消化不良、乏力、肝大等表现。

(三)检查

1. 血液检查 急性患者可有血液白细胞计数增高,嗜酸性粒细胞增多。严重感染者尚可出现嗜酸性粒细胞类白血病反应,白细胞可达 $50×10^9/L$,嗜酸性粒细胞有达 60% 以上者。慢性患者可呈轻度贫血,白细胞总数正常或轻度增加,多数病例嗜酸性粒细胞轻度增加(达 5%~10%)。随着病程延长,患者可有不同程度的贫血,白细胞计数大多正常,但嗜酸性粒细胞增多,血沉加快,血清碱性磷酸酶、丙氨酸氨基转移酶和 γ-谷氨酰转肽酶活力增高。血浆总蛋白和清蛋白减少。

2. 免疫学检查 检测血清中特异性抗体;检测血清中特异性抗原;皮肤试验。

3. 寄生虫学检查

(1)粪便检查:①直接涂片法。操作简便,缺点是在轻症感染者中,粪中虫卵很少,不易检出,通常多检几个涂片以提高检出率。②沉淀集卵法。可用清水沉淀,因虫卵较重且小,故适用此法。也可用清水沉淀后再行离心,也可用盐酸乙醚处理再行离心,使虫卵集中沉在玻璃尖端而易检出。③氢氧化钠消化法。可兼做虫卵计数检查法,取粪便 1g,置于装有 10% 氢氧化钠溶液 5ml 的离心沉淀管内,充分搅拌,消化 1 小时后,用司氏计数管搅匀并吸取 0.075ml 做涂片,在显微镜下将全片的虫卵加以计数,再乘以 80,即为每克粪便所含虫卵数。

(2)胆汁或十二指肠液检查:用十二指肠引流术取出十二指肠液,尤其是胆汁,虫卵检出率大为提高。因虫卵从胆管直接排入十二指肠内,胆汁中虫卵最多且无杂物混合在内,容易检出。用引流的全部胆汁沉淀浓集检查虫卵,其阳性率更高。此外,亦有在胆管手术中发现成虫,胆管引流管中发现成虫或虫卵,或在肝穿刺术的穿刺针管内或组织块中发现成虫或虫卵,均有助于明确诊断。

4. 影像学检查

(1)B超:用 B 型超声波检查中华分支睾吸虫病患者时,可见肝内光点粗密欠均匀,有小斑片或团块状回声,弥漫性中、小胆管不同程度扩张,胆管壁粗糙、增厚、回声增强。

(2)CT 检查：可见肝内胆管从肝门向周围均匀扩张，肝外胆管无明显扩张；肝内管状扩张，胆管直径与长度比多小于 1∶10；囊样扩张的胆小管以肝周边分布为主，管径大小相近。少数病例胆囊内可见不规则组织块影。

（四）诊断

根据病因、病史、临床表现和实验室各项检查可以确诊。

（五）治疗

1. 一般治疗　对重症患者应先给予对症及支持疗法，如增加营养、纠正贫血、利尿消肿等，待全身情况好转后，再进行驱虫治疗。

2. 病原治疗

(1)吡喹酮：是治疗本病的首选药物，具有疗程短、疗效高、毒性低、反应轻，以及在体内吸收、代谢、排泄快等优点。连服 2 天。治疗后 3 个月粪便虫卵阴转率达 90% 以上。少数病例在服用时出现头晕、头痛、乏力、恶心、腹痛、腹泻等不良反应，24 小时后可减轻或消失。一般治疗量对肝、肾无明显损害。个别患者可有期前收缩、心律失常等。

(2)阿苯达唑：近年来，临床上应用阿苯达唑治疗本病效果满意。分 2 次服，7 天为 1 个疗程。粪便虫卵阴转率几乎为 100%。

3. 对症治疗　对重度感染并有较重营养不良或肝硬化者，应加强营养，纠正贫血，保护肝脏，以改善全身状况，并及时进行驱虫治疗。并发胆囊炎、胆管炎者，除驱虫外并加用抗菌药物。对急性胆囊炎、胆石症、胆总管梗阻时应予以手术治疗。合并病毒性肝炎时，除积极保护肝脏外，应在病情改善的基础上尽早进行驱虫治疗。

第九章 原发性肝癌

一、原发性肝癌的流行病学和病因

原发性肝癌(PLC)是全球第五大常见癌症,其中 90% 为肝细胞癌(HCC),肝内胆管细胞癌(ICC)及混合性肝癌相对少见。肝癌的发病率有明显的地域性,在世界范围内超过 80% 的肝癌患者在发展中国家,高发病率的地区包括中国、东南亚、非洲撒哈拉沙漠以南,这些国家和地区的年发病率在 20~100 例/10 万,而西方等发达国家的发病率则低于 10 例/10 万,发达国家中日本的肝癌发病率较高,主要是与 HCV 病毒感染有关。在我国,沿海地区的肝癌发病率高于内地,东南和东北高于西北、华北和西南,其中江苏启东、广西扶绥和福建同安等地的发病率最高。我国是全球肝癌发病率最高及死亡率最高的国家。目前我国肝癌的发病人数占到全球的 55%,男女比率为 3:1。肝癌相关死亡占全球的 45%,死亡率在男性仅次于胃癌,在女性仅次于胃癌和食管癌。

我国肝癌的病因,主要有肝炎病毒感染(乙型和丙型肝炎病毒)、食物黄曲霉毒素污染、长期酗酒,以及农村饮水蓝绿藻类毒素污染等,其他还包括肝脏遗传代谢性疾病、自身免疫性肝病、非酒精性脂肪性肝病,以及隐源性肝病。超过 90% 的肝癌患者合并有肝硬化,所以通常认为肝癌患者治疗包括肝癌和肝硬化及其并发症的治疗,肝癌患者的肝硬化情况,以及肝功能指标决定着肝癌患者的治疗方案的选择。肝癌的高危人群如下:①慢性 HBV 感染者,亚洲男性 40 岁以上、女性 50 岁以上,非洲男性 20 岁以上。②有乙肝肝硬化病史者。③有丙型肝炎肝硬化病史者。④酒精性肝硬化者。⑤原发性胆汁性肝硬化者。⑥其他原因引起的肝硬化患者。⑦有肝癌家族史者。

二、肝炎病毒与肝细胞癌

病毒性肝炎是原发性肝癌病因中最主要的致病因素,我国的肝癌患者中80％为慢性乙型肝炎患者,约10％为HCV抗体阳性。乙型肝炎患者的肝癌发病率为无乙型肝炎患者的100倍,一旦乙型肝炎患者进展为肝硬化,则发病率增加为1 000倍。在西方发达国家与日本,HCV感染更加常见,HCV感染的慢性化率较HBV感染高,超过80％的丙型肝炎患者会慢性化,在HCV感染基础上的肝癌发病率是无HCV感染的20倍,而HCV与HBV联合感染的肝癌发病率较单一感染的发病率更高。

早期的流行病学调查表明,我国一般人群的HBsAg阳性率为9.09％。接种与未接种乙型肝炎疫苗人群的HBsAg阳性率分别为4.51％和9.51％。随着乙肝疫苗接种的普及,2006年全国乙型肝炎流行病学调查结果表明,我国1～59岁一般人群HBsAg携带率为7.18％,5岁以下儿童的HBsAg携带率仅为0.96％。HBV感染者从过去的1.2亿减少为9 300万人,慢性乙型肝炎患者由3 000万减少为2 000万人。

丙型肝炎呈全球性流行,是欧美及日本等国家终末期肝病的最主要原因。据世界卫生组织统计,全球HCV的感染率约为3％,估计约1.7亿人感染HCV,每年新发丙型肝炎病例约3.5万例。全国血清流行病学调查资料显示,我国一般人群抗-HCV阳性率为3.2％。

HBV DNA的分子致癌机制:HBV属嗜肝DNA病毒科,基因组长约3.2kb,为部分双链环状DNA,HBV已发现有9个基因型。研究表明,肝癌细胞中存在多种癌基因的激活与抑癌基因的失活,生长因子和生长因子受体基因的异常表达。进一步的研究表明,HBV DNA与宿主DNA整合后可导致肝细胞基因组丧失稳定性,诱导DNA重排或者缺失,从而激活或抑制细胞生长调控基因的表达,引起肝细胞癌变。

HCV RNA的分子致癌机制:HCV属于黄病毒科,其基因组为单股正链RNA,易变异,目前可分为6个基因型及不同亚型。由于HCV为单链RNA病毒,在复制中没有DNA中间产物,无反转录过程,所以不能插入宿主细胞DNA,目前普遍认为它是通过一些病毒制造的蛋白致癌,如核心蛋白和非结构蛋白N53及NS5。

三、原发性肝癌实验室检查、影像学及病理学表现

（一）实验室检查

1. 肝癌的血液生化学检查 肝癌患者可以出现门冬氨酸氨基转移酶（AST）和丙氨酸氨基转移酶（ALT）、血清碱性磷酸酶（ALP）、乳酸脱氢酶（LDH）和胆红素（BIL）的升高，白蛋白（ALB）降低，凝血酶原时间（PT）延长及凝血酶原活动度（PTA）降低。但是，这些生化指标对于肝癌的诊断无特异性，普通肝硬化及肝炎患者也可出现上述指标的异常。

肝癌患者常合并有肝硬化，大部分患者可以出现血液白细胞（WBC）、血小板（PLT）降低等门静脉高压、脾功能亢进表现。

由于我国肝癌患者常在肝炎病毒感染的基础上发生，所以乙肝表面抗原（HBsAg）阳性率或者抗 HCV 阳性率较高。

部分患者（尤其是巨块型肝癌）常常合并有类癌综合征，实验室检查常有低血糖、红细胞增多症、高钙血症、高脂血症、血小板增多症及高纤维蛋白原症等。

2. 肝癌的肿瘤标志物检查

（1）甲胎蛋白及甲胎蛋白异质体：①甲胎蛋白（AFP）。是目前诊断肝癌最重要的肿瘤标志物之一，已被广泛用于肝癌的普查、诊断、判断治疗效果和复发预测中，但 AFP 在妊娠、新生儿、活动性肝病、生殖胚胎性肿瘤、少数来源于消化系统的肝转移癌或胃癌、胰腺癌等消化道肿瘤等疾病中也可升高。笔者曾经在临床工作中碰到一位 AFP 升高的患者，在多个医院反复行增强 MRI 检查未见肝脏占位性病变，患者无肝炎病毒感染及长期饮酒史，最后考虑患者是否存在胃肠道疾病，行胃镜检查诊断提示胃癌，手术病理结果为胃肝样腺癌。尽管只有 70％的肝癌患者存在 AFP 升高，而且 AFP 升高也存在假阳性，目前仍然是临床上应用最广泛的肝癌标志物。目前临床上采用 AFP＞400ng/ml，且持续 4 周或者 AFP＞200ng/ml，且持续 8 周，作为肝癌的诊断标准。②甲胎蛋白异质体。进一步的研究发现，AFP 由于糖链结构上的差异，其分子存在异质性，根据 AFP 与植物血凝素（LCA）亲和力的不同，可分为 3 种类型：AFP-L1 型主要见于各种良性肝病，是 AFP 的主要组成部分；AFP-L2 型主要见于妊娠和新生儿，还有一部分卵黄囊肿瘤的患者等；而 AFP-L3 为肝癌细胞所特有。AFP-L3 对于诊断肝癌的敏感性和特异性分别为 96.9％和 92％，并且文献报道肝癌患者肝脏切除后 AFP-L3＜15％的 1 年、3 年和 5 年的生存率为 100％、100％和

91.7%，而 AFP-L3>15% 患者的生存率分别为 100%、47.6% 和 23.8%，提示 AFP-L3 可用来评估复发及预后。

(2)γ-谷氨酰转肽酶同工酶Ⅱ（GGT-Ⅱ）：GGT-Ⅱ对于原发性肝癌的诊断具有较高的特异性，阳性率可达 90%，特异性为 97.1%。此酶出现较早，与 AFP 水平无关，可先于 B 超或者 CT、MRI 等影像学表现，在小肝癌中的阳性率为 78.6%，在 AFP 阴性肝癌患者中的阳性率可达 72.7%，故早期诊断价值较高。

(3)高尔基体蛋白 73 及其异质体：高尔基体蛋白 73（GP73）是存在于高尔基体的一种跨膜糖蛋白，正常肝脏中 GP73 主要在胆管上皮细胞表达，肝细胞低表达甚至不表达，但在病变的肝组织，如病毒性肝炎、自身免疫性肝炎、酒精性肝病、失代偿性肝硬化及肝癌中，GP73 表达上调，尤其是进展至肝癌时，GP73 的表达达到高峰。一项超过 4 000 例的大样本、多中心、多种族 GP73 系列相关研究显示，GP73 在诊断肝癌的敏感性和特异性分别为 74.6% 和 97.4%，而 AFP 的敏感性和特异性仅为 58.2% 和 85.3%，证实 GP73 是肝癌早期诊断和术后复发病情评估的理想血清标志物，其敏感性、特异性都远高于 AFP。但目前关于 GP73 能否成为肝癌早期诊断的指标及能否一定程度上取代 AFP 仍有争议。

(4)异常凝血酶原：异常凝血酶原（DCP）最初被发现于维生素 K 缺乏的患者血清中，是肝脏在合成凝血酶原过程中前体羧化不完全所致。肝实质细胞功能障碍、肝细胞羧化酶基因表达水平下降或者细胞内存在羧化酶抑制剂，是肝癌患者血清 DCP 含量升高的可能原因。DCP 在慢性活动性肝病及转移性肝癌患者中的阳性率很低，在 AFP 阴性肝癌患者中的阳性率较高可达 65.5%，在小肝癌患者中的阳性率可达 62.2%，因此 DCP 在 AFP 阴性及小肝癌中的诊断价值很高，而且在肝癌复发、预后的判断等方面都有重要价值。

(5)a-L-岩藻糖苷酶（AFU）：AFU 是一种溶酶体酸性水解酶，广泛存在于人体各组织，尤以肝脏组织中活性最高。肝癌患者血清中 AFU 明显升高，但在慢性活动性肝病患者中也可升高，AFU 水平的检测对肝癌尤其是 AFP 阴性或小肝癌具有较高的诊断价值，研究表明，血清中 AFU 在诊断肝癌中的敏感性和特异性分别为 90% 和 97.5%

(6)其他：如磷脂酰肌醇蛋白聚糖-3（GPC3）、热休克蛋白 70（HSP70）、血管内皮生长因子、转化生长因子 β_1、胰岛素样生长因子（IGF-Ⅱ）、肝细胞生长因子（HGF）、血清铁蛋白等，这些标志物都有待进一步研究。

(二)影像学检查

1. 超声显像(US)　因操作简便、费用低廉、可重复、无放射线和无创,腹部超声联合 AFP 检查是肝癌早期诊断和普查的主要方法。一般可以显示直径为 2cm 以上的肿瘤,除显示肿瘤大小、形态、部位,以及与重要血管的比邻关系外,还可以判断肝静脉、门静脉有无癌栓。超声显像依据病灶的灰阶及彩色多普勒超声和彩色多普勒能量图特征,对良恶性及病变类型进行定性和鉴别诊断。但由于受到肝脏病灶的大小、部位、回声特性、仪器分辨率及检查者经验等因素影响,常规超声检查检出肝占位病变的准确率在 53％～77％。笔者在临床工作中发现,常有弥漫性肝癌患者被超声检查漏诊,或者 3 个月前常规 B 超检查正常的患者行增强 CT 检查后提示巨块型肝癌。因此,对于肝癌高危人群推荐增强 CT 或者 MRI 检查。超声造影成像技术能够动态实时地显示肝脏及病灶的血流灌注增强变化过程,能显示毫米级的小肿瘤,将超声检查的敏感性提高到 91％～97％。超声造影剂安全性高,主要成分为六氟化硫微泡。由肝动脉供血的肝癌与主要由门静脉供血的肝脏组织比较,超声造影显示出瘤体在动脉早期明显增强;门静脉期肿瘤灌注开始减少,回声减弱;延迟期肿瘤血管的灌注状态很快消退,肝实质仍有灌注回声增强。因此,肿瘤周边显示边界清晰的弱回声灶,典型肝癌造影后表现为"快进快出",与肝癌增强 CT 和增强 MRI 的表现一致。

2. 电子计算机 X 线断层显像(CT)　是肝癌诊断与鉴别诊断最重要的影像学检查方法,可以用来观察肝癌的形态及血供、数目、大小,以及是否有血管侵犯与淋巴结转移。通常在平扫情况下,肝癌多表现为低密度占位,边缘清晰或者模糊,大肝癌则有中央液化坏死及周边卫星病灶。多期动态螺旋 CT(MDCT)具有扫描和成像速度快,密度和空间分辨率高及强大的三维后处理功能,能准确地观察病灶内的细节和血供。肝脏为双重血供,正常肝组织75％～80％来自门静脉,20％～25％来自肝动脉,但肝细胞癌 90％以上由肝动脉供血,多期增强扫描典型表现为动脉期造影剂快速通过肝动脉进入癌灶使其迅速强化呈高密度,门静脉期由门静脉供血的肝实质迅速强化,而癌灶中造影剂迅速退出而呈等密度或低密度,延迟期由于门脉血供的减少略呈低密度,反映对比剂"快进快出"的特点。

3. 磁共振显像(MRI)　MRI 是肝脏肿瘤的重要检查方法之一,与 CT 相比具有无放射性辐射、组织分辨率高,可以多方位(横断面、冠状面、矢状面)、多序列成像的优点,对肝癌内部的组织结构变化如出血坏死、脂肪浸润的显示优于

CT。特别是动态快速扫描多序列成像对小肝癌可定性诊断。随着专用于 MRI 检查肝脏病变的特异性对比剂的应用,MRI 对比剂多期动态增强检查已成为肝脏占位性病变的主要检查方法。同时,MRI 功能成像技术如弥散加权成像(DWI)、灌注加权成像(PWI)和波谱成像(MRS)等也可以为病灶的检查提供有用的信息。但其缺点在于价格昂贵、检查速度慢、患者无法忍受长时间憋气,目前在国内还没有得到普及。

4. 数字减影血管成像(DSA) DSA 是通过电子计算机进行辅助成像的血管造影方法,它是应用计算机程序进行两次成像,在注入造影剂之前,首先进行第一次成像,并用计算机将图像转换成数字信号储存起来。注入造影剂后,再次成像并转换成数字信号。两次数字相减,消除相同的信号,得出一个只有造影剂的血管图像,影像信息更清晰和直观,一些精细的血管结构亦能显示出来。有研究表明,肝动脉 DSA 较增强 CT/MRI 扫描、B 超等发现病灶的准确性和敏感性更高,肝动脉造影可显示 0.2cm 的细小动脉及 0.5cm 以下的小病灶。DSA 是诊断小肝癌准确而有效的方法,但属于创伤性操作,因此在实际应用上较少单独应用其诊断肝癌。但是临床上常有一些病人经 CT/MRI 检查无异常,而多次化验 AFP 明显升高,在排除活动性肝病和生殖胚胎性肿瘤后,可以行 DSA 明确诊断,常常可以检出一些细小的肝癌。

5. 正电子发射计算机断层成像(PET-CT) PET-CT 是将 PET 与 CT 融合在一起的功能分子影像成像系统,既可以通过 PET 功能显像反映肝脏肿瘤的生化代谢信息,能在肝细胞形态结构未出现明显改变前探测出其功能上的变化,对小肝癌的早期监测,良恶性肿瘤的鉴别,分化程度的判断有着较高的临床价值;又可以通过 CT 形态显像进行病灶的精确解剖定位,并且可以通过全身扫描了解机体的整体状况和有无远处转移;还可以判断肿瘤治疗前后的大小和代谢情况。

(三)病理学表现

由于医学科学的进步,根据影像学检查提示符合肝癌"快进快出"的特点、实验室检查如 AFP 升高和患者有肝炎病史及体格检查,通常就可以诊断肝癌。但是,对于小肝癌或者不典型肝癌来说,组织病理学检查仍然是诊断肝癌的金标准。

根据大体形态可将肝癌分成块状型、结节型和弥漫型 3 种。①块状型。肿块直径≥5cm,最常见,分为单块、多块和融合成块。若肿块直径≥10cm 则称为巨块型。②结节型。肿瘤直径<5cm,分单结节、多结节和融合结节。若单个结

节<3cm,或者相邻两个结节直径之和<3cm 称为小肝癌。③弥漫型。癌结节细小并弥漫分布于整个肝脏,常与肝硬化结节难以区别,在常规腹部超声检查时不容易诊断。

根据组织细胞学特点,可以将原发性肝癌分成肝细胞型、胆管细胞型、混合型及特殊类型(包括透明细胞型、巨细胞型、硬化型和纤维板层型)。肝细胞癌占原发性肝癌的 90%以上,胆管细胞癌占 5%左右,混合型少见,特殊类型罕见。

1. 肝细胞癌(HCC)

(1)组织学特点:癌细胞多为多角形,核大、核仁明显,胞质丰富。癌细胞排列成巢状或者索状,癌巢之间有丰富的血窦。肝细胞癌的分化程度,可按照高分化、中分化、低分化和未分化 4 级分级法,也可采用经典的 Edmondson-Steiner 4 级分级法。

(2)代表性免疫组化标志物:①肝细胞抗原 Hep Par1。②多克隆性癌胚抗原(pCEA)。③磷脂酰肌醇蛋白-3(glypican-3,GPC-3)。④CD34。⑤甲胎蛋白(AFP)。⑥乙肝病毒表面抗原(HBsAg)。⑦乙肝病毒核心抗原(HBcAg)。

2. 肝内胆管细胞癌(ICC)

(1)组织学特点:以腺癌结构为主,癌细胞排列成类似胆管的腺腔状,但腺腔内无胆汁却分泌黏液。癌细胞呈立方形或者柱状,细胞质淡染,胞质透明,纤维间质丰富。

(2)代表性免疫组化标志物:①细胞角蛋白 CK19/CK7。②黏蛋白-1(MUC-1)。③水通道蛋白-1(AQP-1)。但这些标志物在非肿瘤性胆管上皮也可阳性。

3. 混合型肝癌　此型少见,在一个肝脏肿瘤结节内,同时存在肝细胞癌和胆管细胞癌两种成分,分别表达各自的免疫组化标志物,其恶性程度明显增高。

4. 特殊类型肝癌　如透明细胞型、巨细胞型、硬化型和纤维板层型肝癌,其中纤维板层型肝癌是一种特殊而又少见的肝癌,多见于 35 岁以下的患者,通常没有乙肝病毒感染或者肝硬化背景,恶性程度较低,通常有手术切除的机会,预后相对来说较好。

四、原发性肝癌临床表现、诊断与分期

(一)临床表现

1. 症状　多数患者在诊断时无明显症状,出现症状时往往已到肝癌晚期,临床症状包括肝区疼痛、消瘦及食欲缺乏等消化道症状,同时可伴有肝硬化的相关症状,如果伴随有骨转移或者肺转移时可以出现骨痛、咳嗽、咯血等症状。

(1)肝区疼痛:右上腹疼痛最常见,为本病的重要症状。疼痛原因主要是肿瘤迅速生长使肝包膜被牵拉所致,如果肿瘤生长缓慢也可无疼痛表现。常为间歇性或持续性隐痛、钝痛或胀痛,随着肿瘤增大而疼痛加剧。疼痛部位与肿瘤位置密切相关,肿瘤位于肝右叶则为右季肋区疼痛,位于肝左叶则为剑突下区疼痛;如肿瘤侵犯膈肌,疼痛可放散至右肩或右背,患者也可出现顽固性呃逆;向右后生长的肿瘤可引起右侧腰部疼痛。肝包膜下癌结节破裂出血时可引起剧烈腹痛和腹膜刺激征,出血量大且急时容易出现失血性休克。

(2)消化道症状:常表现为食欲减退、饭后上腹饱胀、消化不良、恶心、呕吐和腹泻等症状,与肝硬化病人难以鉴别,这些症状可与肿瘤压迫、腹水、胃肠道瘀血及肝功能减退有关,缺乏特异性。肝左叶肿瘤增大后容易压迫胃导致进食困难及腹胀明显。

(3)恶性肿瘤的全身表现:如消瘦、乏力、发热、营养不良等,少数晚期患者可呈现恶病质状况,肿瘤坏死可出现午后低热,常不超过38℃,与肿瘤坏死物质的吸收有关,对症处理即可。如果坏死的肿瘤组织合并感染时可引起高热及败血症,需要应用抗生素治疗。

(4)伴癌综合征:指机体在肝癌组织代谢异常所产生的一些异位激素或者某些血管活性物质影响下出现的内分泌或代谢紊乱的症候群。临床表现多样且缺乏特异性,常见的有低血糖症、红细胞增多症;还有一些少见的如高脂血症、高钙血症、性早熟、促性腺激素分泌综合征、皮肤卟啉症、异常纤维蛋白原血症和类癌综合征等。

(5)肝外转移灶症状:如肺部转移可以引起咳嗽、咯血;胸腔转移可以引起胸痛和血性胸腔积液,以右侧多见;骨转移可以引起骨痛或病理性骨折等,颅内转移可以引起相应的神经系统定位体征和症状。腹腔淋巴结转移,由于增大淋巴结的压迫可以引起腹痛或者背部疼痛。

2. 体征　早期肝癌患者多没有明显的阳性体征,仅少数患者体检可以发现轻度的肝大、黄疸和皮肤瘙痒,可能与肝硬化有关。中晚期肝癌常有黄疸、肝大和腹腔积液等。由于患者多数合并有肝硬化,可以发现肝掌、蜘蛛痣、腹壁静脉曲张、双下肢水肿及脾大等。其中肝大是中晚期肝癌患者最主要的体征,肝右叶肝癌多在右肋缘下可触及,呈局限性隆起、质硬、表面不平,少数人可闻及血管杂音。肝左叶肝癌则表现为剑突下包块,常常压迫胃导致患者进食困难。合并下腔静脉癌栓的病人可以产生下腔静脉阻塞综合征,表现为顽固性双下肢水肿,严重者水肿延伸到大腿根部、背部及双侧阴囊,应用利尿药无效,必须行下腔静脉支架成形术缓解症状。

3. 并发症 肝癌最严重的并发症是癌结节破裂出血,发生率为 9%~14%,常由于肿瘤增大液化坏死而自发破裂,也可因外力或者便秘、咳嗽导致腹压增大而破裂。癌结节破裂可以局限于肝包膜下,引起急骤疼痛,少量出血则没有明显症状,往往在行 CT/MRI 检查时才能发现。如果破溃入腹腔则引起急性腹痛和腹膜刺激征。少量出血可表现为血性腹腔积液,大量出血则可导致休克,甚至死亡。由于肝癌患者多合并肝硬化,约 2/3 肝癌病人死于肝性脑病和上消化道出血。另外,由于肿瘤消耗,患者抵抗力减弱,再加上长期卧床,容易并发多种继发感染,如肺炎、肠道感染、真菌感染和败血症等。

(二)诊断

1. 病史 患者往往有乙肝、丙肝、遗传代谢性肝病史或者长期饮酒史。

2. 症状和体征 早期可无明显症状和体征,中晚期肝癌患者常常有肝区疼痛、消瘦、食欲缺乏等消化道症状,可有黄疸。体征主要是肋下和剑突下可扪及肝脏肿大,以及肝硬化的相关体征如腹水、双下肢水肿及脾大等。

3. 病理学 肝脏占位病灶或者肝外转移灶活检或手术切除组织标本,经病理组织学或细胞学检查诊断为肝癌,此为金标准。

4. 实验室 血清 AFP≥400ng/ml 持续 4 周或≥200ng/ml 持续 8 周,并能排除其他原因引起的 AFP 升高,包括妊娠、生殖系胚胎源性肿瘤、活动性肝病及继发性肝癌等。

5. 影像学 多期动态螺旋 CT 扫描/或动态对比增强 MRI 检查显示肝脏占位在动脉期快速不均质血管强化(arterial hypervascularity),而静脉期或延迟期快速洗脱(venous or delayed phase washout),即"快进快出"。

多数肝癌患者通过既往有慢性肝病病史、血清 AFP 水平明显升高,以及影像学检查结果即可做出临床诊断,而无须病理学诊断。

(三)肝癌的分期

目前,在世界范围内应用比较广泛的肝癌的分期包括 BCLC、CLIP、TNM、Okuda 分期等,我国于 2001 年在广州第 8 次全国肝癌学术会议上提出了符合中国国情的中国分期。

1. BCLC 分期 (Barcelona Clinic Liver Cancer Staging Classification)
BCLC 分期于 1999 年提出,比较全面地考虑了肿瘤、肝功能和全身情况;BCLC

分期是由巴塞罗那肝癌小组通过几个队列研究和随机对照研究所建立起来的，它不是根据分数来分期的系统，而是由几个研究所得出的独立预后因子组成的一个分期系统，综合了 PS 评分、肿瘤数目及有无血管侵犯、Okuda 分期和 Child-Pugh 分期。BCLC 分期不单是肝癌的分期，更提供了不同时期的治疗选择。它是目前世界范围内广泛应用的肝癌分期。它将肝癌分成 4 期，早期与极早期适合根治性治疗，如手术切除、肝移植和各种消融术；中期和进展期适合于姑息治疗，如 TACE 和分子靶向药物索拉菲尼；至于终末期由于患者肝脏功能极差，只能对症治疗。但是 BCLC 分期对于终末期肝癌中的肿瘤情况并没有进一步细分，认为只能对症治疗，而合并严重肝硬化的小肝癌患者却是肝移植的良好适应证（表 38）。

表 38 BCLC 分期

| 期 别 | PS 评分 | 肿瘤状态 | | 肝功能状态 |
		肿瘤数目	肿瘤大小	
0 期：极早期	0	单个	<2cm	没有门脉高压
A 期：早期	0	单个	<3cm	Child-Pugh A-B
		3 个或 3 个以内	<3cm	Child-Pugh A-B
B 期：中期	0	多结节肿瘤	任何	Child-Pugh A-B
C 期：进展期	1~2	门脉侵犯或 N1、M1	任何	Child-Pugh A-B
D 期：终末期	3~4	任何	任何	Child-Pugh C

2. CLIP 分期（Cancer of the Liver Italian Program） 于 1992 年由意大利肝癌项目组推出，CLIP 评分包含有 Child-Pugh 肝功能分级、肿瘤情况、门脉癌栓及血清 AFP 水平 4 个项目，对判断病情的预后有很大的帮助。最终评分为 0~6 分，总评分越高，预后越差（表 39）。

表 39 CLIP 分期

分 数	肿瘤形态	Child-Pugh 分级	AFP(ng/ml)	门静脉癌栓
0	单结节，≤50%	A	<400	无
1	多结节，≤50%	B	≥400	有
2	弥漫或者>50%	C		

3. TNM（Tumor-Node-Metastais）分期 在世界范围内长期使用，被认为是

对于欲行手术患者最好的评估方法。然而它只反映了肿瘤形态学,对于有无血管侵犯未作评述,未考虑到肝癌患者往往合并有肝硬化,而肝功能情况恰好制约肝癌患者治疗方案选择与估计预后的重要因素,所以 TNM 分期在肝癌的临床应用上很少。以下为国际抗癌联盟(UICC)与美国肿瘤联合会(AJCC)于2009 年联合制定的 TNM 分期(表 40)。

表 40　TNM 分期

分　期	T	N	M
Ⅰ期	T1	N0	M0
Ⅱ期	T2	N0	M0
ⅢA	T3a	N0	M0
ⅢB	T3b	N0	M0
ⅢC	T4	N0	M0
ⅣA	T1~T4	N0~N1	M0
ⅣB	T1~T4	N0~N1	M1

注:T,原发病灶;Tx,原发肿瘤不能测定;T0,无原发肿瘤的证据;T1,孤立肿瘤没有血管受侵;T2,孤立肿瘤有血管受侵或多发肿瘤直径≤5cm;T3a,多发肿瘤直径>5cm;T3b,孤立肿瘤或多发肿瘤侵及门静脉或肝静脉主要分支;T4,肿瘤直接侵及周围组织,或致胆囊或脏器穿孔;N,区域淋巴结;Nx,区域内淋巴结不能测定;N0,无淋巴结转移;N1,区域淋巴结转移;M,远处转移;Mx,远处转移不能测定;M0,无远处转移;M1,有远处转移

4. Okuda 分期　以肿瘤大小、腹水有无、血清白蛋白与胆红素高低四项将肝癌分为三期,于 1985 年提出,为最早使用的分期方法之一。它是首个包括了肿瘤情况和肝功能的分期系统。但对肿瘤的大小估计太粗略,并忽略了其他一些重要的肿瘤因素,比如肿瘤是多发还是单发、有无远处转移和血管侵犯等,而这些项目与患者的预后紧密相关(表 41)。

表 41　Okuda 分期系统

分　数	肿瘤范围	腹　水	白蛋白(g/dl)	胆红素(mg/dl)
0	<50%肝脏	无	>3	<3
1	>50%肝脏	有	<3	>3

注:Ⅰ期,0 分;Ⅱ期,1~2 分;Ⅲ期,3~4 分

5. 中国分期　2001 年 9 月,在广州召开的第 8 届全国肝癌学术会议上正式通过了"原发性肝癌的临床诊断与分期标准"(表 42)。

表 42 原发性肝癌临床诊断与分期标准

分 期	肿瘤	癌 栓	腹腔淋巴结转移	远处转移	Child-Pugh 分级
Ⅰa	单个≤3cm	无	无	无	A
Ⅰb	单个或两个≤5cm,在半肝	无	无	无	A
Ⅱa	单个或两个≤10cm,在半肝;或者两个≤5cm,在左右两半肝	无	无	无	A
Ⅱ	单个或两个>10cm,在半肝;或者两个>5cm,在左右两半肝	无	无	无	A 或者 B
Ⅱb	任意	有门静脉分支、肝静脉或者胆管癌栓	无	无	A 或 B
Ⅲa	任意	门静脉主干或者下腔静脉癌栓	有或无	有或无	A 或 B
Ⅲa	任意	有或无	有	有或无	A 或 B
Ⅲa	任意	有或无	有或无	有	A 或 B
Ⅲb	任意	有或无	有或无	有或无	C

五、原发性肝癌的治疗

原发性肝癌治疗方法的选择取决于肿瘤情况、肝功能及全身状况。

1. 根治性肝切除术 各种指南均推荐外科手术切除作为肝癌的首选治疗方法,但是由于患者肝脏储备功能的限制、肿瘤位置不佳及血管侵犯等原因,能够手术切除的肝癌患者只占全部肝癌患者 15%~30%。有人报道,小肝癌切除术后 5 年生存率为 75%,对于符合条件的肝癌患者仍建议手术切除。手术要求彻底切除肿瘤,使切缘无残留肿瘤;同时最大限度地保留正常肝组织,降低手术死亡率及手术并发症。手术指征：①单发肝癌。周围界限较清楚或有假包膜形成，受肿瘤破坏的肝组织<30％；或虽然受肿瘤破坏的肝组织≥30％，但无瘤侧肝脏明显代偿性增大，达全肝组织的50％以上。②多发性肝癌。癌结节<3个，且局限在肝脏的一段或一叶内。

2. 姑息性肝切除术　不能行根治性肝切除术以外的外科切除称为姑息性肝切除术，其适应证：①多发性肝癌。癌结节3～5个，超越半肝范围者，行多处局限性切除。②多发性肝癌。局限于相邻2～3个肝段或半肝内，影像学显示无瘤肝组织明显代偿性增大，达全肝的50％以上。③位于肝中央区肝癌。无瘤肝组织明显代偿性增大，达全肝的50％以上。④肝门部有淋巴结转移者。如原发肝癌可切除，应切除肿瘤的同时，行肝门部淋巴结清除。⑤周围脏器（结肠、胃、膈肌或右肾上腺等）受侵犯。如原发肝癌可切除，应连同受侵犯脏器一并切除；远处脏器单发转移性肿瘤（如单发肺转移），可同时做原发肝癌切除和转移瘤切除术。⑥其他。肝癌合并门静脉癌栓（PVTT）和（或）腔静脉癌栓、肝癌合并胆管癌栓、肝癌合并肝硬化门脉高压、难切性肝癌的切除。

3. 肝移植术　肝移植技术给肝脏外科理念带来了革命性的变化，肝移植不仅可以切除肿瘤，更重要的是同时去除了整个病肝，消灭了肝癌发生的土壤——肝硬化，为那些因为肝功能不良而无法手术的肝癌患者获得了根治的机会。肝移植术作为一种治疗肝癌的根治性手术在我国有了快速的发展，对于符合米兰标准的肝癌患者行肝移植术后5年的生存率可达70％，复发率小于15％。但是，有些医疗机构对于肝移植的适应证把握不严，对一些不适合肝移植的患者进行手术，术后的肝癌复发率及死亡率较高。对于宝贵的供肝资源来说，必须选择合适的适应证，确保供肝的有效利用。

(1)米兰(Milan)标准：1996年，意大利的Mazzaferro和他的团队共同发表了一个关键性的报告，证实了接受肝移植的早期肝癌患者有较好的4年生存指标和较低的复发率。在此基础上形成了米兰标准。具体如下：单个肿瘤直径不超过5cm；多发肿瘤数目≤3个、最大直径≤3cm；不伴有血管及淋巴结的侵犯。这个标准的优点是疗效肯定，5年生存率>75％，复发率<10％，仅须考虑肿瘤的大小和数量，便于临床操作；缺点是过于严格，一部分可能治愈的患者被排除在外。而且由于供体器官短缺，在大多数国家，患者等待接受肝移植的时间较长，原来符合Milan标准的肝癌患者很容易在等待供肝的过程中由于肿瘤生长超出标准而被剔除。鉴于此，新辅助疗法、降期疗法等用于临床。新辅助疗法可提高肝移植术后的疗效；降期疗法可降低形态学分期；"架桥策略"适用于等候较长时间的患者。

（2）加州大学旧金山分校（UCSF）标准：美国 Yao 等于 2001 年提出，在米兰标准的基础上对肝移植适应证进行了一定程度的扩大，包括：单个肿瘤直径不超过 6.5cm；多发肿瘤数目≤3 个、最大直径≤4.5cm、总的肿瘤直径≤8cm；不伴有血管及淋巴结的侵犯。UCSF 标准扩大了 Milan 标准的适应证范围，但又不明显降低术后生存率。有人对美国加利福尼亚大学洛杉矶分校肝移植中心1984—2006 年 467 例肝癌肝移植患者随访发现，符合米兰标准和符合 UCSF标准的患者 5 年生存率相比，差异无统计学意义。

4. 局部消融治疗

（1）无水酒精注射（PEI）：适用于直径≤3cm 的小肝癌及复发小肝癌的治疗，是最早应用于肝癌消融治疗的微创技术。开始于日本，后来推广到全世界，由于其费用低廉、安全、可重复操作、不良反应少，目前在一些国家仍将其作为小肝癌的首选治疗方法。但是，随着肿瘤直径的增大及一些病灶内的纤维间隔，无水酒精渗透性下降，术后肿瘤的完全坏死率下降。临床上，有的癌灶贴近肝门、胆囊及胃肠道组织，热消融治疗或者冷消融治疗可能容易造成损伤；此时，可以考虑采用 PEI 或 PEI 与冷、热消融并用，以防止并发症发生。

（2）射频消融（RFA）：是近十余年发展起来的肝癌治疗新技术，也是应用最广泛的热消融手段；基本原理是射频电极针周围产生的高频射频波能激发组织震荡，摩擦产热，温度可达 60℃～110℃，使瘤灶发生凝固坏死。其优点是操作方便、微创、对肝脏功能的要求不高、疗效确切、价廉。缺点是：①热沉积效应（heat sink），射频产生的热量被临近的大血管中流动的血液带走，使温度降低、疗效下降。②临近的肝门、胆囊及胃肠道组织容易受损。③大的肿瘤不易整体灭活。对于小肝癌患者，RFA 的远期疗效与肝移植和肝切除相似。与无水乙醇注射相比，RFA 对 3～5cm 的肿瘤具有根治率高、所需治疗次数少和远期生存率高的显著优势。

目前，国际上公认的适合 RFA 治疗的指针：①单结节肝癌，病灶＜5cm，最好＜3cm。②多结节肝癌≤3 个，每个不超过 3cm。③原发灶已经切除的转移性肝癌，转移灶直径＜5cm，数量不超过 3 个。④一般情况较好，肝功能为Child-Pugh A 级或者 B 级，无大量腹水。

禁忌证：①肿瘤巨大或弥漫型肝癌。②合并门脉主干至二级分支癌栓或肝静脉癌栓、邻近器官侵犯或远处转移。③位于肝脏脏面，其中 1/3 以上为外裸的肿瘤。④肝功能分级为 Child-Pugh C 级，经护肝治疗无法改善者。⑤治疗前1 个月内有食管胃底静脉曲张破裂出血。⑥不可纠正的凝血功能障碍和明显的血常规异常，具有明显出血倾向者。⑦顽固性大量腹水，恶病质。⑧合并活动性感染,尤其是胆管系统炎症等。⑨肝、肾、心、肺和脑等重要脏器功能衰竭。⑩意识障碍或不能配合治疗的患者。同时,第一肝门区肿瘤应为相对禁忌证;肿瘤紧贴胆囊、胃肠、膈肌或突出于肝包膜,为经皮穿刺路径的相对禁忌证;伴有肝外转移的肝内病灶不应视为绝对禁忌证,有时仍可考虑采用局部消融治疗控制局部病灶发展。

(3)氩氦刀冷冻消融(CSA):氩氦刀是一种热绝缘中空超导刀,刀头中空,高压氩气在刀尖形成快速低温(可达-140℃),将细胞迅速冷冻成冰球,然后通入氦气迅速复温(20℃~40℃),骤冷骤热的过程使细胞内外冰晶形成、细胞脱水、电解质毒性浓缩及微血管破裂造成缺氧等联合作用导致靶区细胞死亡,对肿瘤细胞产生杀灭作用,是新近发展的一种微创技术。其适应证和禁忌证同上。

5. 经导管肝动脉栓塞化疗(TACE) 自1979年Nakakuman等首先将经导管肝动脉栓塞化疗术应用于临床以来,TACE目前已经成为失去手术机会的进展期肝癌的最有效和最常用的姑息治疗方法,其有效率为15%~55%,并能延长总生存时间,最长到16~20个月。TACE治疗肝细胞癌的机制在于肝癌及肝脏的生理学特征,尤其是肿瘤血管构成。肝脏有肝动脉及门静脉双重供血,正常肝脏组织75%的血供来自门静脉,25%来自肝动脉;而肝癌结节的血供95%以上来自肝动脉。因此,可以阻断肝动脉供血导致肿瘤缺血、坏死,而正常肝组织的供血基本不受影响。TACE一方面可以提供较高的肿瘤局部化疗药物浓度,另一方面通过动脉栓塞减少肿瘤血供,增加化疗药物与肿瘤组织的接触时间来增强抗肿瘤效应,致使肿瘤细胞缺血、缺氧及凋亡。TACE的主要缺点在于大多数肿瘤坏死不完全,需要多次治疗。另外,TACE对播散卫星灶及门静脉癌栓的治疗有限,更难以控制病灶的远处转移。TACE术后手术切除标本病理检测表明,多数肿瘤病灶的周围仍有存活的肿瘤细胞,主要原因在于肿瘤细胞对化疗药物的耐药、栓塞不完全及肿瘤侧支血供的建立。

(1)适应证:①巨块型肝癌,肿瘤占整个肝脏的比例<70%。②多发结节型肝癌。③门静脉主干未完全阻塞,或虽完全阻塞但肝动脉与门静脉间代偿性侧支血管形成。④外科手术失败或术后复发者。⑤肝功能分级(Child-Pugh)A或B级,ECOG评分0~2分。⑥肝肿瘤破裂出血及肝动脉-门脉静分流造成门静脉高压出血。⑦肝肿瘤切除术前应用,可使肿瘤缩小,有利于二期切除,同时能明确病灶数目。⑧小肝癌,但不适合或者不愿意进行手术、局部射频或微波消融治疗者。⑨控制局部疼痛、出血,以及栓堵动静脉瘘。⑩肝癌切除术后,预防复发。

(2)禁忌证:①肝功能严重障碍(Child-Pugh C 级)。②凝血功能严重减退,且无法纠正。③门静脉主干完全被癌栓栓塞,且侧支血管形成少。④并发感染且不能同时治疗者。⑤肿瘤远处广泛转移,估计生存期<3 个月者。⑥恶病质或多器官功能衰竭者。⑦肿瘤占全肝比例≥70%癌灶;如果肝功能基本正常,可考虑采用少量碘油乳剂分次栓塞。⑧外周血白细胞和血小板显著减少,如白细胞<$3.0×10^9$/L,血小板<$60×10^9$/L(非绝对禁忌,如脾功能亢进者,与化疗性白细胞及血小板减少有所不同)。

6. 放射治疗 肝癌属于放射敏感肿瘤,但是肝脏组织对放射线更敏感,早期肝癌放疗不能兼顾肿瘤控制概率和正常组织并发症概率,所以在 20 世纪 90 年代以前,由于放疗的效果较差,且对肝脏损伤较大,因此对 HCC 患者较少进行放疗。近年来,由于三维适形放射治疗(3DCRT)、立体定向放射(SBRT)治疗和调强适形放疗(IMRT)、质子与重离子放射治疗等技术应用于肝癌治疗,大大减少了肝受照体积,因此耐受剂量得到提高。

适应证:①局限于肝内的不能手术切除的 HCC 可接受放疗联合肝动脉化疗栓塞术。②HCC 伴癌栓。③HCC 伴淋巴结转移。④ICC。⑤HCC 肾上腺转移。⑥HCC 骨转移。

研究表明前 4 者接受放疗后可以延长生存期。对于后 2 者放射治疗的目的是缓解症状,从而提高患者生存质量,但无证据说明能够延长患者生存期。

7. 分子靶向药物治疗 索拉菲尼是 Raf 激酶和受体酪氨酸激酶抑制剂,具有同时抑制肿瘤细胞增殖和血管生成的双重作用,对肾癌、肝癌、黑素瘤和非小细胞肺癌都有一定的治疗作用。肿瘤的生存、生长和转移依赖于有效的肿瘤细胞增殖和肿瘤血管形成,索拉菲尼可通过抑制 Ras/Raf /Mek/Erk 信号传导通路直接抑制肿瘤细胞增殖。另一方面索拉菲尼通过抑制几种与新生血管生成和肿瘤发展有关的酪氨酸激酶受体的活性,包括血管内皮生长因子受体-2(VEGFR-2),VEGFR-3,血小板衍生的生长因子受体-β(PDGFR-β)和 c-Kit 原癌基因,阻断肿瘤新生血管生成,间接抑制肿瘤细胞的生长,从而起到抗肿瘤作用。尤其对肝癌来说,是一种伴 VEGF 高表达的高度血管化肿瘤,因此索拉菲尼抑制肿瘤血管生成的作用可能对肝癌更加显著。2007 年 Llovet 等报告了 SHARP 研究,即索拉菲尼与安慰剂对照治疗晚期肝细胞肝癌的欧美国家多中心、随机对照、Ⅲ期临床研究,结果表明,索拉菲尼是可以显著延长晚期 HCC 患者总生存期的系统性治疗药物。这是肝癌系统治疗领域里一次突破性进展,开创了肝癌治疗的一个新时代。在药物研究领域里索拉菲尼的应用是一个重大突破,但对于肝癌的治疗进展索拉菲尼只带来一个小进步,因为单用索拉菲尼最多也只能延长晚期肝癌患者 2~3 个月的中位生存期。在疗效方面,国内外关于索拉菲尼单药治疗使肿瘤患者达完全缓解(CR)和部分缓解(PR)状态的较为少见,所以目前观点认为索拉菲尼主要着眼于控制肿瘤进展,而不是传统意义上的"杀死"肿瘤细胞。因此,如何利用索拉菲尼参与肝癌的综合治疗,与其他治疗方法相结合,将靶向药的作用发挥到极致,最大限度地提高肝癌综合治疗水平应该是努力的方向。

8. 系统化疗 系统化疗是指主要通过口服、肌内或者静脉途径给药进行化疗的方式。早在 20 世纪 50 年代开始,系统化疗就开始应用于治疗肝癌,但多数传统的细胞毒性药物单药治疗效果差,HCC 对于这些药物存在原发耐药,而且由于 HCC 患者常存在肝硬化,多药联用后的不良反应显著,应用受限。无论在欧美还是中国,都没有公认的化疗药物及方案。近 10 年来,随着一些高效低毒的细胞毒药物研发和应用于临床,晚期胃肠癌的系统化疗取得了长足的进步。奥沙利铂是第三代铂类抗肿瘤药,通过铂原子与肿瘤细胞 DNA 链形成绞链,阻断其复制与转录而达到抗肿瘤效果,经体外及体内实验表明,其对大肠癌细胞及顺铂耐药细胞株有显著的抑制作用,与 5-Fu 有协同作用,并且对 5-Fu 耐药的肿瘤也有效。美国 NCCTG 进行的 N9741 实验比较 FOLFOX4、IFL 和 ROX 方案一线治疗晚期大肠癌的效果,FOLFOX4 有效率为 45%,中位生存期、中位疾病进展时间分别为 19.5 个月和 8.7 个月,明显优于其他方案,而且恶心、呕吐、腹泻、发热、骨髓抑制等不良反应明显降低,推荐 FOLFOX4 方案作为晚期结直肠癌的一线治疗方案。因此,选择含奥沙利铂的方案治疗晚期肝癌备受关注。

研究显示,有高复发风险的肝癌患者行根治性切除术后每 4 周静脉注射表柔比星及丝裂霉素的辅助化疗,可以减少肿瘤复发,提高长期生存率。目前已经证实对于有肝脏转移的结直肠癌患者,基于奥沙利铂的辅助全身化疗能够有效减少肝脏的肿瘤。体外实验表明,奥沙利铂能够抑制多种肝癌细胞系的增殖,其机制主要是诱导细胞凋亡。对于不能手术切除的肝癌患者,无论是系统化疗,还是经肝动脉灌注化疗,含有奥沙利铂的化疗方案均有良好的疗效。2011 年,Zhang 等报道将不符合米兰标准的 58 例接受肝移植的 HCC 病人随机分成 2 组,每组 29 人,试验组在移植后 1 年内共接受含奥沙利铂、氟尿嘧啶、亚叶酸钙的化疗方案 6 个周期,每 3 周 1 个周期,结果表明试验组的中位生存期延长 4~7 个月,试验组 1 年和 3 年的生存率分别为 89.7% 和 79.3%,而对照组只有 69.0% 和 62.1%。2012 年,Coriat R 等报道在 37 例合并严重肝硬化及接受肝移植的进展期肝癌病人中进行的 FOLFOX4 方案系统化疗是有效的,不良反应较小。2010 年,秦叔逵等 ASCO 年会上公布了 FOLFOX4 与单药 DOX 用于不适合手术或者局部治疗的晚期 HCC 患者姑息性化疗对比研究(EACH)的部分数据,结果表明,FOLFOX4 系统化疗方案对于晚期 HCC 患者的疗效明显优于传统的阿霉素方案。笔者近期对 15 例无法手术切除的中晚期肝癌患者予以联合肝动脉化疗栓塞(TACE)及 FOLFOX4 系统化疗,前者可以达到使肿瘤减负荷的作用,后者可以清除肝脏及血液循环中的癌细胞,结果令人满意,不良反应小,患者可以耐受,而且费用低廉。

(1)主要适应证:①合并有肝外转移的晚期患者。②虽为局部病变,但不适合手术治疗和肝动脉介入栓塞化疗者,如肝脏弥漫性病变或肝血管变异。③合并门静脉主干或下腔静脉瘤栓者。④多次肝动脉栓塞化疗(TACE)后肝血管阻塞或介入治疗后复发的患者。

(2)禁忌证:①ECOG>2 分, Child-Pugh>7 分。②白细胞<$3.0×10^9$/L 或中性粒细胞<$1.5×10^9$/L,血小板<$60×10^9$/L,血红蛋白<90g/L。③肝、肾功能明显异常,转氨酶(AST 或 ALT)>5 倍正常值和/或胆红素显著升高 >2 倍正常值,血清白蛋白<28g/L,肌酐(Cr)≥正常值上限,肌酐清除率(CCr)≥50ml/min。④具有感染发热、出血倾向、中大量腹腔积液和肝性脑病。

9. 免疫治疗 肿瘤免疫治疗是通过激发、增强机体的免疫功能达到控制、杀灭肿瘤细胞的目的,是未来肿瘤治疗的发展方向。但目前免疫疗法只能清除少量播散的肿瘤细胞,故常将其作为手术、化疗、放疗等常规方法后的辅助疗法来联合应用。因此,有人形容免疫治疗是"理论上的巨人,效果上的矮子"。一般先通过手术、化疗、放疗等常规方法杀灭大多数肿瘤细胞后,再辅以免疫疗法来清扫残存肿瘤细胞,以巩固、提高抗肿瘤的疗效,常见的方法包括主动性免疫和被动性(过继性)免疫两大类。主动性免疫治疗是指利用肿瘤细胞的特异性抗原物质来诱导病人机体产生特异性免疫,进而达到主动杀伤肿瘤细胞的目的。目前,用于临床肝癌主动性免疫包括肝癌肿瘤疫苗、树突细胞疫苗。肝癌肿瘤疫苗通常是通过利用物理、化学或生物因素等一种或多种方式处理自身或同种异体的肝癌细胞,消除其致瘤性,保留免疫原性,然后输入体内,刺激机体产生特异性抗肿瘤免疫,治疗、预防肝癌转移和复发。被动性(过继性)免疫治疗是通过输注自身或同种异体特异性或非特异性肿瘤杀伤的免疫细胞来纠正细胞免疫功能低下,直接发挥抗肿瘤作用。常见的免疫细胞治疗有淋巴因子激活的杀伤(LAK)细胞,肿瘤浸润的淋巴细胞(TIL),细胞毒性 T 细胞(CTL),细胞因子诱导的杀伤(CIK)细胞等。CIK 或 DC-CIK 细胞治疗是目前在国内多家肿瘤生物治疗中心应用较多的一种免疫治疗方法,其利用抗 CD3 单抗、IL-1、

IFN-γ 和 IL-2 等细胞因子将病人外周血中具有广泛抗肿瘤活性的 CD3＋CD56＋T 淋巴细胞大量扩增，然后回输体内，从而发挥广谱抗肿瘤的活性.

10. 中医药治疗 肝癌的中医药治疗以辨证论治为主，配合辨病，两者结合，再加以对症用药。根据常见的症型，采用相应的健脾理气法、活血化癥法、软坚散结法、清热解毒法、清热祛湿法、活血化瘀法和补益肝肾法等。

中医药治疗肝癌的方剂和药物很多，常用的有四君子汤、茵陈汤、桃红四物汤、龙胆泻肝汤、四逆散、逍遥散、服下逐瘀汤、血腑逐癥汤等，常用中药有白花蛇舌草、北黄芪、党参、茯苓、白术、薏苡仁、鳖甲、怀山药、茵陈、半枝莲、莪术、丹参等。目前新研制的一些现代中药制剂，包括消癌平、康莱特、华蟾素、榄香烯和得力生注射液及其口服剂型等用于治疗肝癌，在临床上已经广泛应用，具有一定的疗效。研究表明，中医药有助于减少放、化疗的毒性，改善癌症相关症状和生活质量，可能延长生存期，可以作为肝癌治疗的重要辅助手段。解放军第302 医院研制的"三蛇消癌汤"经临床验证对于肝癌患者亦有一定的临床疗效。

六、典型病例

1. 病例一

(1)简要病史：患者，男，59 岁，因"HBsAg 阳性 10 年，发现肝占位 3 天"入院，患者无明显不适主诉，查体：肝掌、蜘蛛痣阴性，皮肤、巩膜无黄染，肝脾不大，腹水症阴性，双下肢无水肿。化验肝功能：ALT 18U/L，AST 22U/L，ALB 38g/L，BIL 10.4μmol/L，ChE 6 750U/L；PT/PA 10.5s/113％；AFP 265ng/ml；腹部 MRI 示：①肝 S8 占位性病变，考虑小肝癌可能性大。②动脉期肝内多发异常强化，考虑灌注异常；左肝内胆管扩张。③脾大。④右肾囊肿。病理回报(肝脏)：肝细胞癌，中度分化；病毒性肝炎肝硬化，乙型，活动期。

(2)诊断：①临床诊断。依据患者有慢性乙肝病史及肝硬化基础，中国男性，年龄 59 岁，化验 AFP 明显升高，MRI 提示肝右叶小肝癌，患者原发性肝癌诊断明确。患者肝功能 Child-Pugh A5，依据 BCLC 分期，属于 A 期(早期)。②病理诊断。肝脏穿刺活检提示：肝细胞癌，中度分化。诊断明确。

(3)治疗策略：患者一般情况好，肝功能 Child-Pugh A5，ChE 6 750U/L，提示肝脏储备功能好，腹部 MRI 示肝 S8 小肝癌，病灶不到 1cm。可选择的治疗方案：手术根治性切除、肝移植、局部消融(射频消融、氩氦刀、无水酒精注射等)、TACE。经与患者及其家属协商后，采用射频消融，肿瘤病灶一次性消融完全。

（4）随访：术后 1 个月 AFP 降至正常，术后 1 个月复查病灶完全消融，术后 4 个月、15 个月 MRI 随访消融区逐渐缩小，未见残留病灶。图 30 依次为术前、术后 1 个月、术后 4 个月及术后 15 个月 MRI 片。

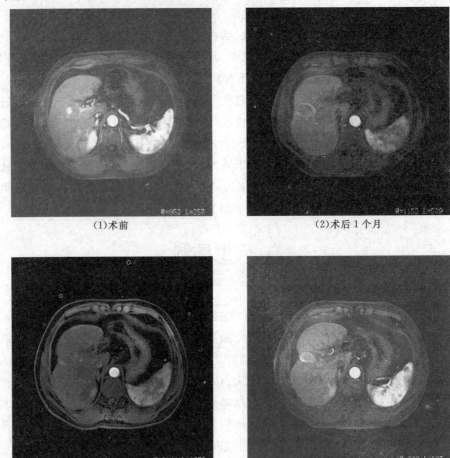

(1)术前   (2)术后 1 个月

(3)术后 4 个月   (4)术后 15 个月

图 30　病例一患者术前、术后 MRI 片

2. 病例二

（1）简要病史：患者，男，54 岁，因"发现 HBsAg 阳性 36 年，肝区不适 1 月余"入院。患者诉肝区轻微胀痛，余无不适，查体：肝掌、蜘蛛痣阴性，皮肤、巩膜无黄染，肝脾不大，腹水症阴性，双下肢无水肿。化验肝功能：ALT 41U/L，AST 51U/L，ALB 38g/L，BIL 15μmol/L，ChE 5 991U/L；PT/PA 12s/90%；AFP 12ng/ml。腹部 MRI 示：①肝内多发占位性病变，考虑肝癌。②肝硬化。

③脾大。

（2）诊断：①临床诊断。依据患者有慢性乙肝病史及肝硬化基础，中国男性，年龄 54 岁，化验 AFP 无升高，MRI 提示肝右叶多发占位性病变，符合典型的肝癌"快进快出"增强 MRI 图像，患者原发性肝癌诊断明确。患者肝功能 Child-Pugh A5，依据 BCLC 分期，属于 B 期（中期）。②病理诊断。患者拒绝行肝脏穿刺活检。

（3）治疗策略：患者一般情况好，肝功能 Child-Pugh A5，ChE 5 991U/L，提示肝脏储备功能好，腹部 MRI 示肝左右叶多发肝癌。患者肿瘤多发，大于 10 个，最大直径在 2cm 左右，分布于左右肝，无门脉癌栓及肝外转移，患者无手术、肝移植机会，不适合行局部消融治疗。可选择的治疗方案：TACE 或者 TACE 联合索拉菲尼。经与患者家属协商后行 TACE 治疗。

（4）随访：患者累计行肝癌 TACE 治疗 6 次，随访 15 个月，目前依旧存活。图 31 为术前 MRI 片及第一次 TACE 治疗血管造影片。

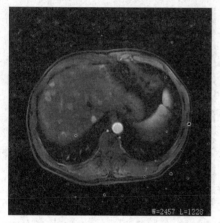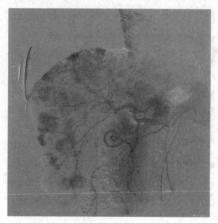

图 31　病例二患者术前 MRI 及 TACE 治疗血管造影片

3. 病例三

（1）简要病史：患者男性，48 岁，主诉因"HBsAg 阳性 30 年，右上腹胀痛半月"入院。查体：肝掌、蜘蛛痣阳性，皮肤、巩膜无黄染，肝脾不大，腹水症阴性，双下肢无水肿。化验肝功能：ALT 61U/L，AST 53U/L，ALB 39g/L，BIL 25.3μmol/L，ChE 4 246U/L；PT/PA 11.5s/92%；AFP 大于 20 000ng/ml。腹部 MRI 示：①肝右叶多发占位性病变，考虑肝癌，伴门脉主干、左右支癌栓形成。②肝硬化，门脉海绵样变。③胆囊炎。

（2）诊断：①临床诊断。依据患者有慢性乙肝病史及肝硬化基础，中国男性,年龄 48 岁,化验 AFP 明显升高,MRI 提示肝右叶多发占位性病变,考虑肝癌,伴门脉主干、左右支癌栓形成;肝硬化,门脉海绵样变;胆囊炎。患者原发性肝癌诊断明确。患者肝功能 Child-Pugh A5,依据 BCLC 分期,属于 C 期(进展期)。②病理诊断。患者拒绝行肝脏穿刺活检。

(3)治疗策略:患者一般情况好,肝功能 Child-Pugh A5,ChE 4 246U/L,提示肝脏储备功能好,腹部 MRI 示肝右叶多发占位性病变,伴门脉主干、左右支癌栓形成。患者肿瘤多发,大于 3 个,最大直径在 5cm 左右,伴门脉主干及左右支癌栓,无肝外转移。患者无手术、肝移植机会,不适合行局部消融治疗。可选择的治疗方案:TACE 联合索拉菲尼。经与患者家属协商后行 TACE 联合索拉菲尼。

(4)随访:患者累计行肝癌 TACE 治疗 6 次,服用索拉菲尼 15 个月,随访 15 个月,目前依旧存活。以下为患者术前 MRI 片,左图示门脉主干癌栓,右图示肝内多发占位病灶(图 32)。

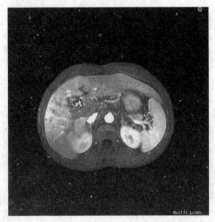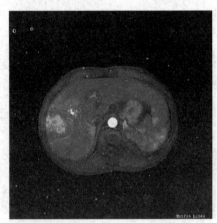

图 32　病例三患者术前 MRI 片

4. 病例四

(1)简要病史:患者男性,54 岁,因"HBsAg 阳性 30 年,乏力、腹胀、双下肢水肿半月"入院。查体:神志清楚,精神欠佳,应答切题,定向力、记忆力、计算力均正常。面色晦暗,皮肤、巩膜中度黄染,肝掌阳性,颈部可见蜘蛛痣。肝不大,肝区叩痛阳性,脾已切除,腹水症阳性,双下肢中度水肿。扑翼样震颤阴性。化验肝功能:ALT 121U/L, AST 163U/L, ALB 24g/L, BIL 76.4μmol/L, ChE 1 970U/L;PT/PA 16.5s/57.7%;AFP 大于 20 000ng/ml;腹部 MRI 示:①肝多发占位性病变,考虑肝癌,伴病变远端肝内胆管扩张,伴门脉主干、左右支及部分下腔静脉癌栓形成,肝门及腹膜后淋巴结。②肝硬化,脾大,符合脾栓塞后改变,食管、胃底、胃冠状静脉及腹腔静脉曲张。③胆囊炎。④双下肺膨胀不全。

(2)诊断:①临床诊断。依据患者有慢性乙肝病史及肝硬化基础,中国男性,年龄 54 岁,化验 AFP 明显升高,MRI 提示肝脏多发占位性病变,考虑肝癌,伴病变远端肝内胆管扩张,伴门脉主干、左右支及部分下腔静脉癌栓形成,肝门及腹膜后淋巴结肿大(图 33)。患者原发性肝癌诊断明确。患者肝功能 Child-Pugh C12,依据 BCLC 分期,属于 D 期(终末期)。②病理诊断。患者拒绝行肝脏穿刺活检。

(3)治疗策略:患者一般情况差,肝功能 Child-Pugh C12,ChE 1 970U/L,提示肝脏储备功能差,腹部 MRI 示肝脏多发占位性病变,伴门脉主干、左右支及部分下腔静脉癌栓形成,肝门及腹膜后淋巴结转移。患者无手术、肝移植机会,不适合行局部消融治疗,目前肝功能差,不适合行 TACE 治疗,不建议服用索拉菲尼。可选择的治疗方案:内科对症支持治疗。

(4)随访:经内科对症支持治疗后,患者症状无缓解,入院后 1 个月出现呕血及黑便,治疗无效,入院后 38 天因肝功能衰竭、肝性脑病死亡。图 33 为刚入院 MRI 片。

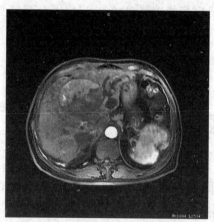

图 33　病例四患者刚入院 MRI 片

第十章 肝纤维化的诊断策略

肝纤维化是肝脏对各种损伤产生的一种可逆的创伤-修复反应,可发生于几乎所有的慢性肝病患者,最终可发展至失代偿期肝硬化,全球具有较高的发病率和病死率。近 10 年来,有关肝纤维化领域的知识得到了爆炸性增长,这主要得益于在致病机制方面的理解并取得了持续进展,以及人们意识到纤维化是一些本可以得到治疗的慢性损伤的共同通路。在临床工作中,由于肝纤维化无特殊的临床症状和体征,其诊断主要靠肝活检、影像学及血清学指标检查而确定,但这些诊断方法各有优缺点,因此寻找准确性高、可操作性强的肝纤维化诊断方法已成为当前的研究热点。对肝纤维化发病机制的新认识,可在肝纤维化诊断学和治疗学上取得更多的进展,这将在未来几年里转变慢性肝病的诊疗方式,为慢性肝病的治疗开创一个令人兴奋的新时代。

一、肝纤维化机制

(一)肝纤维化的病理改变

肝纤维化是指继发于急性或慢性肝损伤的间质或"瘢痕"细胞外基质(ECM)累积。不论病因如何,肝硬化和终末期肝纤维化的特点都是肝结构变形、间隔形成或肝细胞环绕瘢痕形成结节带,并与微血管结构改变相关。这些病理变化损害了肝脏功能并能导致门脉高压。

在纤维化过程中肝脏中 ECM 组分的质量、数量及分布都会发生很大的变化。共同形成肝脏瘢痕,在间质中积聚的 ECM 组分替代了狄氏腔内皮下正常的低密度Ⅳ胶原。这些间质纤维形成的胶原(尤其是Ⅰ和Ⅲ型胶原)主要分布于肝再生结节周围的连接间隔内。硬化肝可能含有健康肝 6 倍以上的胶原和蛋白多糖。而且Ⅰ型胶原要比Ⅲ型胶原增加更为显著,它们在正常肝中的比例是 1∶1,在硬化肝超过 1∶1。另外,Ⅳ型胶原和层粘连蛋白在内的非纤维形成胶原也有所增加,它们是构成基底膜不可缺少的成分。这些成分和包括蛋白聚糖、纤维连接蛋白和透明质酸在内的基质糖耦联物一起促进血窦毛细血管化。而且组织转谷氨酰酶造成胶原纤维交联增加,这使纤维间隔更难溶,因而更能抵抗基质金属蛋白酶(MMPs)的水解作用。

在纤维化区域,正常血窦内皮细胞的膜孔明显减少并且变小,导致内皮屏障的孔隙率下降。另外,血窦内皮细胞基底部不连续的基底膜被连续的基底膜取代,并且伴随着大量的胶原纤维在狄氏腔积聚。另一个微血管变化是血管化的纤维间隔解剖结构遭到了改变,导致在肝脏进(门静脉和肝动脉)出(肝静脉)血管之间形成了一些肝内分流支。孔隙率减少和肝内分流减少了肝内小叶间肝细胞和灌注血浆之间代谢物的自由交换,因而在肝细胞周围形成了缺氧区(尤其是在小叶中心周围),这可以进一步损害肝功能。

纤维化随疾病发展的模式取决于肝损伤的性质,这些模式可分为基于肝门的(如慢性病毒性肝炎、慢性胆汁淤积症和血红蛋白沉着症)和基于中心的(如脂肪性肝炎和慢性静脉梗阻)纤维化。另外,纤维化间隔可分为汇管区-肝门(如胆汁淤积性肝损伤)、肝门-中心(如病毒性肝炎)或中心-肝门(如酒精性肝病)。不同的模式最有可能反映特异性的潜在疾病所造成的损伤和炎症位置,在尽管缺乏其他临床和实验室评估资料的情况下,很少单独将纤维化分布模式用于建立特异的病因学。

(二)肝纤维化过程的启动

肝损伤启动肝纤维化,这种损伤通常是多因素的,并且是疾病特异的,刺激包括氧化应激,缺氧,肝细胞坏死、凋亡,炎细胞浸润和 ECM 改变。实质细胞和非实质细胞都会参与对损伤的反应,这依赖于细胞因子的汇聚和其他细胞外信号,如活性氧(ROS)。这些刺激引发纤维化反应,由于 ECM 成分沉积和降解失衡,随着时间的推移,ECM 蛋白在肝内大量积聚(图 34)。肝纤维化反映了不同类型肝细胞、细胞因子和 ECM 之间复杂的相互作用。

(三)肝纤维化的基本机制

1. 肝星状细胞活化 ECM 特别是间质胶原的沉淀是肝纤维化时的主要改变,近年来发现肝星形细胞(HSCs)是肝内胶原及其他细胞外基质的主要来源。在肝脏受损伤时,由于炎症和细胞因子的作用,处于静止状态的 HSCs 被激活,进而分泌大量的细胞外基质,并表达 d-平滑肌肌动蛋白(d-SMA)、Ⅰ型胶原、间

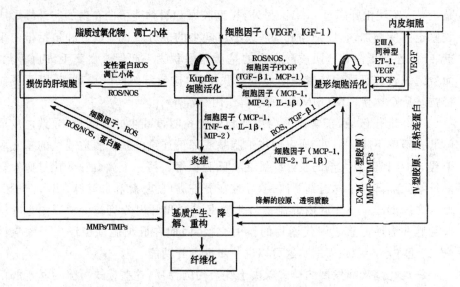

图34 肝纤维化调节系统

注：CTGF，结缔组织生长因子；ECM，细胞外基质；ET-1，内皮素-1；IGF-1，胰岛素样生长因子；MMPs，基质金属蛋白酶；PDGF，血小板源性生长因子；RNS，活性氮；ROS，活性氧；MCP-1，单核细胞趋化蛋白-1；MIP-2，巨噬细胞炎症蛋白-2；TGF-β1，转化生长因子β1；TIMPs，金属蛋白酶组织抑制因子；VEGF，血管内皮生长因子

质金属蛋白酶-2（MMP-2）和金属蛋白酶组织抑制剂（TIMP-1）等促纤维化因子，对肝纤维化的发生和发展起着重要的作用。另外，多种来源的间质细胞对细胞外基质的积累也起了一定的作用，其中包括肝成纤维细胞、骨髓产生细胞和来自于上皮间充质转化的成纤维细胞（图35）。

HSCs的激活可分为两个主要时期：起始期和延续期。在起始期（炎症前期），HSC邻近细胞旁分泌（介质改变），HSC基因表达及表型的早期改变，使得膜接触抑制作用下降及对介质敏感性增加，一些可溶性刺激如氧化应激信号、凋亡小体、脂多糖等参与其中。免疫反应主要涉及肝细胞膜抗原及脂多糖（LPS）。在延续期（炎症期/炎症后期）中，HSCs发生一些特殊的表型改变，整合素受体、细胞因子及其受体表达上调，通过自分泌的形式发挥作用，包括增殖、收缩性、趋化性、纤维生成、基质降解、类维生素A的丢失，以及白细胞趋化蛋白和细胞因子的释放，它们直接或间接维持细胞活化并导致持续纤维化（图36）。

星状细胞活化的特征可被区分为启动刺激部分和维持部分。启动部分由一些可溶性刺激源，包括氧化剂应激信号（由活性氧介导），凋亡小体，脂多糖

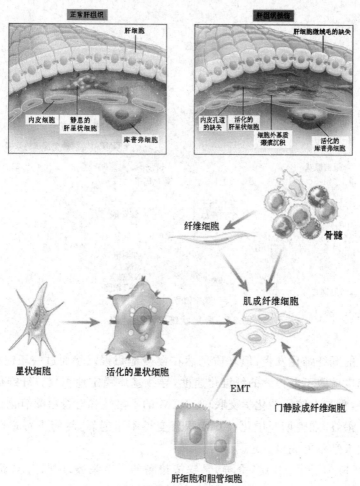

图 35　HSC 引起肝纤维化

(LPS)和来自邻近不同类型细胞的旁分泌刺激源,包括肝巨噬细胞(库普弗细胞),窦内皮细胞和肝细胞引起。维持期的特点是许多特异表性的改变,包括增殖,收缩,纤维形成,蚀变的基质降解,趋化效应和炎症信号,FGF,成纤维细胞生长因子;ET-1,内皮素-1;NK,自然杀伤细胞;NO,一氧化氮;MT,膜型;TRAIL:凋亡素 2 配体;TIMP-1:金属蛋白酶组织抑制剂-1。

　　2. ECM 积聚和降解失衡　　肝纤维化是由于 ECM 合成与降解相比有一个净增加,实际上在肝损伤期间两者都被明显地诱导,结果尽管慢性肝病患者体

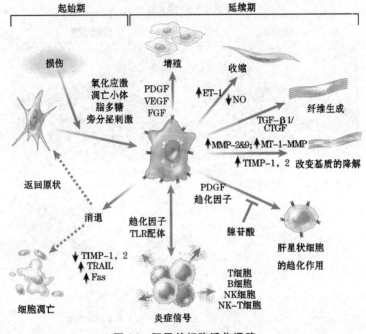

图36 肝星状细胞活化通路

内有活跃的肝纤维化发生,但基质仍然在慢慢地积聚。然而过一段时间,ECM降解的速度就跟不上持续的纤维化速度,导致基质稳定地积聚。纤维化间隔的持续增厚,再加上胶原的化学交联,使ECM的不溶性和对蛋白酶消化作用的抵抗增加。最终,在晚期肝硬化,ECM积聚变得不可逆转,尽管不可逆转的节点和决定因素还不能完全界定。

ECM降解是由MMPs介导,是锌依赖酶的一个家族,可归入胶原酶、明胶酶、间质溶解素和膜型MMPs。金属蛋白酶的组织抑制因子(TIMPs)以底物或组织特异的方式结合到MMPs和1型膜金属蛋白酶上,形成3分子复合体,阻断了它们的蛋白水解活性。在纤维化过程中,TIMP mRNA和蛋白水平显著增加,MMP水平中度增加或保持相对稳定。一个例外是MMP2在纤维化过程中显著增加并参与正常肝组织结构的退化。值得注意的是,TIMP-1是一个关键的调节点,因为它既可以抑制基质蛋白酶,又能促进纤维发生细胞存活,在一定程度是通过诱导抗凋亡蛋白Bcl-2实现的。就其本身而言,TIMP-1是一个有吸引力的抗纤维化治疗靶点,尤其是它的表达主要限制在肝脏中活化的星状细胞,在正常肝脏很少表达(图37)。

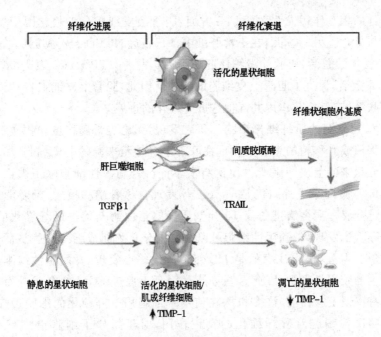

图 37　在纤维化进展和推行过程中的基质降解途径

ECM 通过与周围环境和细胞的相互作用,主动参与创伤-愈合反应和纤维化的调节过程。ECM 由组织精确的分子网络构成,这些分子网络决定着特异的组织构造。ECM 结构分子包括胶原、非胶原糖蛋白和蛋白聚糖,以及隐匿在 ECM 中的生长因子和 MMPs。一些基质成分,如分布在细胞表面的半乳凝素,能够通过与靶分子交联调节细胞信号,导致 HSCs 增殖与活化。ECM 为细胞提供位置信号并为极化、黏附、迁移、增殖、存活和分化提供机械框架。另外,ECM 和生长因子/细胞因子配合,将生物信号传递给细胞。ECM 衍生肽也能调节血管形成、生长因子与 MMPs 的利用和活性。

巨噬细胞在基质降解过程中发挥重要作用,在纤维化进展期促进纤维化,而在纤维化退行期抗纤维化。虽然基质降解活性的关键来源还不清楚,但看起来与瘢痕相关的巨噬细胞和星状细胞是间质胶原酶的重要来源。同时,TIMP-1 的减少促进纤维化肌纤维母细胞的凋亡。

3. 门静脉成纤维细胞　尽管在标记物的表达及功能上 PF 与 HSC 有所不同,但激活后亦分化为 α-平滑肌肌动蛋白阳性的肌成纤维细胞,促进肝纤维化的发展。多项对大鼠肝纤维化模型的研究均已证实,PF 及其分化后的肌成纤维细胞在胆汁性肝纤维化中有重要作用;其中损伤的胆管上皮细胞与门静脉成纤维细胞的相互作用尤为关键。一方面,胆管上皮细胞分泌趋化因子促进 PF 的增殖与分化。另一方面,在正常肝脏中,PF 表达 NTPDase2,抑制胆管上皮细胞 P2Y 受体的激活,而胆汁淤积性肝病中,PF 失去 NTP Dase2 表达,从而使得 P2Y 受体激活,促进了胆管上皮细胞的增殖。因此,胆管上皮细胞与 PF 之间具有密切联系,二者相互作用共同促进肝纤维化的进展。

4. 骨髓来源的肌纤维母细胞　研究发现,无论是骨髓移植动物模型,还是经骨髓移植或肝移植的患者均发现在肝脏中有骨髓来源的上皮细胞,尽管这种由骨髓分化来的上皮细胞所占比例有所不同。骨髓源性细胞除了被证实可以分化为肝实质细胞以外,Higashiyama 等发现自体骨髓移植后,骨髓源性细胞可以通过分泌基质金属蛋白酶-13 和基质金属蛋白酶-9 促进肝纤维化的逆转。然而研究者也发现,骨髓源性细胞可以在肝内分化为肌成纤维细胞从而促进纤维化发展。但是,值得注意的是 Higashiyama 等亦发现,骨髓源性细胞进入肝脏后产生的胶原量很少,因此这些细胞是否真正促进 ECM 的合成进而促进纤维化仍有待证实。目前,许多机构在使用干细胞用于肝硬化的细胞治疗,因此明确骨髓源性细胞对肝纤维化的真正作用,对于指导干细胞治疗具有重要意义。

5. 肝前体细胞　肝脏严重受损且肝细胞失去再生能力时,肝前体细胞(HPC,在啮齿动物称卵圆细胞)就会被激活而发挥其双向分化潜能,分化为肝细胞或胆管上皮细胞。多项研究结果显示,HPC 与 α-平滑肌肌动蛋白阳性的肌成纤维细胞之间有密切联系,HPC 在肝纤维化中的作用也受到更多的关注。Chobert 等为了研究 HPC 在肝纤维化中的作用,采用一种新的肝纤维化动物模型,即四氯化碳结合乙酰氨基酚处理大鼠来刺激卵圆细胞的增生。发现卵圆细胞既没有通过 EMT 获得间质表型,也没有参与合成 ECM,而是通过分泌转化生长因子 β 促进 HSC 的激活进而加速纤维化进展。

Ruddell 等使用慢性肝脏损伤小鼠模型发现,卵圆细胞分泌淋巴毒素 β 作用于 HSC 上相应的受体,虽并未直接促进 HSC 合成胶原,但可以通过分泌趋化因子间接影响纤维化进展。Van Hul 等发现,在小鼠肝损伤模型中,ECM 沉积及基质生成细胞的激活发生在卵圆细胞增生之前,且包围着卵圆细胞,因而指出卵圆细胞在体内的增殖分化需要特定的微环境。

6. 免疫细胞　Duffield 等在四氯化碳诱导的肝纤维化模型中选择性去除了巨噬细胞,他们发现在肝纤维化进展时去除巨噬细胞可以减少纤维化进展,减少肌成纤维细胞的生成,而在肝纤维化恢复阶段去除则抑制了 ECM 的降解。Jiao 等发现,四氯化碳的刺激去除后立即选择性去除树突状细胞,肝纤维化的逆转及已活化 HSC 的清除均减慢,而树突状细胞的扩增则可以加速肝纤维化逆转,并发现树突状细胞逆转纤维化的作用与其产生基质金属蛋白酶-9 有关。自然杀伤细胞已被证实可以通过杀伤激活的 HSC 从而抑制肝纤维化进展,Jeong 等研究了其在肝纤维化不同阶段的作用,并发现晚期肝纤维化时,自然杀伤细胞的抗纤维化作用受到抑制。这些细胞在肝纤维化进展及逆转中的作用仍需进一步探讨。

7. 上皮间充质转化(EMT) EMT 在肝脏病学领域正吸引越来越多人的注意。肾脏和肺纤维化的过程中,EMT 对上皮细胞来源的成纤维细胞生成起了重要的作用,最近的实验表明,在慢性肝损伤时,肝细胞可以通过 EMT 转变为成纤维细胞,而这一过程是由 TGFβ1 诱导的,在用反义核苷酸敲除 Smad4 基因后,可以有效地抑制肝细胞的这一转变。EMT 可以增加成纤维细胞特异蛋白 1(FSP1)阳性成纤维细胞(图 38)。

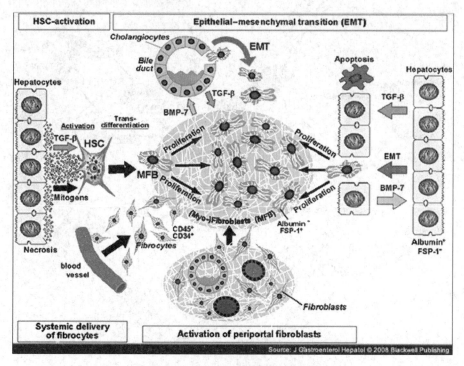

图 38 EMT 在肝纤维化中的作用

8. 细胞因子和肝纤维化 肝损伤后,分泌的细胞因子参与多个细胞内部信号通路的调节。瘦素与干扰素(IFN)-γ 可以激活 STAT3,调节许多的目的基因转录。脂联素与受体 AdipoR 结合,通过过氧化物酶体增殖物激活受体(PPAR)α 信号通路抑制肝纤维化。转化生长因子(TGF)-β 受体与 TGF-β 结合,会吸引 Smad2 与 Smad3 蛋白,接着这两个蛋白发生磷酸化,被释放到与 Smad4 相关的细胞质中。异源二聚体可以被转入细胞核进而调节纤维化基因的转录。血小板源性生长因子(PDGF)与 PDGF 受体结合,可以部分激活细胞外信号调节激酶(ERK)通路,参与转录调节。除 PDGF 外,还有一些其他的生长因子可以激活酪氨酸受体,进而吸引磷酸肌醇 3 激酶(PI3K),导致 AKT 的磷酸化;活化的 AKT 通过哺乳动物纳巴霉素目标通路(mTOR)调节纤维化蛋白的合成(图 39)。

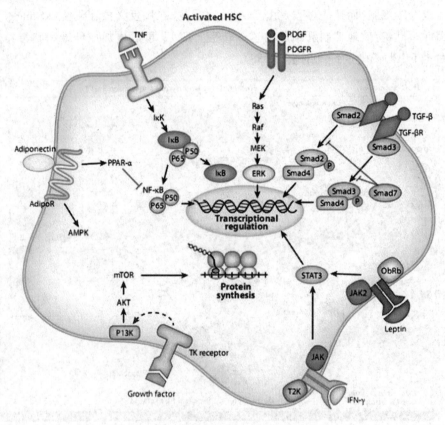

图 39　细胞因子通路参与肝纤维化调节

注:JAK,贾纳斯激酶;NF-κB,核因子 κB;TK,酪氨酸激酶;TNF,肿瘤坏死因子

二、肝纤维化的诊断

肝纤维化破坏肝组织的结构和功能,进展期肝纤维化可导致肝硬化,肝纤维化的病理改变是可逆的,早期肝硬化也是可以逆转的,合理的治疗可以逆转肝纤维化的进一步发展,因此肝纤维化的早期诊断显得极为重要。

(一)肝活检

肝活检仍然被认为是评估组织内纤维化程度的一个方法选择。该技术是一个创伤性的操作,应当由一名受过训练的有经验的医生进行,以保证有充足的肝活检样本提供给病理科医生来对病变进行解释。数年来,肝活检技术已经取得了许多改进和变化,即使是在这样一个拥有血清学标志、更好的影像学技术和先进的用于诊断和定量肝炎病毒的分子技术的时代,肝活检仍被认为是诊断的金标准。现在,肝活检也常用在移植手术时。肝活检是创伤性操作,具有发病和死亡的风险,因此患者应当被告知肝活检的益处,以及与其相关的可能发生的并发症。

1. 肝活检共识陈述 经皮肝活检是一种创伤性操作,但是严重的并发症是非常罕见的。应明确肝活检的适应证和禁忌证;对患者做正确准备,术前用药和知情同意是必需的,强烈推荐进行影像引导的肝活检。如果存在凝血疾病或血小板减少<10万/mm³ 或腹水,那么建议进行经颈静脉的肝活检(TJLB)。但目前仍需进一步的研究对 TJLB 方法进行标准化,同时证实其与常规临床实践的相关性。活检针应至少为 16G,活检样本长度应长于 15mm 或至少包含 10个门管,如果活检长度<1cm 应重复进行穿刺。肝活检仅可由至少进行过 50例活检培训,并有监管的专家进行。

2. 肝活检适应证 不明原因的肝炎、肝脏代谢性疾病、肝脏占位性疾病、肝移植患者、肝脏酶异常原因不明的肝脾大或肝功能异常、原因不明的黄疸且已排除肝外胆道梗阻者、慢性肝炎随访病情或判断疗效、疑有弥漫性肝病或全身系统疾病或肝外疾病累及肝脏。

3. 肝活检禁忌证 肝缩小或者浊音界叩不出、肝包虫病或者肝血管瘤、充血性肝大、出血倾向有凝血功能障碍、重度黄疸、大量腹水、严重贫血、镰状细胞贫血肝病、肝外胆道阻塞、细菌性胆管炎、右侧胸腔或者其他脏器有急性炎症者,患者不能配合、一般情况较差时。

4. 经皮肝活检所需的操作前要求 再次就经皮肝活检的适应证和禁忌证

对患者进行确认;获取知情同意书;在肝活检前 1 周和之后应停用非甾体类抗炎药和水杨酸盐类;对于服用抗凝药物的患者,在活检前至少 72 小时停用;口服抗凝药物,并分别在活检后 24 小时和 48～72 小时开始接受肝素和口服抗凝药物治疗。凝血酶原时间延长至 4 秒以上的患者应接受 2～3 个单位的新鲜冰冻血浆,同时对于血小板计数低于 6 万/mm³ 的患者,应当输注富含血小板的血浆。在慢性肾衰竭的患者中,活检应在透析之后进行,在活检当天应最小限度地使用肝素,应知道患者的血型,同时应该有可以为患者输注血液和新鲜冰冻血浆的设备;患者在活检前 12 小时应当保持空腹状态置入静脉导管,患者应当被训练在呼气时屏住呼吸达数秒的时间,并于操作前接受静脉输注哌替啶和咪达唑仑以镇静并止痛。

5. 肝活检样本量 样本大小和质量对肝纤维化采样变异性的研究较少。该问题是有意义的,原因是肝脏的中心活检样本仅代表了全部肝脏的一个非常有限的部分,而肝纤维化是呈非均匀分布的。为了避免这些限制并降低发生错误评价的风险,通常推荐使用具有足够长度和足够数量门管的活检样本。既往几项有关样本大小和肝活检的研究并未说明目前的半定量评分系统。所报告的满意肝活检样本长度范围为 1～4cm,同时,一段长 1.5cm 和(或)包含 4～6 个门管的样本被认为是可以接受的。另一项有意思的研究,评价了肝活检大小对慢性病毒性肝炎的组织学评价的影响;作者得出的结论即肝活检大小显著影响慢性病毒性肝炎的分级和分期。一个 1.5cm 长、1.4mm 厚的活检样本可以提供有关肝活检组织学特点的充足信息,同时在该情况下不鼓励使用细针抽吸活检。

6. 肝活检评分系统简介 肝活体组织病理学检查仍是目前诊断肝纤维化和肝硬化的"金标准"。1994 年,国际上提出将肝纤维化增生作为病情分期的依据。我国 1995 年和 2000 年病毒性肝炎防治方案采用了相应的分级、分期标准(表 43)。在临床研究中,主要有 Knodell 的肝组织学活动指数(HAI)评分系统,以后改进为 Ishak,METAVIR,Sciot 和 Scheuer 诊断标准。我国病毒性肝炎防治方案中的诊断标准主要是参照 Scheuer 诊断标准(表 44)。

表 43　慢性乙型肝炎组织学分级分期标准(我国现行标准)

分　级	炎症活动度(G)		纤维化程度(S)
	汇管区及周围	小叶内	纤维化程度
0	无炎症	无炎症	无
1	汇管区炎症	变性及少数坏死灶	汇管区扩大、纤维化
2	轻度 PN	变性,点状、灶状坏死嗜脂性小体形成	汇管区周围纤维化,纤维间隔形成,小叶结构完整
3	中度 PN	变性、坏死较重,可见 BN	纤维间隔形成,小叶结构紊乱,无肝硬化
4	重度 PN	BN 范围广,累及多个小叶,小叶结构失常(多小叶坏死)	早期或肯定的肝硬化

表 44　肝纤维化分期半定量评估系统

评　分	Knodell	Ishak	Scheuer	METAVIR
0	无纤维化	无纤维化	无纤维化	无纤维化
1	汇管区扩大	有些 PF ± 短纤维隔	汇管区扩大	PF 无纤维隔
2	多数 PF ± 短纤维隔	多数 PF ± 短纤维隔	PF,纤维隔形成	PF,少量间隔
3	桥接纤维化 P-P/P-C	多数 PF,偶有 P-P	纤维隔伴小叶结构紊乱	间隔纤维化
4	肝硬化	PF 伴明显 P-P 和 P-C	可能或肯定肝硬化	肝硬化
5		明显 P-P/P-C,偶有结节		
6		可能或肯定肝硬化		

(二)无创诊断

　　尽管目前肝活检仍然是评估肝脏纤维化的金标准,但由于其为有创检查,具有发生各种并发症的潜在危险,如 84% 会出现疼痛,1/500 的出血率,1/1 万的死亡率。并且肝活检不适用于动态监测,最重要的是肝活检的取样存在着误差,极大地影响肝纤维化分级的结果,从而影响临床决策,延误病情。因此,肝活检并不是一个理想的检测方法。越来越多的专家认为,在大多数常规临床诊疗过程中,肝活检不应该继续成为肝纤维化的一线诊断方法,应该大力发展新的、可靠的无创检测手段。目前,无创诊断方法包括血清生物学标志检测(FibroTest 等)和肝脏弹性成像技术(FibroScan)。一项在法国的调查研究表明,在 546 位肝病患者中,81%推荐使用生物学标记的血清学检测方法,32%推荐 FibroScan 检测,慢性丙肝患者的肝活检率下降 50%。法国医疗部门通过将 FibroTest 和 FibroScan 作为慢性丙肝患者肝纤维化评估的一线检测方法的决议,肝活检仅作为必要的补充。

1. 血清生物学标志 理想的生物学标志有如下特点:高敏感性和特异性;可靠、安全、经济和可重复;可实施动态监测。相对于肝活检而言,生物学标志具有以下优势:几乎没有并发症及取样误差,结果判读客观,可反复多次检测以及低成本。不足之处:特异性不强,不能明确区分中等程度的肝纤维,对于肝硬化的诊断不如瞬时弹性成像技术,不能即刻得知结果。鉴于以上分析,研究者将几种不同的生物学标志联合起来以满足临床实际应用的需要。生物学标志物分为直接标志(代表 ECM 组分)和间接标志(反映肝脏炎症及功能),见表 45。

表 45　间接血清生物学标志

间接标志	组成部分	敏感性(%)	特异性(%)
AST/ALT 比值	AST、ALT	53	100
PGA	凝血酶原指数、γ 谷氨酰转肽酶、载脂蛋白 A1	91	82
APRI	谷草转氨酶、血小板	89	75
FibroSpect Ⅱ	透明质酸、α_2 巨球蛋白、基质金属蛋白酶抑制剂-1	83.5	66.7
FibroTest	总胆红素、结合珠蛋白、γ 谷氨酰转肽酶、α_2 巨球蛋白和载脂蛋白 A	75	85
FibroMeter	血小板、γ_2 巨球蛋白、AST、年龄、凝血酶原指数、透明质酸、血尿素氮	81	84
Forns	年龄、血小板、γ 谷氨酰转肽酶、胆固醇	94	51
Hepascore	年龄、性别、胆红素、γ 谷氨酰转肽酶、透明质酸、γ_2 巨球蛋白	63	89
FIB-4	血小板、AST、ALT、年龄		
SHASTA 指数	透明质酸、谷草转氨酶、白蛋白	100	52
OELF/ELF	年龄、透明质酸、PIIINP、基质金属蛋白酶抑制剂-1	90	41

在直接标志中常用：Ⅲ型前胶原氨基端肽（PⅢNP）反映肝内Ⅲ型胶原合成，与肝纤维化的程度有着密切的关系，但没有特异性，PⅢNP持续上升的慢性肝炎患者，提示病情恶化并且向肝硬化发展，而降至正常可预示病情得到缓解。透明质酸（HA）是由间质细胞合成，可较正确灵敏地反映肝内已生成的纤维量及肝细胞受损的情况，HA升高是纤维化启动的警示，若持续升高则提示纤维化未得到控制。在间接标志中国外最常使用的就是FibroTest系统，包含了总胆红素、结合珠蛋白、γ谷氨酰转肽酶、α_2巨球蛋白和载脂蛋白A，并进行年龄、性别和体重指数调整。临床研究已证实，FibroTest在慢性乙肝、慢性丙肝、酒精性肝病，以及非酒精性脂肪性肝病的肝纤维化诊断方面具有良好的诊断性能。但由于其数据分析方法具有易变性，以及专利的限制，FibroTest仅能在少数的经过认证的实验室中进行。

2. 弹性成像技术

（1）瞬时弹性成像：瞬时弹性成像（FibroScan）是建立在超声诊断基础上的快速便捷、无创诊断新技术。FibroScan通过测定肝脏瞬时弹性图谱来反映肝实质硬度。当肝组织出现纤维化病理改变时，FibroScan可评估肝脏纤维化的程度并进行定量分级，其特点是无创、快速、可重复、客观定量评价肝纤维化，具有广阔的临床应用前景。

自2003年FibroScan被首次报道以来，大量研究表明FibroScan不但可以判断慢性乙肝患者肝纤维化程度和是否存在肝硬化，从而减少肝活检必要性，而且还可以动态监测肝纤维化变化过程，为治疗策略的制定及调整提供更加详细的预测信息及证据。由于其操作简单、无创伤，因此更容易得到医生和患者的认可和接受。FibroScan也有其局限性，需有足够宽度的肋间隙才能保证检测的准确性，且腹水也同样会影响瞬时弹性测定的结果，FibroScan检测存在着一定的失败率，经单因素分析发现，失败与糖尿病、年龄＞50岁、脂肪肝等因素有关；但经多因素分析后，只有BMI＞28是唯一妨碍弹性测定的因素，因为脂肪组织对低频剪切波和超声波产生强烈的衰减作用，目前已有改进的超声探头来提高检测率。

Roulot等使用FibroScan检测429例健康对照，建立了FibroScan正常值，男性为5.81±1.54kPa，女性5.23±1.59kPa，其他的类似研究均得出相似的正常值范围，说明FibroScan能够准确地区分出正常与肝纤维化患者，可以作为一种筛选工具用于临床。Guha研究提示，FibroScan对于慢性丙肝患者肝纤维化F2级以上的诊断AUROC面积从0.77到0.90（Cutoff界值分别为6.2～8.8kPa），敏感性0.56～0.9，特异性0.52～0.91；慢性乙型肝炎肝纤维化诊断敏感性 0.66,特异性 0.83。F4 级的 AUROC 为 0.90～0.96(Cutoff 界值为 9.6～14.8kPa)。使用 FibroScan 检测可以指导判断病情、决定治疗及随访疗效,对于临床表现较轻的慢性乙型肝炎,如果 FibroScan 检查提示存在明显肝纤维化,就要尽早进行抗病毒、抗纤维化治疗;如果慢性肝病患者肝硬度值持续升高,需要及时分析病情变化、调整治疗方案;对于肝硬化失代偿期患者,如果检查结果大于 50kPa 要高度警惕原发性肝癌的可能性;如大于 60kPa 则要注意预防上消化道出血。

FibroScan 刚开始应用于临床时配备的检测探头为标准号 M 探头,但随着临床应用病例的增加,发现单一型号的探头对于肥胖患者或儿童患者检测的失败率较高。为了更好地解决这个问题,制造商开发出小号(S)和大号(XL)2 种探头。其中 S 探头主要是针对儿童使用,而 XL 探头则主要针对超重及肥胖患者使用。关于使用 S 探头的数据目前尚无文献报道,XL 探头的应用情况已有总结文献。加拿大 Myers RP 等进行了一项前瞻性配对研究,结果表明中号(M)探头用于肥胖患者时检测失败率为 5%,获得不可靠结果概率为 15%,但对原来获得不可靠结果的患者改用 XL 探头,则 61%患者可获得可靠结果。Myers 等还认为,M 和 XL 2 种探头对于≥F2 级别的纤维化诊断效能并无显著差别,但值得注意的是同一患者应用不同型号探头检测结果具有统计学意义,由此试验得出探头型号与检测结果存在相关性,试验提示使用 XL 探头检测患者应采用更低的截断值(Cutoff),否则容易导致患者的纤维化水平得到低估,甚至漏诊。法国 de Ledinghen 等针对 286 例的观察发现使用 M 探头进行检查,79.7%患者可获得有效结果,21.3%患者获得无效结果。改用 XL 探头对这 21.3%的患者再次检测,其中的 56.9%又可获得有效结果。与 Myers RP 等观察结果类似,de Ledinghen 等也得出了探头型号与检测结果之间相关性的结论,并推荐可先常规采用 M 探头检测,若失败则可考虑更换 XL 探头。除外硬件升级,制造商还开发出用来检测肝脂肪含量的软件,即可控衰减参数(CAP)。法国 Sasso 等应用 CAP 同时检测肝脂肪含量,发现其结果独立于纤维化程度,并且受试者工作特征曲线下面积(AUROC)可达 0.8。除检测脂肪含量外,增加了 CAP 的仪器还可同时检测肝纤维化,其诊断效能与既往报道结果类似,因此加入了 CAP 的瞬时弹性扫描检测是一种可同时进行肝脂肪含量和纤维化检测的无创方法。

①FibroScan 与多种无创检测方法联合应用对肝纤维化诊断效能的影响。采用无创技术检测肝纤维化程度一直受到广泛关注。既往较常用的 PLT、血清白蛋白、TBIL、ALT、AST、胆汁酸、γ-谷氨酰转肽酶(rGT)、透明质酸(HA)、Ⅲ

型前胶原（PCⅢ）、Ⅳ型胶原（CⅣ）及层粘连蛋白（LN）等血清学检测指标由于易受血清转氨酶和胆红素等影响且特异度不理想等原因临床应用受限。腹部B超、CT和磁共振等影像学检查往往只能等到出现肝脏形态学改变时才能明确诊断，诊断肝硬化前期的纤维化敏感度不佳。为了更好地反映真实的纤维化水平，替代有创检测如肝组织活检，多位学者采用FibroScan联合包括血清标志物在内的多种方法检测肝纤维化程度。Boursier等进行了1项多中心前瞻性研究，共纳入512例丙型肝炎患者（排除失代偿肝硬化及肝细胞癌等），均进行肝纤维化血清学检测，其中包括公开发表的综合预测模型FibroTest（由a_2巨球蛋白、结合珠蛋白、载脂蛋白-AI、Tbil、rGT结果并结合患者的年龄和性别计算得出），FibroMeter（HA、凝血酶原时间、PLT、AST、a_2巨球蛋白、尿素和年龄等指标计算得出，其公式因肝病病因不同可进行调整），Hepascore（TBIL、rGT、HA、a_2巨球蛋白、年龄和性别计算出评分），FIB-4（AST、ALT、PLT和年龄4项计算得出的评分），APRI（AST/PLT），以及FibroScan检测。结果发现，FibroScan和FibroMeter是与纤维化程度相关的独立因素，且依据这2个结果得出新的评分系统：适于显著纤维化（纤维化水平F≥2）的CSF评分，适于严重纤维化（F≥3）的SF评分，以及适于肝硬化（F＝4）的C评分。与FibroMeter或FibroScan相比，CSF、SF和C评分均具有更大的AUROC，但后2项评分与FibroScan之间的差异无统计学意义，而与FibroMeter间存在统计学显著差异。本试验还得出在对患者进行良好分级基础上联合使用CSF、SF和C评分，对纤维化程度的诊断准确率可达85.8%，高于FibroMeter（69.7%）、FibroScan（63.3%）和FibroTest（43.9%），差异有统计学意义。该试验还得出新的评分系统甚至能替代86%的肝组织活检的结论。Gonzalo等对146例进行的观察中发现，单独使用应用声辐射力脉冲（ARFI），FibroScan及ELF评分系统（由HA和PCⅢ等血清学标志物指标经过公式计算得来）诊断F2或F2以上级别纤维化时，其AUROC分别为0.879、0.861、0.764，诊断肝硬化时分别为0.936、0.918、0.841，3种方式的结果并无统计学上显著差异。但如果采用ARFI或FibroScan与ELF评分系统联合检查，则可以提高检查的阴性及阳性预测值，且差异具有统计学意义，即FibroScan联合ELF评分系统，或ARFI联合ELF评分系统，对≥F2级纤维化或肝硬化诊断优于单独ELF评分系统。

②FibroScan扩展应用。FibroScan开始应用于临床是立足于无创手段对肝纤维化程度进行检测。但随着临床应用人群增加，有学者发现，FibroScan检查结果与患者的疾病转归及生存期具有相关性，目前受关注较多的是Fibroscan对失代偿肝硬化发生风险的预测、腹水等并发症的预测、肝癌发生的

风险及术后复发预测、门脉高压评估及移植后患者纤维化评估等。Corpechot 等在 1 项对原发性胆汁性肝硬化患者进行的观察中发现,FibroScan 检测结果与发生失代偿肝病相关,且当肝硬度值(LSM)增加≥2.1kPa/年时发生失代偿期肝硬化、肝移植或死亡的风险增加 8.4 倍。韩萍等对 651 例肝硬化患者的观察发现,合并腹水患者 LSM 中位值 45.0(33.1~69.1)kPa 明显高于无腹水患者 19.1(12.1~26.3)kPa,$P<0.01$。FibroScan 用于预测腹水的 AUROC 值为 0.895(95%CI:0.869~0.918),诊断 cutoff 值为 27.7kPa,敏感度为 88.2%,特异度为 81.5%,阳性预测率为 66.5%,阴性预测率为 94.3%,并得出 FibroScan 可有效预测肝硬化患者发生腹水的可能性,该结果具有一定的临床应用价值。意大利 Cescon 对 92 例肝癌患者进行观察,其中 2 例因肥胖导致 FibroScan 检测失败。检测成功的 90 例中有 28.9% 发生术后肝衰竭(PLF),分析发生与未发生 PLF 组间差异可得出结果:LSM≥15.7kPa 是发生 PLF 的风险因素(AUROC:0.865,95%CI:0.776~0.928,敏感度 96.1%,特异度 68.7%,阳性预测值 55.6%,阴性预测值 97.8%,阳性似然比 3.08,阴性似然比 0.056),LSM 低于 14.8kPa 的患者无 1 例发生 PLF。LSM>12.6kPa 与肝硬化表现相关,LSM>19.6kPa 则与门脉高压相关(AUROC:0.786,P<0.001)。试验结果经多元统计学分析后表明,术前低血钠、组织学肝硬化及升高的 LSM 是预测 PLF 发生的独立风险因素。Harada 对 56 例移植后丙型肝炎复发者进行观察,FibroScan 检测得出的 LSM 为 2.9~72.0kPa,cutoff 值分别为:8.8kPa(F≥1)、9.9kPa(F≥2)、15.4kPa(F≥3)、26.5kPa(F≥4)。当 F≥2 时,AUROC 为 0.92。这些数据表明,FibroScan 是一种简便、有效、易行的预测移植后肝纤维化水平的技术(图 40)。

③影响 FibroScan 检验效能的因素。虽然 FibroScan 较既往应用的无创手段能更好反映肝纤维化水平,并可预测疾病进程及患者生存情况,但仍有一些影响因素可能影响检查结果,从而导致误判。目前获得广泛共识的是,肝脏炎性水平对 FibroScan 检测影响较大。韩国 Kim 等对 91 例慢性丙型肝炎患者的前瞻性研究中发现,ALT 对于 FibroScan 的影响具有统计学意义。李梵等对 282 例进行观察发现,在 F0~F2 及 F3~F4 2 组患者中 FS 值均随炎症程度的增大而升高,并建议在进行 FibroScan 检测时应充分考虑此因素,尽量在肝内炎症活动表现不明显时测量。值得注意的是除外已知的影响因素外,许多新的干扰因素也逐渐得到证实。德国 Millonig 等对肝外胆汁淤积患者进行观察,在逆行胰胆管造影前及成功引流出胆汁后的 3~12 日对患者行 FibroScan 检测,发现所有成功进行胆汁引流的患者肝硬度下降程度与胆红素下降程度相关

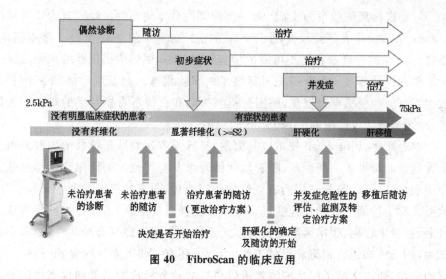

图 40 FibroScan 的临床应用

(Spearman 相关指数＝0.67,P＜0.05),TBIL 每下降 1mg/dl,LSM 下降平均
为 1.2±0.56kPa,而 TBIL 下降又与胆汁引流直接相关,所以得出结论肝外胆
汁淤积引发的 LSM 升高与肝纤维化程度并不相关。Aalaei-Andabili 等还对 2
例肝血管瘤患者进行观察发现,由于肝血管瘤的存在可能会导致 LSM 偏高,从
而高估其肝纤维化水平。并给出建议,如果发现检测结果过高且可能与真实情
况不一致时应考虑有无肝血管瘤等混杂因素的存在。

④操作失败因素分析。FibroScan 操作成功已有明确定义:成功检测 10
次,且要求四分位数间距(IQR)＜中位数的 30％,成功率(成功检测的次数/总
的检测次数)≥60％,此时给出的结果才认为是可靠结果。整体而言 FibroScan
操作成功率较高,但仍有一些患者无法获得可靠结果,不能通过此项检查获得
纤维化水平诊断。谭有娟等对 4 000 例患者进行 FibroScan 检测,失败率为
6.5％,发现女性、体重指数＞28、年龄≥50 岁及肋间隙狭窄(肋间隙＜9mm)均
为操作失败或数据无效的相关风险因素。如合并肝脏血管瘤、结节和囊肿,或
肝脏体积缩小及腹腔积液均可致失败率增高。Sporea 等对丙型肝炎和乙型肝
炎为主的 3 459 例患者进行 FibroScan 检测,其中 183 例(5.3％)没有获得可靠
结果,这其中又有 93.9％为超重患者(体重指数＞25kg/m²),所以超重是不能
获得可靠结果的风险因素。法国 Castera 等在长达 5 年的时间里对 13 369 例患
者进行了观察,以探讨 FibroScan 检测失败及不能获得可靠结果的危险因素,并
将检测失败定义为每次击发均不能获得有效数据;不可靠检测定义为少于 10
次有效击发,IQR/LSM＞30％,或操作成功率＜60％。所有检测失败率综合为

3.1％,初次检测失败率为4％。第一次检测失败率的相关风险因素为体重指数＞30kg/m²,操作者经验较少(少于500例次)、患者年龄＞52岁及2型糖尿病。总共15.8％的患者获得了不可靠的检查结果,除本试验中已提及的风险因素外又发现女性及高血压是获得不可靠结果的风险因素。对亚组中的2 835例进行代谢综合征和腰围观察发现,腰围是检测失败和获得不可靠结果的重要相关因素,故腰部肥胖可能限制FibroScan的应用。

综上所述,FibroScan技术以其简便、易行及较高的诊断符合率为肝纤维化的无创诊断带来了一场变革,随着软硬件升级及与其他无创纤维化模型的联合使用观念的深入,越来越多的有创活检得以避免,更多的患者受益于FibroScan检测。除了检测肝纤维化程度,FibroScan检查而获得的LSM还被认为与疾病进展、患者生存期、手术风险等具有重大意义的临床问题具有相关性,故可以尝试通过LSM来进行预测和评估工作。当然,还有一些因素制约着FibroScan技术的应用,通过文献了解这些因素可以更有效地分析检测结果和提高检测成功率,相信随着技术的完善及认识的深入,FibroScan会更好地帮助临床医师解决问题。

(2)声辐射力脉冲成像(ARFI):ARFI属于振动性弹性成像的一种,它将传统的超声影像学技术与特定区域肝组织硬度评估结合起来,探头产生低频推力脉冲,组织受力后产生纵向压缩及横向振动,通过收集这些细微变化并计算出横向剪切波的波速,间接反映该区域肝组织的硬度。该方法也称为声触诊组织量化技术(VTQ),从一个全新的角度反映组织的弹性机械信息,由于肝纤维化过程是肝内胶原纤维逐渐增多而导致肝组织弹性硬度的过程,因此ARFI技术可从横向弹性参数上间接反映肝组织的弹性硬度,从而推测肝纤维化的程度。由于可以通过超声检测选择待评估区域,ARFI可以避免解剖学障碍,如大血管等,而且肝脏脂肪变性并不会影响ARFI的检测结果,另外一个重要的优势是ARFI检测可以通过软件整合在传统的超声检测仪器中,并不需要额外购置昂贵的FibroScan检测单元。

Friedrich-Rust等使用ARFI检测86例慢性病毒性肝炎患者,结果显示其与肝纤维化分期显著相关,诊断F≥2和F=4的AUROC分别为0.82和0.91,结果与FibroScan相当。Fahey的研究证实,ARFI可以显示肝内局灶性病变,并有助于引导及监测热消融病灶。Rifai使用ARFI检测99例慢性肝病患者及23例正常对照,结果与FibroScan高度相关,并且ARFI的无效检测率更低($P<0.04$)。丁红等使用ARFI检查320例受检者的肝纤维化程度,包括健康对照及脂肪肝173例,乙肝病毒阳性而病理显示无肝硬化的患者84例和

病理证实肝硬化的患者 63 例,比较 3 组受检者的肝右叶弹性值,结果显示 3 组测值有显著差异($P<0.001$),随着慢性肝病程度的加重,弹性值增加,两者有明显的相关性。国外研究显示,ARFI 对慢性丙肝患者肝纤维化的诊断结果与肝活检明显相关(相关系数为 0.919, $P<0.001$),ARFI 诊断 F3 及 F4 期肝纤维化的曲线下面积(AUROC)为 0.993($P<0.001$),故认为 ARFI 弹性成像在评估慢性丙肝患者肝脏纤维化程度上有很高的准确性,并且优于其他非介入性方法(APRI 指数、Forns 指数)。

(3)磁共振弹性成像(MRE):MRE 是一种发展迅速的能直观显示和量化组织弹性的新型无创成像技术,被认为是一种"影像触诊",弥补了临床医生触诊的局限性,其基本原理是使用磁共振技术检测体内组织在外力作用下发生的质点位移,利用运动敏感梯度将质点的位移反映在磁共振相位图上,通过计算机演算得出组织内各点的弹性系数分布图,以组织弹性力学参数作为医学诊断的依据。剪切波的传播速度和波长随着组织硬度的增加而增加,因此传播波的图像能用于评估肝硬度(图 41)。MRE 的优势:检测性能也许会高于 FibroScan,可以与常规 MRI 仪器整合,临床适合性强(可以检测腹水或肥胖患者)。不足之处在于,MRE 处于起步阶段,需要进一步的研究确证,距离真正应用于临床尚有时日,且铁负荷较高的患者不适用,耗时、高成本。但它将影像学与生物力学相联系,是测量肝纤维化的一种新的尝试和思路。

Huwart 等针对 88 例疑似慢性肝病患者进行研究(男 37 例,女 51 例,年龄 $54.0±13.1$ 岁),结果显示 MRE 检测 AUROC 显著高于 APRI,诊断 F2 级以上的 AUROC 为 0.854,F3 级以上的 AUROC 为 0.886 ,F4 的 AUROC 值为 0.851(P 值均小于 0.05),提示 MRE 对肝纤维化的分级准确性优于 APRI 评分,并提出肝脏弹性值分别为 2.5kPa,3.1kPa 和 4.3kPa 时,可作为 F2-F4 分级的界值。Yin 等对 50 例慢性肝病患者与 35 例正常人进行 MRE 检查发现,ROC 显示硬度阈值设

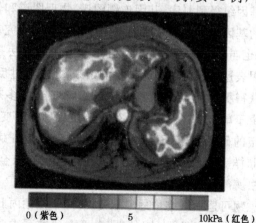

0(紫色)　　　　5　　　　10kPa(红色)

图 41　MRE 检测肝纤维化
注:本图中红色光谱端提示肝脏硬度高,
紫色光谱端提示肝脏硬度低

定为 2.93kPa 时,预测肝纤维化分期敏感性是 98%,而特异性是 99%,可区分中、重度肝纤维化;而区分轻度肝纤维化的敏感性为 86%,特异性为 85%。

3. 组学-高通量技术　最近 10 年以来,组学(如基因组学、蛋白组学和代谢组学)在生物医学研究领域中发挥着越来越重要的作用。研究者认为,组学代表着未来肝纤维化无创诊断的方向,因为它们可以提供一个全新的策略,即无假设研究,相对于目前基于假设的研究而言,无假设研究可以揭示更加丰富的病理和生理过程,获得对于疾病机制更加深入的理解。

肝纤维化的进展通常需要一段时间,但某些慢性肝病患者会很快地进展到肝硬化,另外一些却不会进展到明显肝纤维化或肝纤维化进展过程非常缓慢,这种多样性的原因在于疾病相关因素(如病毒基因型)和宿主因素(如遗传背景)。为了区别这两类患者,建立准确的肝纤维化早期预测模型至关重要,这样可以对肝纤维化风险高的患者进行早期治疗,还可以避免肝纤维化低风险患者的过度治疗。目前已经应用于临床的血清学标志及肝脏弹性技术可以对已经出现的肝纤维化进行诊断及分级,而对于早期预测却力所不及,这也正是基因组学对于肝纤维化研究的重要之处,基因组学可以在尚未出现肝纤维化之前区别出差异表达的基因、蛋白,以及不同的代谢水平,从而达到早期预测的目标。基因组学的另外一个优势在于,通过鉴定出疾病过程中基因/蛋白的表达谱而预测疗效及疾病的转归。

基因组学研究基因的序列,如著名的人类基因组测序计划。随着越来越多的基因组得到测序,基因连锁图谱、物理图谱和转录图谱的建立和不断完善,现在的基因组学已经从研究基因序列转移到研究基因功能上来,称为功能基因组学,也叫作后基因组学。基因组学常用的方法是"基因芯片"技术,数以千计的基因表达差异可以同时被检测出来,之后通过反转录定量 PCR 技术进行验证,以获得更加确实、可重复的结果。单核苷酸多态性(SNP),是指在基因组水平上由于单个核苷酸位置上存在转换或颠换等变异所引起的 DNA 序列多态性。近年的研究显示,SNP 可从多个方面影响肝病的发生和肝纤维化的发展,如 Toll 样受体-4、DDX5、转化生长因子 β1、组织金属蛋白酶抑制剂-1 和基质金属蛋白酶等参与纤维化发生的重要因子,其 SNP 可能影响纤维化反应,多个 SNP 标志物可建立纤维化危险积分,可用于慢性丙肝患者肝硬化发生危险的预测。

蛋白质组学是在大规模水平上研究蛋白质的特征,包括蛋白质的表达水平、翻译后的修饰及蛋白与蛋白相互作用等,由此获得蛋白质水平上的关于疾病发生和细胞代谢等过程的整体且全面的认识。蛋白质在疾病中的重要作用使得蛋白质组学在人类疾病的研究中有着极为重要的价值。生物质谱技术是蛋白质组学研究中最重要的技术,其基本原理是根据不同离子之间的荷质比(M/E)的差异来分离并确定分子量。Bell 等使用生物质谱技术对 69 例非酒精性脂肪性肝病患者和 16 例肥胖对照者的血清蛋白进行分析,发现 605 个蛋白发生明显的变化,其中 15 个蛋白的表达差异与 F3/F4 的纤维化程度相关。

代谢组学是继基因组学和蛋白质组学之后新兴的"组学",是系统生物学新平台,是定性和定量考察生物体系受到刺激或扰动后其代谢产物的动态变化,并将这些代谢信息与病理生理过程关联起来,揭示生命代谢活动本质的科学。常用方法包括磁共振、质谱-气质联用技术及高效液相色谱等高通量、高灵敏度与高精确度的现代分析技术。肝脏是最重要的代谢器官,糖、脂及氨基酸三大营养物质的代谢过程均在肝脏完成,从代谢的角度对肝脏疾病进行系统研究就显得尤为重要。研究发现,19 种代谢物质谱与慢性丙型肝炎引起的严重肝纤维化的组织学改变(F3/F4)相关,且与肝脂肪变性和坏死炎症时的代谢物改变并不一致。

目前,大多数无创诊断方法在对肝纤维化程度的判断中(尤其是轻/中度)存在重叠,各参数值尚未标准化,存在着许多问题,需要进一步的研究,但相信在不久的将来,"组学(omics)"的进步及发展,包括基因组学(genomics),代谢组学(metabolomics)及蛋白组学(proteomics),可以为早期肝纤维化的准确预测提供有力的支持(图 42),肝纤维化诊断的评估体系会得到更广泛的应用,无创肝纤维化的临床诊断价值会更高。

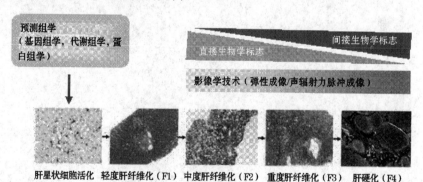

图 42　肝纤维化的无创诊断

(三)肝纤维化的无创诊断路线图及未来发展方向

世界上各个国家采用的无创诊断方法不尽相同,缺乏统一的策略。经过近些年来的发展,越来越多的研究者认为,可以采用以下的路线图来大范围对患者进行肝纤维化的筛选(图 43),从而达到低成本、早期诊断、准确诊断的目的。

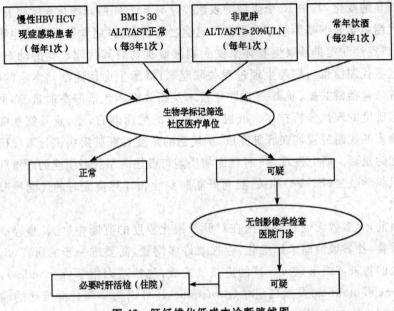

图 43 肝纤维化低成本诊断路线图

附录 肝病诊疗常用实验室指标

一、临床血液学检测

附表1 血液学检测标准及临床意义

项目名称		标本采集要求	检测方法	参考值及危急值	常见临床意义
全血细胞分析	白细胞计数(WBC)	EDTA-K2抗凝全血2ml	光散射法光电比色法	参考值:$(4\sim10)\times10^9/L$ 危急值:$<2.0\times10^9/L$ 或 $>30\times10^9/L$	白细胞升高:肝脓肿、肝癌、急性重型肝炎,细菌感染(胆囊炎),病毒感染(流行性乙型脑炎、传染性单核细胞增多症、麻疹),过敏反应(输血反应、药物过敏),中毒反应(药物中毒、糖尿病酸中毒) 中性粒细胞降低:门脉性肝硬化 嗜酸性粒细胞升高:药物性肝损害(嗜酸性粒细胞计算水平明显高于急性病毒型肝炎)、血吸虫、华支睾吸虫、过敏 嗜碱性粒细胞升高:过敏、骨髓增生性疾病 单核细胞升高:病毒性肝炎、传染性单核细胞增多症、顽疾
	中性粒细胞半分比(NE%)			参考值:50%~70%	
	中性粒细胞绝对值(NE%)			参考值:$(2\sim7)\times10^9/L$	
	淋巴细胞百分比(LY%)			参考值:20%~40%	
	淋巴细胞绝对值(LY#)			参考值:$(0.8\sim4)\times10^9/L$	
	单核细胞百分比(MO%)			参考值:3%~10%	
	单核细胞绝对值(MO#)			参考值:$(0.12\sim1)\times10^9/L$	
	嗜酸细胞百分比(EO%)			参考值:0.5%~5%	
	嗜酸细胞绝对值(EO#)			参考值:$(0.02\sim0.5)\times10^9/L$	
	嗜碱细胞百分比(BA%)			参考值:0%~1%	
	嗜碱细胞绝对值(BA#)			参考值:$(0\sim0.1)\times10^9/L$	
	红细胞计数(RBC)			参考值:男:$(4.0\sim5.5)\times10^{12}/L$ 女:$(3.5\sim5.0)\times10^{12}/L$ 危急值:$<2.0\times10^{12}/L$ 或 $>7.0\times10^{12}/L$	
	红细胞压积(HCT)			参考值:男:38%~50.8% 女:33.5%~45%	

项目名称		标本采集要求	检测方法	参考值及危急值	常见临床意义
	平均 RBC 体积(MCV)	EDTA-K2 抗凝全血 2ml	光散射法光电比色法	参考值:82.6～99.1fl	慢性肝炎 RBC、HGB、HCT、MCH、MCHC、RDW 无明显变化,慢性重型肝炎、肝硬化和肝癌 RBC、HGB、HCT 呈现不同程度下降,尤其慢性重症肝炎下降明显。肝病患者随着病情严重程度增减,RBC 数量减少,HCT 呈现不同程度下降,MCV 逐渐增大,RDW 逐渐增宽
	平均 RBC 血红蛋白(MCH)			参考值:26.9～33.8pg	
	平均血红蛋白浓度(MCHC)			参考值:320～362g/L	
全血细胞分析	血红蛋白(HGB)			参考值:男:131～172g/L 女:113～151g/L 危急值:<70g/L 或 >200g/L	
	RBC 分布宽度(RDW)			参考值:0～15%	
	血小板计数(PLT)			参考值:(100～300)× 10^9/L 危急值:<30×10^9/L 或>1000×10^9/L	肝病患者 PLT 呈现不同程度改变,降低幅度为重肝、肝硬化、慢性活动性肝炎、慢性迁延性肝炎、急性病毒性黄疸型肝炎,与肝脏病理损伤程度基本一致
	平均 PLT 体积(MPV)			参考值:7.54～11.24fl	
	PLT 分布宽度(PDW)			参考值:9%～18%	
	大 PLT 值(P-LCR)			参考值:13%～43%	乙肝肝功能异常患者骨髓释放到外周血中的网织红细胞增加 肝硬化代偿期患者骨髓造血活跃,未成熟红细胞增加,外周血网织红细胞增加 RC 检测有助于了解聚乙二醇干扰素-α 联合利巴韦林治疗慢丙肝时引起的造血功能改变
	网织红细胞计数(RC)			参考值:0.5%～2.0%	

项目名称	标本采集要求	检测方法	参考值及危急值	常见临床意义
异常淋巴细胞(AL)	EDTA-K2抗凝全血2ml	镜检	参考值:<0.05%	异性淋巴细胞可出现在病毒性肝炎、流行性出血热
RBC脆性试验(Sanford)	肝素抗凝2ml	手工	参考值:开始溶血时间:0.4%~0.46%NaCl 完全溶血时间:0.3%~0.36%NaCl	某些肝脏疾病及脾切除后降低
血沉(ESR)	枸橼酸钠1:4抗凝血1.3ml	非魏氏法测量	参考值:男:0~15mm/60min 女:0~20mm/60min	升高:自身免疫性肝病
尿十项加镜检 比重(SG)	晨尿或随机尿10~15ml	反射比色	参考值:1.003~1.030	尿比重的高低,主要取决于肾脏的浓缩功能
酸碱度(pH)		屈光折射	参考值:4.5~8	了解体内酸碱平衡,主要取决于肾脏的浓缩功能
白细胞(LEU)			参考值:neg	泌尿系感染的监测
尿胆原(UBG)			参考值:norm	阳性见于溶血性黄疸,阴性见于梗阻性黄疸
胆红素(BIL)			参考值:neg	阳性见于胆石症、胆道肿瘤、胆管蛔虫、胰头癌等引起的梗阻性黄疸,以及肝癌、肝硬化、急慢性肝炎、肝细胞坏死等导致的肝细胞性黄疸
亚硝酸盐(NIT)			参考值:neg	阳性为泌尿系感染,常由大肠埃希菌感染引起
蛋白(PRO)			参考值:neg	病理性蛋白尿见于肾小球肾炎、肾盂肾炎、急性肾衰竭
葡萄糖(GLU)			参考值:norm	阳性多见于肾性糖尿、糖尿病、甲亢等疾病

项目名称		标本采集要求	检测方法	参考值及危急值	常见临床意义
尿十项加镜检	酮体(KET)	晨尿或随机尿 10～15ml	反射比色屈光折射	参考值:neg	酮症酸中毒、糖尿病、饥饿、呕吐、腹泻时阳性
	红细胞(ERY)			参考值:neg	尿中出现多量红细胞;肾充血或出血、尿路出血
凝血酶原时间(PT)		枸橼酸钠1：9抗凝血 3ml	凝血(浊度)法	PT参考值:9.9～12.8S 危急值:>30S	PT和APTT按正常人组、急性肝炎组、慢性肝炎组、未转移肝癌组、代偿期肝硬化组、转移肝癌组、失代偿期肝硬化组、转移肝癌组、失代偿期肝硬化组和重型肝炎组的顺序依次延长
活动度(PA)			发色(吸光度)法	PA参考值:65%～130%	
活化部分凝血酶时间APTT(S)				APTT参考值:28～42S 危急值:>78S	
活化部分凝血酶时间APTT(R)				参考值:0.8～1.2S	
凝血酶时间(TT)				参考值:11～17.8S	
凝血因子Ⅱ(FⅡ)				参考值:79%～131%	肝脏疾病患者血浆TT延长
凝血因子Ⅶ(FⅦ)				参考值:87%～120%	慢性乙型肝炎轻中度组患者的凝血因子Ⅶ、PC水平明显下降,而PT、APTT、FIB、FⅡ水平无显著变化 慢性乙型肝炎重型和肝硬化组患者的PT、APTT、FIB、FⅡ、FⅦ、PC水平均有显著变化 肝癌组患者仅PC水平无显著变化 凝血因子Ⅶ的半衰期,血浆含量较低,故可作为肝病患者蛋白质合成功能减退的早期诊断指标 患者蛋白质合成功能减退的早期诊断指标

续表

项目名称	标本采集要求	检测方法	参考值及危急值	常见临床意义
凝血因子V(FV)	枸橼酸钠1:0.9抗凝凝血3ml	凝固（浊度）法 发色（吸光度）法	参考值:62%～139%	凝血因子V活性在肝功能失代偿或严重肝病时才减少,故认为它是判断肝病患者预后的良好指标
凝血因子Ⅷ(FⅧ)			参考值:50%～150%	在大多数病毒性肝炎患者凝血因子Ⅷ活性明显升高。但肝病合并DIC患者,由于凝血因子大量消耗,使凝血因子Ⅷ活性水平降低,故我国将凝血因子Ⅷ活性小于正常50%作为诊断肝病合并DIC的必备条件之一
纤维蛋白原(FIB)			参考值:0.95%～1.38g/L	纤维蛋白原是肝脏合成的一种急性反应蛋白 多数急性肝炎患者病程初期水平升高,一般慢性肝病患者正常,晚期肝硬化与急性肝衰竭者多为低纤维蛋白原血症 慢性乙型肝炎发展到中度、肝硬化和重型时,伴随肝功能严重受损,FIB的水平显著下降
抗凝血酶Ⅲ(AT-Ⅲ)			参考值:83%～128%	AT-Ⅲ水平随肝细胞损害程度加重而降低
纤维蛋白原降解产物(FDP)		免疫比浊法	参考值:<5μg/ml	有研究显示,FDP阳性率乙型肝炎约为50%,慢性丙型肝炎约为40.0%,肝硬化约为85%,肝癌约为55.0% DIC时,患者常FDP≥20μmol/L(肝病>60μmol/L)或血浆DD水平较正常增高4倍以上。 Ⅷ:C活性<50%(肝病必备)

项目名称	标本采集要求	检测方法	参考值及危急值	常见临床意义
蛋白S(PS)	枸橼酸钠1:9抗凝血3ml	免疫比浊法发色(吸光度)法	参考值:63%～135%	PC,PS 都是在肝脏中合成的维生素 K 依赖性蛋白,当肝功能受损时,PC,PS 的含量和活性随之降低,故可将血浆 PC,PS 的含量和(或)活性降低程度作为肝功能受损程度的评估指标
蛋白C(PC)			参考值:93.9%～158.7%	
α_2-抗纤溶酶			参考值:99%～122%	α_2 抗纤溶酶、PLG 和 DD 反映机体的纤溶状态 肝癌患者血浆 PLG、α_2 抗纤溶酶明显降低,DD 含量明显升高
血纤溶酶原(PLG)			80.2%～132.5%	肝脏疾病时 PLG 降低,高凝状态时升高
D-二聚体(DD)			参考值:<0.3mg/L	诊断血栓形成的重要分子标志物。DD 按正常人组、急性肝炎组、慢性肝炎组、代偿期肝硬化组、未转移肝癌组、失代偿期肝硬化组、重型肝炎组和转移肝癌组顺序依次升高
淋巴细胞亚群测定 B淋巴细胞	EDTA抗凝全血1～2ml	流式细胞分析仪法	参考值:6%～25% 90～660 个/μl	乙型肝炎病毒所致慢性肝炎、肝硬化、慢性重型肝炎外周血 CD3+、CD4+、CD8+ 细胞绝对计数和 CD4+/CD8+ 比值均低于正常对照组和急性肝炎患者。以肝炎、肝硬化 CD3+、CD4+、CD8+ 细胞下降最为显著,而急、慢性乙型肝炎外周血 T 细胞亚群数基本正常
自然杀伤细胞(NK)			参考值:5%～27% 90～590 个/μl	
CD3+T淋巴细胞			参考值:55%～84% 690～2540 个/μl	
CD4+T淋巴细胞			参考值:31%～60% 410～1590 个/μl	
CD8+T淋巴细胞			参考值:13%～41% 190～1140 个/μl	

续表

项目名称			标本采集要求	检测方法	参考值及危急值	常见临床意义
胸腹水常规			立即送检	镜检		区别积液性质 漏出液：一般淡黄色、清晰透明、细胞总数$<100 \times 10^6$/L,有核细胞分类：以淋巴细胞为主,可见间皮细胞 渗出液：一般黄色、红色、乳白色,细胞总数$>500 \times 10^6$/L,炎症以中性粒细胞为主,慢性炎症、恶性肿瘤以淋巴细胞为主
脑脊液常规			立即送检	镜检	性状：无色透明成人脑脊液无红细胞,白细胞$<10 \times 10^6$/L	判断脑膜炎类型 化脓性脑膜炎：以粒细胞升高为主 病毒性脑膜炎：以淋巴细胞升高为主 结核性脑膜炎：粒细胞、淋巴细胞、浆细胞同时存在是结核性脑膜炎的特点
血流动力学	换算结果	全血高切相对指数	肝素抗凝血5ml	旋转法 毛细血管法	参考值:2.13～3.69	肝硬化、脂肪肝、梗阻性黄疸等患者血流动力学指标均有明显变化 肝脏纤维化结缔组织增生,挤压门脉管道系统,使门脉回流受阻,引起门脉及其属支血流动力学改变 脂肪肝患者门静脉血流动力学各项指数均呈下降趋势。肝外梗阻性黄疸患者门静脉血流动力学各项指数低于正常人和单纯性胆囊结石患者
		全血低切相对指数			参考值:10.62～16.94	
		血沉方程K值			参考值:0～73.76	
		红细胞聚集指数			参考值:3.79	
		全血低切还原黏度			参考值:6.05	
		全血高切还原黏度			参考值:32.59 参考值:50.23	
		红细胞变形指数TK			参考值:3.82～8.48 参考值:0.53～1.02	

项目名称			标本采集要求	检测方法	参考值及危急值	常见临床意义
血流动力学	换算结果	红细胞刚性指数	肝素抗凝血5ML	旋转法毛细血管法	参考值:2.3~6.73	影响血液黏度的因素:红细胞比容(最主要因素,比容越高,血液黏度越大);红细胞大小和形态;红细胞变形能力;白细胞、血小板数量增多时,血黏度增高;以及温度、年龄、性别、pH值等
		卡松黏度			参考值:3.48~4.64	
	全血黏度	切变率	1		参考值:17.63~21.35	
			5		参考值:8.01~9.95	
			30		参考值:5.18~5.94	
			50		参考值:4.27~5.45	
			200		参考值:3.53~4.65	
	血浆黏度				参考值:1.23~1.66	
	压积(HCT)				参考值:0.4~0.49L/L	

二、临床生物化学检测

附表2　生物化学检测及其临床意义

项目名称		标本采集要求	检测方法	参考值及危急值	常见临床意义
电解质	钾(K)	不抗凝血3ml(分离胶管)	间接电极法	血清:3.5~5.2mmol/L 尿:25~100mmol/d 危急值:<2.5 或>6.0mmol/L	电解质紊乱 低钾:代谢性碱中毒、严重呕吐、腹泻 高钾:急性肾衰竭、代谢性酸中毒
	钠(Na)			血清:136~145mmol/d 危急值:<120 或>160mmol/L	低钠:肾上腺功能低下、慢性肾衰竭、呕吐、腹泻 高钠:水样泻、尿崩症
	氯(Cl)			血清:93~108mmol/L	
	二氧化碳结合力(CO$_2$-CP)		酶比色法	参考值:23~31mmol/L	酸碱平衡

续表

项目名称		标本采集要求	检测方法	参考值及危急值	常见临床意义
肾功能组合	尿素(UREA)	不抗凝血3ml(分离胶管)	紫外速率比色法	参考值：2.9～8.2mmol/L 危急值：>28.0mmol/L	肾功能受损：急性肾小球肾炎(肌酐清除率降低)、肾病综合征、糖尿病肾病、急性肾衰竭(血肌酐和尿素氮一般分别每日上升44.2～88.4μmol/L和3.57～7.14mmol/L)
	肌酐(CRE)		速率比色法	参考值：男:62～115μmol/L 女:53～97μmol/L 危急值：>400μmol/L	
	尿酸(UA)		酶比色法	参考值：男:208～428μmol/L 女:155～357μmol/L	肾功能受损(同上)、痛风、白血病
葡萄糖(GLU)			酶比色法	参考值：3.9～6.1mmol/L 危急值：<2.2或>25mmol/L	糖尿病：随机GLU≥11.1mmol/L,空腹GLU≥7.0mmol/L,OGTT 2HGLU≥11.1mmol/L
胆碱酯酶(ChE)			酶比色法	参考值：5400～13200U/L	评价肝细胞合成功能：ChE下降的程度与肝组织病理分级成反比；肝硬化和重型肝炎患者血清胆碱酯酶活力明显降低,肝衰竭时显著降低 血清ChE活性明显增高是脂肪肝最突出的升华特征
碱性磷酸酶(ALP)			酶比色法	参考值：男:0～12岁<500U/L,12～15岁<750U/L,>25岁40～150U/L 女:0～14岁<500U/L,>15岁40～150U/L	阻塞性黄疸时明显升高
γ-谷氨酰转肽酶(GGT)			酶比色法	参考值：男:11～50U/L 女:7～32U/L	GGT活性在不同肝病中增高程度为：肝外胆管梗阻>原发性肝癌>肝内胆汁淤积>急性肝炎>肝硬化

项目名称	标本采集要求	检测方法	参考值及危急值	常见临床意义
总胆汁酸(TBA)	不抗凝血3ml(分离胶管)	循环酶法	参考值:0~10μmol/L	TBA测定可用来区别高胆红素血症和胆汁淤积;TBA正常而胆红素升高,可视为高胆红素血症;反之,视为胆汁淤积;两者均升高,则考虑为胆汁淤积性黄疸
总胆红素(TBIL)		钒酸盐氧化法	参考值:3.4~20.5μmol/L	直接胆红素又称结合胆红素 溶血性黄疸:未结合胆红素增加,结合胆红素正常或微增
直接胆红素(DBIL)		钒酸盐氧化法	参考值:0~6.8μmol/L	梗阻性黄疸:未结合性胆红素不变或微增,结合性胆红素高度增加 肝细胞黄疸:未结合、结合胆红素均增加
丙氨酸氨基转移酶(ALT)		酶比色法	参考值:男:5~40U/L 女:5~35U/L	急性肝炎时AST/ALT之比<1,肝硬化时AST/ALT之比≥2,肝癌时AST/ALT之比≥3
天冬氨酸氨基转移酶(AST)		酶比色法	参考值:8~40U/L	
乳酸脱氢酶(LDH)		酶比色法	参考值:109~245U/L	肝脏疾病、心肌梗死、恶性肿瘤时常升高
α-羟丁酸脱氢酶(HB-DH)		酶比色法	参考值:72~182U/L	急性心肌梗死、恶性贫血、溶血性贫血、传染性单核细胞症时升高
肌酸激酶(CK)		连续监测法	参考值:男:38~174U/L 女:26~140U/L	心肌梗死时,CK在起病6小时内升高,24小时达高峰
心功能三项 肌酸激酶同工酶(CK-MB)		电化发光法	参考值:0~4.94U/L	MB型主要存在于心肌细胞。CK-MB诊断心梗特异性最高
肌红蛋白(MB)		电化发光法	参考值:男:28~2ng/ml 女:25~2ng/ml	心肌梗死后1~2小时升高
肌钙蛋白Ⅰ(CTNI)		电化发光法	参考值:0.0124~0.0249ng/ml	心肌梗死后4~8小时升高,持续时间长达2周

续表

项目名称		标本采集要求	检测方法	参考值及危急值	常见临床意义
血脂1	总胆固醇(TC)	不抗凝血3ml(分离胶管)	酶法	参考值:0~5.2mmol/L	有研究显示脂肪肝患者中高血脂,以 TG↑(高三酰甘油血症,Ⅵ型)最多,约占70%;TC↑,TG↑(混合型高脂血症,Ⅱa型),约占20%次之;TC↑(高胆固醇血症,Ⅱb型),约占6%
	三酰甘油(TG)		酶法	参考值:0~1.7mmol/L	
血脂2	高密度脂蛋白胆固醇(HDL-C)		酶比色法	参考值:1.14~1.91mmol/L	诊断冠心病、动脉粥样硬化、高血压、高脂血症等
HDL 主要参与胆固醇的逆转运,即将外周组织的胆固醇转运至肝脏代谢,LDL 主要将肝合成的内源性胆固醇转运至肝外组织。Apo不但在结合和转运脂质及稳定脂蛋白的结构上发挥作用,而且还调节脂蛋白代谢关键酶,如 Apo-A1 的生理功能:LCAT 辅因子,识别 HDL 受体。血清中 Apo-B 主要代表 LDL 水平,与 LDL-C 显著正相关;肝病时脂蛋白 a 降低
	低密度脂蛋白胆固醇(LDL-C)		酶比色法	参考值:2.1~3.1mmol/L	
	载脂蛋白 B(Apo-B)		透射比浊法	参考值:0.45~1.04g/L	
	载脂蛋白 A1(Apo-A1)		透射比浊法	参考值:1.2~1.6g/L	
	脂蛋白 a		免疫比浊法	参考值:0~250mg/L	
前白蛋白(PAL)			免疫透射比浊法	参考值:160~400mg/L	急慢性肝病、炎症及组织坏死、甲亢等降低
亮氨酸肽酶(LAP)			酶比色法	参考值:45~81U/L	肝病、胆管疾病及妊娠时升高
腺苷脱氨酶(ADA)			连续监测法	参考值:0~20U/L	反映肝损伤指标,协助诊断急/慢性肝损伤及残留病变
单胺氧化酶			酶比色法	参考值:0~12U/L	血清单胺氧化酶的活性能反映肝纤维化的程度,是诊断肝硬化的重要指标

项目名称	标本采集要求	检测方法	参考值及危急值	常见临床意义
5′-核苷酸酶(5′-NT)	不抗凝血3ml(分离胶管)	酶比色法	参考值:0~10U/L	升高主要见于肝胆系统疾病。ALP和5′-NT同时测定有助于肝胆和骨骼系统疾病的鉴别诊断
铁(Fe)		光度比色法	参考值: 男:11~10μmol/L 女:9~27μmol/L	非酒精性脂肪肝(NAFLD)患者存在铁超载,血清铁可作为判断肝铁超载的一个重要指标
甲胎蛋白(AFP)		免疫比浊法	参考值:0~20ng/ml	肝癌诊断指标。部分肝硬化患者也会出现AFP明显升高
C反应蛋白(CRP)		投射比浊法	参考值:0~8mg/L	急性时相反应蛋白,急慢性感染、组织损伤、恶性肿瘤、心肌梗死等升高
铜蓝蛋白(CER)			参考值:0.25~0.63g/L	肝豆状核变性时明显降低
铜(CU)		比色法	参考值:8~25μmol/L	肝豆状核变性时明显降低
总蛋白(TP)		光度比色法	参考值:60~83g/L	ALB在肝硬化和重肝时降低明显
白蛋白(ALB)			参考值:35~55g/L	Fibrotest评分系统包括:HPT、AMG、Apo-A1、GGT、TBIL5项,并进行年龄、性别、体重指数(BMI)调整,对肝纤维化的早期诊断具有较好的敏感性 HPT在严重肝病时降低;急性时相反应时增加 AMG严重肝病时升高
肝纤维化组合	结合珠蛋白(HPT)			参考值:360~1950mg/L	
	α₂-巨球蛋白(AMG)			参考值:1020~2590mg/L	
	载脂蛋白A1(Apo-A1)			参考值:1.2~1.6g/L	
	γ-谷氨酰转肽酶(GGT)		酶比色法	参考值:男:11~50U/L 女:7~32U/L	
	总胆红素		钡酸盐氧化法	参考值:3.4~20.5μmol/L	

项目名称		标本采集要求	检测方法	参考值及危急值	常见临床意义
免疫球蛋白	免疫球蛋白 IgG	不抗凝血3ml(分离胶管)	透射比浊法	参考值:7.23~16.6g/L	自身免疫性肝病患者血清免疫球蛋白水平明显升高
	免疫球蛋白 IgM			参考值:0.63~2.77g/L	
	免疫球蛋白 IgA			参考值:0.69~3.82g/L	
血氨		肝素抗凝3ml全血,4℃立即送检	干化学法	参考值:0~54μmol/L	肝性脑病患者血氨浓度明显升高
乳酸(LAC)			比色法	参考值:0.7~2.1μmol/L	增高:见于酸中毒及严重低氧血症,在休克、肺功能不全等情况下发生
脑脊液生化	葡萄糖	脑脊液采集后立即送检(1ml)	酶比色法	参考值:2.5~4.5μmol/L	急性化脓性脑膜炎、结核性脑膜炎时降低
	脑脊液蛋白		比色法	参考值:150~450mg/L	各种脑膜炎、脑炎、脑出血等有不同程度增加
	氯化物		电极法	参考值:120~132mmol/L	结核性脑膜炎显著降低、化脓性脑膜炎轻度降低、肾炎、尿毒症可增高
血清蛋白电泳	白蛋白	不抗凝血3ml(分离胶管)	毛细管电泳	参考值:52.0%~62.8%	肝硬化、弥漫性肝损伤、原发性肝癌患者:血清蛋白电泳呈明显异常
	α₁球蛋白(α₁)			参考值:3.1%~4.6%	
	α₂球蛋白(α₂)			参考值:7.0%~11.1%	肝硬化患者:γ球蛋白明显增加
	β₁球蛋白(β₁)			参考值:5.3%~7.8%	急性重型肝炎:白蛋白明显下降,球蛋白显著升高
	β₂球蛋白(β₂)			参考值:3.3%~6.4%	
	γ球蛋白(γ)			参考值:13.1%~23.3%	炎症、感染:在急性感染的发病初期,可见 α₁ 或 α₂ 球蛋白增加;在慢性炎症或感染后期,可见 γ 球蛋白增加
	白球比值(A/G)			参考值:1.39~2.5	

续表

项目名称		标本采集要求	检测方法	参考值及危急值	常见临床意义
血气分析	肺泡-动脉氧分压差（$AADO_2$）	肝素抗凝3ml全血，4℃立即送检	电极法	参考值：2.5＋（0.21×年龄）mmHg	评价患者酸碱平衡 tCO_2：代谢性酸中毒时明显下降，碱中毒时明显上升 PO_2：低于60mmHg即有呼吸衰竭，＜30mmHg可有生命危险 判断酸碱失衡应先了解临床情况，一般根据pH，PCO_2，BE判断酸碱失衡，根据PO_2及PCO_2判断缺氧及通气情况。pH超出正常范围提示存在酸碱失衡。PCO_2超出正常范围提示呼吸性酸碱失衡，BE超出正常范围提示有代谢性酸失衡
血气分析	阴离子间隙（AG）			参考值：8～16mmol/L	
血气分析	缓冲碱（BB）			参考值：46～54mmol/L	
血气分析	碳酸氢根（HCO_3^-）			参考值：22～26mmol/L	
血气分析	红细胞压积（HCT）			参考值：23%～65%	
血气分析	氧的含量（O_2CT）			参考值：7.5%～23vol%	
血气分析	50%氧饱和度氧分压（P_{50}）			参考值：25～29mmHg	
血气分析	二氧化碳分压（PCO_2）			参考值：35～45mmHg	
血气分析	酸碱度（pH）			参考值：7.35～7.45	
血气分析	氧分压（PO_2）			参考值：80～100mmHg	
血气分析	氧饱和度			参考值：95%～100%	
血气分析	标准碳酸氧根（$stHCO_3^-$）			参考值：21～25mmol/L	
血气分析	二氧化碳总量（tCO_2）			参考值：23～27mmol/L	
血气分析	血红蛋白（tHb）			参考值：110～160g/L	
血气分析	剩余碱（BE）			参考值：－2～＋2mmol/L	
血气分析	细胞外液剩余碱（BEECF）			参考值：－3～＋3mmol/L	

三、临床免疫学检测

附表3 免疫学检测及其临床意义

项目名称		标本采集要求	检测方法	参考值及危急值	常见临床意义
乙肝血清学标志物（HBV-M）	HBsAg	不抗凝血3ml（分离胶管）	化学发光法	S/CO <1 为阴性	HBsAg 是 HBV 感染的首选免疫学标志物，但也有极少数 HBV 感染者体内测不到 HBsAg
			酶免法（ELISA法）	S/CO <1 为阴性	
	抗-HBs		化学发光法	S/C 0～10IU/ml	抗-HBs 是感染乙型肝炎病毒后产生的保护性抗体，也是乙肝疫苗接种效果的监测指标
			酶免法（ELISA法）	S/CO <1 为阴性	
	HBeAg		化学发光法	S/CO <1 为阴性	反映 HBV 的复制及传染性强弱，急性乙肝 HBeAg 短暂阳性，而持续阳性提示转为慢性
			酶免法（ELISA法）	S/CO <1 为阴性	
	抗-HBe		化学发光法	S/CO >1 为阴性	阳性表示病毒已基本停止复制，如乙肝病毒 DNA 阴性则基本不再具有传染性。但有一小部分 e 抗体阳性患者，其乙肝病毒 DNA 仍然阳性，提示病毒复制仍然活跃，可能为乙肝病毒发生变异所致
			酶免法（ELISA法）	S/CO >1 为阴性	
	抗-HBc		化学发光法	S/CO >1 为阴性	抗-HBc 是 HBV 既往感染的标志。乙型肝炎急性期恢复后可持续阳性数年或更长时间
			酶免法（ELISA法）	S/CO >1 为阴性	
丙肝抗体（抗-HCV）			化学发光法 酶免法（ELISA法）	S/CO <1 为阴性 1～8 为灰区，建议择期复查	HCV 感染的标志

项目名称	标本采集要求	检测方法	参考值及危急值	常见临床意义
肿瘤标记物	癌胚抗原（CEA）	不抗凝血3ml（分离胶管）	化学发光法酶免法（ELISA法）	0～3.4ng/ml	有学者认为 AFP 和 CEA 是鉴别原发性肝癌与其他肝脏疾病的主要肿瘤标志物
	糖类抗原125（CA125）			0～35U/ml	有研究显示，原发性肝癌患者 AFP、CA125 与 CA199 联检阳性率在90%以上。多种自身免疫疾病、肝炎、慢性胰腺炎及肝硬化中可见轻度升高
	糖类抗原199（CA199）		化学发光法	0～39U/ml	有研究显示，原发性肝癌患者联合检测 AFP 和 CEA 或 CA199 比单独检测以上 3 项指标阳性率大大提高
	糖类抗原724（CA724）			0～8.2U/ml	CA724 在检测残余肿瘤时很有价值
肝癌早期预警	甲胎蛋白（AFP）			0～20ng/ml	三者皆为肝癌早期预警指标，其中 AFP 含量显著升高一般提示原发性肝细胞癌。在转移性肝癌中，AFP 一般低于 350～400 ng/ml。在肝脏再生时，AFP 也会升高，AFP 中度升高也常见于酒精性肝硬化、急性肝炎及 HBaAg 携带者。GP73 在诊断 HCC 时敏感性和特异性均高于 AFP。AFP-13/AFP 比值 > 0.1 有助于 HCC 的诊断
	甲胎蛋白异质体（AFP-13）			0～1.0ng/ml	
	高尔基体蛋白 73（GP73）			0～150ng/ml	

项目名称	标本采集要求	检测方法	参考值及危急值	常见临床意义
铁蛋白(Ferritin)	不抗凝血3ml(分离胶管)	化学发光法	女:13～150ng/ml 男:30～400ng/ml	血清铁蛋白升高见于肝疾病,尤其是肝癌 肝脏中过多的铁可引起慢性自由基损伤,随着时间的延长,组织损伤发展成肝衰竭。临床上铁蛋白可用于诊断铁过载
维生素 B$_{12}$			243～894pg/ml	肝细胞损伤和某些恶性肿瘤时可增加
降钙素原(PCT)			0～0.5 ng/ml,0.5～2 为灰区范围,建议 24 小时内复查	PCT 升高见于重症脓毒血症和感染性休克
他克莫司(FK506)	EDTA-K2 抗凝全血 2ml			强效免疫抑制药 FK506 浓度监测
环孢霉素 A				强效免疫抑制药环孢霉素 A 浓度监测
HBsAg 定量	不抗凝血3ml(分离胶管)		0.05IU	乙型肝炎患者疗效监测
甲戊三项 抗 HAV IgM		酶免法(ELISA 法)	阴性	抗 HAV IgM 是当前或近期 HAV 感染的标志
甲戊三项 抗 HEV IgM				抗 HEV IgM 表明近期感染 HEV
甲戊三项 抗 HEV IgG				抗 HEV IgG 表明既往感染 HEV
乙肝辅助两项 前 S1(preS1)				乙肝活动期的辅助诊断
乙肝辅助两项 抗 HBC IgM				抗 HBC IgM 出现于 HBV 感染早期,临床上主要用于急性乙型肝炎的诊断和疗效观察

项目名称		标本采集要求	检测方法	参考值及危急值	常见临床意义
丁肝三项	丁肝抗原(HDVAg)	不抗凝血3ml（分离胶管）	酶免法(ELISA法)	阴性	HDVAg 是用于急性丁型肝炎的诊断
	抗 HEV IgM				抗 HDV IgM 是丁型肝炎急性期感染的标志
	抗 HEV IgG				抗 HEV IgG 表明既往感染 HDV
肝纤四项	透明质酸(HA)		发光法	0～120ng/ml	HA 有助于早期肝纤维化的判断
	层粘连蛋白(LN)			0～130ng/ml	LN 有助于肝纤维化及门脉高压的诊断
	Ⅲ型前胶原(PCⅢ)			0～12ng/ml	PCⅢ 反映肝纤维化程度及活动性
	Ⅳ型胶原(IVC)			0～140ng/ml	血清 IVC 水平与血清 HA，LN 和ⅢNP 等一起成为判断肝病严重程度尤其是肝纤维化程度的重要参考指标
组织金属蛋白酶抵制抑制剂-1				0～140ng/ml	在肝纤维化和肝硬化的病理过程中起重要作用,其表达水平与肝组织的纤维化程度一致
自身抗体五项	抗核抗体(ANA)		间接免疫荧光法	阴性	ANA 阳性见于原发性胆汁性肝硬化(PBC)、自身免疫性肝炎(AIH)
	抗线粒体抗体(AMA)				AMA 见于 PBC、AIH、系统性红斑狼疮和梅毒等疾病
	抗平滑肌抗体(ASMA)				ASMA 主要见于自身免疫性肝炎Ⅰ型
	抗胃壁细胞抗体(PCA)				PCA 阳性提示可能患有慢性萎缩性胃炎、恶性贫血
	抗肝肾微粒体抗体(LKM)				LKM 多见于自身免疫性肝炎Ⅱ型

续表

项目名称	标本采集要求	检测方法	参考值及危急值	常见临床意义
抗中性粒细胞抗体（ANCA）	不抗凝血3ml（分离胶管）	间接免疫荧光法	阴性	阳性可见于溃疡性结肠炎、自身免疫性肝炎或慢性炎症疾病
自身免疫性疾病确认九项 抗线粒体抗体 M2 亚型（AMA-M2）		免疫印迹法	阴性	AMA-M2 阳性提示原发性胆汁性肝硬化
抗重组 M2 融合蛋白抗体（3EBPO）				3EBPO 阳性提示原发性胆汁性肝硬化
抗核点型靶抗原蛋白 100KDa 抗体（SP100）				SP100 在 PBC 患者中的阳性率为 10%～30%，在其他肝病中很少出现，在 AMA 阴性的 PBC 患者中的阳性率（60%）明显高于 AMA 阳性患者（20%）
抗早幼粒细胞白血病蛋白抗体（核点型）（PML）				PML 提示原发性胆汁性肝硬化
抗核膜型特异性相关的核孔复合体组分糖蛋白 210（GP210）				GP210 提示原发性胆汁性肝硬化
抗肝肾微粒体 1 型抗体（LKM1）				LKM1 为Ⅱ型自身免疫性肝炎的标志
抗肝细胞溶质抗原 1 型抗体（LC1）				LC1 为Ⅱ型 ATH 的另一个特异性标志，可单独出现，也可与抗 LKM1 抗体等其他自身抗体一起出现
抗可溶性肝炎原/肝胰抗原抗体（SLA/LP）				SLA/LP 是自身免疫性肝炎最特异的诊断标志。多为Ⅲ型 AIH 型
与抗 SLA/LP 抗体相关联的抗体（Po-52）				自身免疫性肝病时 Po-52 常呈阳性

项目名称		标本采集要求	检测方法	参考值及危急值	常见临床意义
抗核抗体确认试验	抗 ENA 抗体(核糖核蛋白、Sm、SS-A、RO-52、SS-B、SCL-70、JO-1)	不抗凝血 3ml(分离胶管)	免疫印迹法	阴性	SS-A 或 SS-B 阳性:干燥综合征(常与自身免疫性肝病并发) CENP B 阳性或 SCL70 阳性:系统性硬化症(常与自身免疫性肝病并发) RNP-Sm 阳性:混合型结缔组织病 Jo-1 阳性:多发性肌炎/皮肌炎 组蛋白阳性:药物诱导狼疮 系统性红斑狼疮特征自身抗原:Sm、dsDNA、核小体、Rib-P、SS-A 或 SS-B、RNP-Sm
	抗着丝点抗体(CENP B)				
	抗 dsDNA 抗体				
	抗核心体抗体				
	组蛋白抗体				
抗线粒体抗体 M2 亚型 IgG(AMAM2)			酶免法(ELISA法)	S/CL <1 为阴性	见于原发性胆汁性肝硬化(PBC)
抗干扰素抗体					抗干扰素抗体能逆转或阻止 IFN 的抗肝炎病毒疗效

四、临床微生物学检测

附表 4　微生物学检测及其临床意义

项目名称	标本采集要求	检测方法	常见临床意义
血液细菌、真菌、厌氧菌培养	血液标本 5～10ml,注入相应增菌瓶内,患者每次发热应该在两个不同部位分别采集 2 套瓶(1 套培养瓶=树脂+厌氧培养瓶各 1 个)	培养	菌血症、败血症、心内膜炎、化脓性血栓静脉炎、导管相关感染等的诊断

项目名称		标本采集要求	检测方法	常见临床意义
细菌内毒素定量检测		空腹、用抗生素之前抽血4ml,小儿2ml	动态比浊法	革兰阴性菌引起的败血症和内毒素血症的诊断
G试验		空腹、用抗生素之前抽血4ml,小儿2ml		真菌血症、深部真菌病和侵袭性曲霉菌感染的诊断
GM试验		不抗凝血3ml(分离胶管)	酶免法	侵袭性曲霉菌感染的诊断
静脉插管培养		静脉插管5cm,立即送检		导管相关性血液感染的病原诊断
L型细菌培养+鉴定		血或无菌体液	培养	L型细菌诊断。L型细菌是指发生细胞壁缺陷的细菌变形。临床遇有症状明显而标本常规细菌培养阴性者,应考虑细菌L型感染的可能
胸水、腹水	胸水、腹水找真菌	无菌方法采集3~5ml胸、腹水置于无菌管内	镜检	真菌性胸膜炎、腹膜炎的诊断
	胸腹水(细菌、真菌、厌氧菌培养)	胸、腹水标本10~20ml注入相应增菌瓶内	培养	胸膜炎、腹膜炎的诊断
咽、口腔分泌物	咽、口腔分泌物找真菌	用压舌板压住舌头,用棉拭子用力擦拭咽后壁和扁桃体区域或有白斑处,涂于玻片上送检	镜检	咽部、口腔真菌感染的病原菌诊断
	咽拭子培养鉴定/咽拭子真菌培养	用压舌板压住舌头,用棉拭子用力擦拭咽后壁和扁桃体区域或有白斑处,涂于玻片上送检	培养	咽部、口腔真菌感染的病原菌诊断

项目名称		标本采集要求	检测方法	常见临床意义
尿	中段尿计数/培养＋鉴定	女性清洗外阴，男性清洗尿道口后采集，弃去前段尿液，留取中段晨尿 10ml 左右，导尿袋中的尿液不能用于培养	培养	泌尿系感染的诊断。大于10CFR/ml结合临床可考虑尿路感染
	中段尿（真菌培养）			泌尿系真菌感染的诊断，鉴定感染真菌种类
	中段尿找真菌			泌尿系真菌感染诊断
痰	痰涂片找真菌	清晨刷牙后用清水反复漱口，留深部咳出的痰 2ml 置于无菌容器中	镜检	肺部真菌感染的诊断。涂片找到真菌孢子和(或)菌丝对诊断真菌感染有早期指导意义
	痰培养＋鉴定			呼吸道感染的病原菌诊断
	痰真菌培养	连续 3 个早晨痰标本送检，采集方法同前	培养	呼吸道真菌感染的病原菌诊断
便	大便常规	排便后，挑取脓血、黏液部分送检，液体粪便取絮状物 2～3ml 送检；对排便困难的婴儿可用肛拭子采集	镜检	肠道细菌感染病原诊断。粪便中常见致病菌有志贺菌，沙门菌，弧菌包括霍乱、副霍乱、副溶血弧菌等；产气单胞菌，致病性大肠埃希菌等。
	大便培养＋鉴定		培养	
	大便隐血		胶体金法	消化道出血的初步诊断。阳性：在消化道溃疡性出血时呈现间断性阳性；消化道癌症时呈持续性阳性，因此可作为良、恶性出血的一种鉴别。阳性还见于肠结核、溃疡性结肠炎、结肠息肉、钩虫病、肾出血综合征等。摄入引起胃肠出血的药物，如阿司匹林、糖皮质激素类、非类固醇抗炎药物，可造成化学法隐血试验假阳性。而摄入大量维生素 C，则可造成隐血试验假阴性
	大便真菌培养/找真菌	新鲜大便标本	培养/镜检	肠道真菌感染的病原菌诊断

五、分子诊断检测项目

附表5　分子诊断学检测及其临床意义

项目名称	标本采集要求	检测方法	参考值及危急值	常见临床意义
血清乙肝病毒DNA（HBV DNA）	不抗凝血3ml（分离胶管）	实时荧光PCR	<100IU/ml	乙肝病毒复制的直接指标
外周血白细胞HBV DNA定量（C-HBV DNA）	EDTA抗凝全血（采集2小时内送检）		<100IU/ml	乙肝病毒在血液循环存在的直接标志 抗病毒疗效判断标准，间隔1个月检测，连续3次阴性提示HBV在机体阶段性清除
血清丙肝病毒定量（HCV RNA）			<100IU/ml	HCV在体内存在的直接标志 HCV病毒复制活动的标志
HBV DNA基因分型（HBV DNA-GT）			B型/C型	判断HBV病毒基因型别 不同基因型与抗病毒治疗和预后有关
HCV DNA基因分型（HCV RNA-GT）			Ⅰ型/Ⅱ型	判断HCV病毒基因型别 不同基因型与抗病毒治疗和预后有关
HBV YMDD变异检测（HBV YMDD）	不抗凝血3ml（分离胶管）		无变异	发生变异可结合临床考虑调整抗病毒类药物
血清乙肝病毒cccDNA（cccDNA）			<100IU/ml	HBV启动复制的直接标志，阳性预示肝脏功能即将发生免疫损伤
乙型肝炎病毒HBV DNA定量（进口）			<12IU/ml报告范围：（12.0～1.0）×10^8IU/ml	乙肝病毒复制的直接指标
丙型肝炎病毒HCV RNA定量（进口）			<15IU/ml报告范围：（15.0～6.9）×10^7IU/ml	HCV在体内存的直接标志 HCV病毒活动复制标志

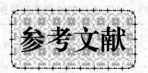

［1］　周伯平．病毒性肝炎．北京：人民卫生出版社,20111-2

［2］　姚光弼．临床肝脏病学（第二版）．上海：上海科教出版社,2011.223-288

［3］　中华医学会肝病学分会、感染病学分会．慢性乙型肝炎防治指南．中华肝脏病杂志．2011,19(1):13-24

［4］　European Association for the Study of the Liver. EASL Clinical Practice Guidelines：Management of hepatitis C virus infection. J Hepatol,2011,55(2):245-264

［5］　European Association for the Study of the Liver. EASL clinical practical guidelines:management of alcoholic liver disease. J Hepatol,2012,57(2):399-420.

［6］　Honda M, Sakai A, Yamashita T, et al. Hepatic ISG expression is associated with genetic variation in interleukin 28B and the outcome of IFN therapy for chronic hepatitis C. Gastroenterology 2010,139:499 － 509

［7］　Urban TJ, Thompson AJ, Bradrick SS, et al. IL28B genotype is associated with differential expression of intrahepatic interferon-stimulated genes in patients with chronic hepatitis C. Hepatology 2010,52:1888 － 1896

［8］　Jacobson IM, McHutchison JG, Dusheiko G, et al. Telaprevir for previously untreated chronic hepatitis C virus infection. N Engl J Med, 2011,364(25):2405-2416

［9］　Bacon BR, Gordon SC, Lawitz E, et al. Boceprevir for previously treated chronic HCV genotype 1 infection. N Engl J Med, 2011,364(13):1207-1217

［10］　Lok AS, Gardiner DF, Lawitz E, et al. Preliminary study of two antiviral agents for hepatitis C genotype 1. N Engl J Med，2012，366（3）：216-224

[11]　Gane EJ，Stedman CA，Hyland RH，et al. Nucleotide polymerase inhibitor sofosbuvir plus ribavirin for hepatitis C. N Engl J Med，2013，368（1）：34-44

[12]　Zeng QL，Zhang JY，Zhang Z，et al. Sofosbuvir and ABT-450：terminator of hepatitis C virus? World J Gastroenterol. 2013，19（21）：3199-3206

[13]　Schafer DF，Sorrell MF. Conquering hepatitis C，step by step. N Engl J Med，2000，343（23）：1723-1724

[14]　Chung RT. A watershed moment in the treatment of hepatitis C. N Engl J Med，2012，366（3）：273-275

[15]　Jensen DM. A new era of hepatitis C therapy begins. N Engl J Med，2011，364（13）：1272-1274

[16]　O'Shea RS，Dasarathy S，McCullough AJ，et al. Alcoholic Liver Disease[J]. Hepatology，2010，51：307-328

[17]　European Association for the Study of the Liver. EASL clinical practical guidelines：management of alcoholic liver disease. J Hepatol，2012，57（2）：399-420

[18]　范建高. 非酒精性脂肪性肝病的流行率. 中国医师进修杂志，2006，29（9）：1-2

[19]　Ye H. Autoimmune hepatitis：new paradigms in the pathogenesis，diagnosis，and management. Hepatol Int，2010，4：475-493

[20]　Yasuto T，Fusao I，Shin-ichi F，et al. Additive improvement induced by bezafibrate in patients with primary biliary cirrhosisshowing refractory response to ursodeoxycholic acid. J Gastroenterol Hepatol，2011，26（9）：1395-1401

[21]　韩英，时永全. 原发性硬化性胆管炎的临床诊治进展. 中华肝脏病杂志，2011，18（5）：329-331

[22]　Manns MP，Czaja AJ，Gorham JD，et al. Diagnosis and management of autoimmune hepatitis. Hepatology，2010，51（6）：2193-2213

[23]　妇产科学(第八版). 北京：人民卫生出版社，中华人民共和国卫生部. 原发性肝癌诊疗规范(2011年版). 临床肝胆病杂志. 2011，27（11）：1141-1159

[24]　Hernandez-Gea V，Friedman SL．Pathogenesis of liver fibrosis．Annu Rev pathol，2011，6：425-456．

[25]　Tsochatzis EA，Germani G，Dhillon AP，et al．Noninvasive assessment of liver fibrosis：the clinical context and question are important．Hepatology，2011，54(6)：2276

[26]　Poynard T，Munteanu M，Deckmyn O，et al．Validation of liver fibrosis biomarker (FibroTest) for assessing liver fibrosis progression：proof of concept and first application in a large population．J Hepatol，2012，57(3)：541-548

[27]　Nguyen D，Talwalkar JA．Noninvasive assessment of liver fibrosis [J]．Hepatology，2011，53(6)：2107-2110

[28]　Guha IN，Myers RP，Patel K，et al．Biomarkers of liver fibrosis：what lies beneath the receiver operating characteristic curve? Hepatology，2011，54(4)：1454-1462

[29]　Friedrich-Rust M，Wunder K，Kriener S，et al．Liver fibrosis in viral hepatitis：noninvasive assessment with acoustic radiation force impulse imaging versus transient elastography．Radiology，2009，252(2)：595-604

[30]　Rifai K，Cornberg J，Mederacke I，et al．Clinical feasibility of liver elastography by acoustic radiation force impulse imaging (ARFI)．Dig Liver Dis，2011，43(6)：491-497

[31]　丁红，沈文，李娜，等．声脉冲辐射力成像技术无创性检查慢性肝纤维化的初步研究[J]．上海医学影像，2009，18(2)：81-83

[32]　Kuroda H，Kakisaka K，Tatemichi Y，et al．Non-invasive evaluation of liver fibrosis using acoustic radiation force impulse imaging in chronic hepatitis patients with hepatitis C virus infection．Hepatogastroenterology，2010，57(102-103)：1203-1207

[33]　Carmen Fierbinteanu-Braticevici，Dan Andronescu，RaduUsvat，et al．Acoustic radiation force imaging sonoelastography for noninvasive staging of liver fbrosis．World J Astroenterol，2009，15(44)：5525-5532

[34]　Castera L．Noninvasive methods to assess liver disease in patients with hepatitis B or C．Gastroenterology，2012，142(6)：1293-1302

[35]　Baranova A，Lal P，Birerdinc A，et al．Non-invasive markers for hepatic fibrosis．BMC Gastroenterol，2011，17(11)：91

[36] Duarte-Rojo A, Altamirano JT, Feld JJ. Noninvasive markers of fibrosis: key concepts for improving accuracy in daily clinical practice. Ann Hepatol, 2012, 11(4): 426-439